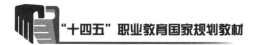

"十四五"职业教育国家规划教材

全国高职高专院校教材
供护理、助产专业用
工作手册式教材

护理技能综合实训

主 编 祝 睿 李 嘉

副主编 谢巧玉 陈 未 王冬梅

主 审 沈曙红 田玉凤

编 者

陈 娟（湖北三峡职业技术学院）　　　　陈 未（湖北三峡职业技术学院）

何 琼（湖北三峡职业技术学院）　　　　胡蓉芳（湖北三峡职业技术学院）

黄 莉（湖北三峡职业技术学院）　　　　雷双娥（湖北三峡职业技术学院）

李 嘉（湖北三峡职业技术学院）　　　　李亚楠（武汉市第一医院）

彭小红（湖北三峡职业技术学院）　　　　乔 珺（湖北三峡职业技术学院）

孙晓丽（湖北三峡职业技术学院）　　　　田国美（湖北三峡职业技术学院）

王 虹（武汉市第一医院）　　　　　　　王冬梅（宜昌市第一人民医院）

王冉然（武汉市第一医院）　　　　　　　王正银（湖北三峡职业技术学院）

谢巧玉（湖北三峡职业技术学院）　　　　徐凤英（湖北三峡职业技术学院）

徐桂林（武汉市第一医院）　　　　　　　张晓旭（湖北三峡职业技术学院）

镇晓莲（湖北三峡职业技术学院）　　　　朱剑云（湖北三峡职业技术学院）

祝 睿（湖北三峡职业技术学院）

同济大学 出版社
Tongji University Press
·上海·

内 容 提 要

本书结合最新全国护士执业资格考试大纲,选取 16 个模块 91 个工作情境,学习常用临床护理技能操作,并配备了实训技能操作规范及评分标准,便于教师在实训教学中使用并在实训技能考核时对成绩进行评定。每一项操作配有实训目的、实训资源、建议学时、实训方法、注意事项、实训评价、进阶练习等,并附有相关操作用物及流程图表、视频,尽可能贴近临床工作真实情景,引导学生在"学中做、做中学",真正掌握在工作情景所需的知识技能。

本书供高职高专相关专业使用,也可供其他有关读者参考。

购买本书的读者可以免费获取内容丰富的教学视频。

图书在版编目(CIP)数据

护理技能综合实训 / 祝睿,李嘉主编. —上海:
同济大学出版社,2019.8(2024.8重印)
ISBN 978-7-5608-7377-0

Ⅰ.①护… Ⅱ.①祝… ②李… Ⅲ.①护理学−高等
职业教育−教材 Ⅳ.①R47

中国版本图书馆 CIP 数据核字(2019)第 167470 号

护理技能综合实训

主编 祝 睿 李 嘉
责任编辑 张智中　**责任校对** 徐春莲　**封面设计** 钱如潺

出版发行　同济大学出版社　　www.tongjipress.com.cn
　　　　　(地址:上海市四平路 1239 号　邮编:200092　电话:021-65985622)
经　销　全国各地新华书店
排　版　南京文脉图文设计制作有限公司
印　刷　启东市人民印刷有限公司
开　本　787 mm×1092 mm　1/16
印　张　16.75
字　数　418 000
版　次　2019 年 8 月第 1 版
印　次　2024 年 8 月第 5 次印刷
书　号　ISBN 978-7-5608-7377-0

定　价　48.00 元

前　言

　　护理技能实训是高职护理专业人才培养的重点环节,也是各级医疗卫生机构考察和录用护理人员的重要条件和依据。但实践教学环节的不规范、不统一和开展的不充分,教育教学内容与临床技术技能没有同步更新,以及如何贴近临床护理岗位需求,引导学生应用所学知识和技能完成护理工作任务等,一直是目前护理职业教育教学所面临的的现实问题。鉴于此,我们打破传统护理实践教学框架,把基础护理技术与专科护理技术融通,把知识、技能和素质教育结合,由来自院校护理教师和临床一线护理专家共同编写了这本《护理技能综合实训》。

　　本书结合最新全国护士执业资格考试大纲,选取 16 个模块 91 个工作情境,引导学习常用临床护理技能操作,并配备了实训技能操作规范及评分标准,便于教师实训教学中使用和实训技能考核时对成绩的评定。每一项操作配有实训目的、实训资源、建议学时、实训方法、注意事项、实训评价、进阶练习等,并附有相关操作用物及流程图表、视频,尽可能贴近临床工作真实场景,引导学生在"学中做、做中学",真正掌握该工作场景所需的知识技能和素养,且能灵活应对临床可能出现的类似情境。

　　本书以科学发展观为指导,深入推进党的二十大精神进课堂、进教材、进学生头脑,推进健康中国建设,落实好立德树人根本任务,守正创新推动课程思政高质量发展,在专业技能学习的同时从坚定学生理想信念、厚植爱国主义情怀、加强品德修养等方面潜移默化地提升学生综合素质,全面落实国家职业教育改革实施方案,坚持"知行合一、工学结合",将新技术、新规范、新标准纳入教学内容,规划并编写体现职业教育特点的护理专业高质量精品教材。体现"三基五性三特定"的教材编写基本原则,符合现代职业教育对高素质技术技能型职业教育人才的需求,与护士执业资格考试紧密接轨,促进中医药传承创新发展,加强配套信息化教学资源建设。突出以下"三性"特色:

　　1. 创新性。以信息化技术和手段,将视频、微课和动画等与学习内容密切相关的数字化资源,以二维码的形式与教材内容相结合。学生可以运用手机随时随地、线上线下自主学习,打破了学习空间时间的限制,推进教育数字化,建设全民终身学习的学习型社会。

　　2. 实用性。充分与临床护理工作标准接轨,参考卫生部《临床护理实践指南》、全国职业院校护理技能竞赛操作规程和评分标准组织编写,内容相对标准、前沿,努力培养造就更多大国工匠、高技能人才。

3. 启发性。本教材融传授知识、培养能力、提高素养、课程思政为一体,注重职业教育人才德能并重、知行合一和崇高职业精神的培养。重视培养学生的创新、获取信息及终身学习的能力,为建设创新型国家提供人才支撑。

本教材编写过程中,得到了编者单位的大力支持与帮助,部分操作视频由湖北三峡职业技术学院护理专业师生参与拍摄,在此一并表示感谢! 由于时间紧迫,编者的水平和能力有限,书中难免存在疏漏之处,恳请广大师生及读者提出宝贵意见和建议,以便修订完善。

祝 睿

2019 年 4 月

免费获取教学视频:

目　　录

注:目录中加★的为含配套信息化资源。

模块一　基础护理知识与技能

实训项目 1-1　无菌技术

[工作情景]

患者,女,42 岁。三天前前臂伤口缝合包扎,今到医院进行换药,请为这名患者准备好换药用物。

[实训目的]

1. 保持无菌物品及无菌区域不被污染,使已灭菌的物品保持无菌状态。

2. 防止一切微生物侵入机体或传播给他人。

3. 减少医院内感染的发生。

（一）取无菌溶液

[实训资源]

①治疗盘:无菌持物钳、无菌纱布、无菌治疗碗、无菌棉签、消毒剂、签字笔、弯盘 2 个、医嘱卡;②无菌溶液、开瓶器、清洁抹布 2 块。

[建议学时]

2 学时。

[实训方法]

主要步骤	技术要求
准备核对	• 环境准备: 无菌操作前半小时应停止清扫工作、减少走动、避免尘土飞扬 • 物品准备: ① 备清洁治疗台及治疗盘 ② 抹去瓶上灰尘 ③ 核对瓶签药名、浓度、剂量、有效期,检查瓶口铝盖有无松动,瓶体有无裂隙,对光检查无菌溶液有无沉淀、浑浊、变色及絮状物等 • 人员准备: 六步洗手,戴口罩
开瓶塞	• 开启铝盖 • 取出无菌治疗碗,放于治疗台适宜处 • 用 5% 碘伏消毒瓶塞、拇指、食指、中指,用拇指、食指及中指捏住瓶塞边缘,轻轻松动瓶塞
操作中核对	• 再次核对药名、浓度、剂量、有效期
取液体	• 一手拇指、食指和中指捏住瓶塞边缘将其拔出 • 另一手拿溶液瓶,瓶签朝向掌心,高度 15 cm 左右,倒出少许溶液冲洗瓶口 • 再由原处倒出所需溶液至无菌治疗碗中 • 将瓶塞塞好

（续表）

主要步骤	技术要求
盖碗	• 取无菌纱布由近至远盖于无菌治疗碗上
包瓶塞	• 盖好并消毒瓶塞，用无菌纱布包盖瓶塞
操作后核对	• 再一次核对药名、浓度、剂量、有效期
记录	• 记录开瓶日期、时间、用途（如换药）并签名
放置剩余溶液	• 将开瓶后的无菌溶液放于治疗室固定处
终末处理	• 分类处理用物 • 洗手，取口罩

［操作视频］

［注意事项］

1. 严格遵循无菌操作原则。
2. 不可将物品伸入无菌溶液瓶内蘸取溶液。
3. 倾倒溶液时，不可直接接触无菌溶液瓶口。
4. 已取出的溶液不可再倒回瓶内。
5. 已开启的溶液瓶内的溶液 24 h 内有效。
6. 取出的溶液 4 h 内有效。

［实训评价］

项目名称	操作流程	技术要求	分值	扣分及说明	备注
操作过程70分	核对准备（15分）	• 环境准备： 无菌操作前半小时应停止清扫工作、减少走动、避免尘土飞扬（口述） • 物品准备： ① 备清洁治疗台及治疗盘 ② 抹去瓶上灰尘 ③ 核对瓶签药名、浓度、剂量、有效期，检查瓶口铝盖有无松动，瓶体有无裂隙，对光检查无菌溶液有无沉淀、浑浊、变色及絮状物等 • 人员准备： 六步洗手，戴口罩	2 2 2 5 4		
	开瓶塞（12分）	• 开启铝盖 • 取出无菌治疗碗，放于治疗台适宜处 • 用5%碘伏消毒瓶塞、拇指、食指、中指，用拇指、食指及中指捏住瓶塞边缘，轻轻松动瓶塞	2 4 6		

（续表）

项目名称	操作流程	技术要求	分值	扣分及说明	备注
操作过程 70分	操作中核对（4分）	• 再次核对药名、浓度、剂量、有效期	4		
	取液体（13分）	• 一手拇指、食指和中指捏住瓶塞边缘将其拔出	4		
		• 另一手拿溶液瓶，瓶签朝向掌心，高度 15 cm 左右，倒出少许溶液冲洗瓶口	4		
		• 再由原处倒出所需溶液至无菌治疗碗中	3		
		• 将瓶塞塞好	2		
	盖碗（5分）	• 取无菌纱布由近至远盖于无菌治疗碗上	5		
	包瓶塞（8分）	• 盖好并消毒瓶塞	4		
		• 用无菌纱布包盖瓶塞	4		
	操作后核对（4分）	• 再一次核对药名、浓度、剂量、有效期	4		
	记录（4分）	• 记录开瓶日期、时间、用途（如换药）并签名	4		
	放置剩余溶液（5分）	• 将开瓶后的无菌溶液放于治疗室固定处	5		
操作后 10分	终末处理（10分）	• 分类处理用物	5		
		• 洗手，取口罩	5		
综合评价 20分	关键环节（20分）	• 工作人员着装符合无菌原则			
		① 着装整洁、规范	2		
		② 指甲平短、清洁，不涂指甲油	2		
		③ 不戴耳环、手镯和戒指等	2		
		④ 口罩佩戴规范，头发不过肩，发饰素雅	2		
		• 整个操作符合无菌原则	12		
操作时间		_____ min			
总 分			100		
得 分					

（二）戴无菌手套

［实训资源］

一次性无菌手套、指甲剪、弯盘、洗手设备、清洁抹布治疗盘。

［建议学时］

2 学时。

［实训方法］

主要步骤	技术要求
操作前准备	• 环境准备： 无菌操作前半小时应停止清扫工作、减少走动、避免尘土飞扬（口述）

（续表）

主要步骤	技术要求
操作前准备	• 物品准备： 备清洁治疗台 选择合适的手套号码 • 人员准备： 检查并酌情修剪指甲，取下手表 六步洗手，戴口罩
检查核对	• 检查无菌手套外包装有无潮湿、破损，是否在有效期内
开手套包	• 沿开口指示方向撕开无菌手套外包装，摊开内层
戴手套	• 用一手自手套袋内拿住两只手套套口的翻折部（手套内面）向前朝上一并取出，一手捏住手套翻折部分，一手对准手套五指戴上 • 用已戴无菌手套的四指插入另一手套的翻折部，拇指翘起同法将手套戴好 • 将手套的翻折部分扎在工作服衣袖的外面。双手整理手套，使其服帖 • 用无菌生理盐水冲洗手套外滑石粉
脱手套	• 操作完毕，冲净手套上的污迹 • 脱手套：一手捏住另一手套腕部外面，翻转将其拇指脱下 • 再以脱下手套的拇指插入另一手套内，将其往下翻转，直至拇指脱出 • 两手相对，将剩余部分手套缓慢脱出
终末处理	• 分类处理用物 • 六步洗手，取口罩

［操作视频］

［注意事项］

1. 严格遵循无菌操作原则。

2. 戴了手套的手只能接触手套的外面，未戴手套的手只能接触手套的里面。

3. 戴手套后双手应始终保持在腰部以上或操作台面以上的范围内。

4. 如发现手套破损或疑似污染，均应立即更换。

5. 脱手套时应翻转脱下，避免强拉。

［实训评价］

项目名称	操作流程	技术要求	分值	扣分及说明	备注
操作过程70分	操作前准备（16分）	• 环境准备： 无菌操作前半小时应停止清扫工作、减少走动、避免尘土飞扬（口述） • 物品准备： 备清洁治疗台 选择合适的手套号码	2 2 4		

（续表）

项目名称	操作流程	技术要求	分值	扣分及说明	备注
操作过程70分	操作前准备（16分）	• 人员准备： 检查并酌情修剪指甲,取下手表 六步洗手,戴口罩	4 4		
	检查核对（6分）	• 检查无菌手套外包装有无潮湿、破损,是否在有效期内	6		
	开手套包（6分）	• 沿开口指示方向撕开无菌手套外包装,摊开内层	6		
	戴手套（27分）	• 用一手自手套袋内拿住两只手套套口的翻折部（手套内面）向前朝上一并取出,一手捏住手套翻折部分,一手对准手套五指戴上 • 用已戴无菌手套的四指插入另一手套的翻折部,拇指翘起同法将手套戴好 • 将手套的翻折部分扎在工作服衣袖的外面。双手整理手套,使其服帖 • 用无菌生理盐水冲洗手套外滑石粉	9 9 7 2		
	脱手套（15分）	• 操作完毕,冲净手套上的污迹 • 脱手套：一手捏住另一手套腕部外面,翻转将其拇指脱下 • 再以脱下手套的拇指插入另一手套内,将其往下翻转,直至拇指脱出 • 两手相对,将剩余部分手套缓慢脱出	3 4 4 4		
操作后10分	终末处理（10分）	• 分类处理用物 • 洗手,取口罩	5 5		
综合评价20分	关键环节（20分）	• 工作人员着装符合无菌原则： ① 着装整洁、规范 ② 指甲平短、清洁,不涂指甲油 ③ 不戴耳环,手镯和戒指等 ④ 口罩佩戴规范,头发不过肩,发饰素雅 • 整个操作符合无菌原则	 2 2 2 2 12		
操作时间		_____ min			
总　　分			100		
得　　分					

（三）铺无菌盘（半铺半盖）

[实训资源]

①治疗盘2个、无菌持物钳、无菌物品、记录卡2张、签字笔；②无菌包（内有无菌治疗巾数块,灭菌指示卡,包外贴化学指示胶带）；③弯盘、清洁抹布。

[建议学时]

2学时。

［实训方法］

主要步骤	技术要求
操作前准备	• 环境准备： 无菌操作前半小时应停止清扫工作、减少走动、避免尘土飞扬（口述） • 物品准备： ① 备清洁治疗台及治疗盘 ② 放治疗盘于适当处 • 人员准备： 六步洗手,戴口罩
检查核对	• 检查无菌包灭菌指示胶带有无变色 • 核对其名称,灭菌日期,检查无菌包有无松散、潮湿、破损等
开无菌包	• 解开无菌包系带,挽活结 • 用手依次打开无菌包外层包布的外、左、右角 • 取无菌钳,用手打开外层包布内角,用无菌钳依次打开内层包布的外、左、右、内角 • 检查灭菌指示卡有无变色
取无菌巾	• 用无菌钳取无菌巾一块放于治疗盘内(无菌钳不可接触治疗盘)
初步还原	• 用无菌钳依次还原内层包布的内、右、左、外角 • 用手还原外层包布的内角,无菌钳放回无菌容器内
还原无菌包	• 用手还原无菌包外层包布的右、左、外角 • 按"一"字形包好无菌包
铺无菌盘	• 双手捏住无菌巾中线两端,轻轻散开无菌巾 • 将无菌巾双折铺于治疗盘内
投放无菌物品	• 将无菌巾上半层呈扇形折叠打开,开口边向外,无菌面向上 • 将无菌物品放于盘内
整理治疗盘	• 双手捏住无菌巾上半层两角外面,边缘对齐盖好 • 折叠无菌巾边缘(将开口处向上翻折两次,左、右两侧向下翻折一次)
记录	• 记录备盘时间、内容物及责任人 • 记录开包时间、剩余物品及责任人
"一字包"处理	• 将无菌包放于同类物品的最前面,以便优先使用,有效期为 24 h
终末处理	• 分类处理用物 • 六步洗手,取口罩

［操作视频］

［注意事项］

1. 严格遵循无菌操作原则。

2. 开包布时手只能接触包布的外面,不可触及包布内面,不可跨越无菌区。

3. 包内物品未用完,应按原折痕包好,系带横向扎好、注明开包时间,24 h 内有效。

4. 如包内物品超过有效期、被污染或包布破损,均应更换。

5. 铺好的无菌盘尽早使用,有效期 4 h。

[实训评价]

项目名称	操作流程	技术要求	分值	扣分及说明	备注
操作过程 70分	操作前准备 (10分)	• 环境准备: 无菌操作前半小时应停止清扫工作、减少走动、避免尘土飞扬(口述) • 物品准备: ① 备清洁治疗台及治疗盘 ② 放治疗盘于适当处 • 人员准备: 六步洗手,戴口罩	2 2 2 4		
	检查核对 (5分)	• 检查无菌包灭菌指示胶带有无变色 • 核对其名称,灭菌日期,检查无菌包有无松散、潮湿、破损等	2 3		
	开无菌包 (10分)	• 解开无菌包系带,挽活结 • 用手依次打开无菌包外层包布的外、左、右角 • 取无菌钳,用手打开外层包布内角,用无菌钳依次打开内层包布的外、左、右、内角 • 检查灭菌指示卡有无变色	2 2 4 2		
	取无菌巾 (3分)	• 用无菌钳取无菌巾一块放于治疗盘内(无菌钳不可接触治疗盘)	3		
	初步还原 (6分)	• 用无菌钳依次还原内层包布的内、右、左、外角 • 用手还原外层包布的内角,无菌钳放回无菌容器内	3 3		
	还原无菌包 (6分)	• 用手还原无菌包外层包布的右、左、外角 • 按"一"字形包好无菌包	3 3		
	铺无菌盘 (6分)	• 双手捏住无菌巾中线两端,轻轻散开无菌巾 • 将无菌巾双折铺于治疗盘内	3 3		
	投放无菌物品(9分)	• 将无菌巾上半层呈扇形折叠打开,开口边向外,无菌面向上 • 将无菌物品放于盘内	6 3		
	整理治疗盘 (7分)	• 双手捏住无菌巾上半层两角外面,边缘对齐盖好 • 折叠无菌巾边缘(将开口处向上翻折两次,左、右两侧向下翻折一次)	3 4		
	记录(4分)	• 记录备盘时间、内容物及责任人 • 记录开包时间、剩余物品及责任人	2 2		
	"一字包"处理(4分)	• 将无菌包放于同类物品的最前面,以便优先使用,有效期为 24 h	4		
操作后 10分	终末处理 (10分)	• 分类处理用物 • 洗手,取口罩	5 5		

7

（续表）

项目名称	操作流程	技术要求	分值	扣分及说明	备注
综合评价20分	关键环节（20分）	• 工作人员着装符合无菌原则： ① 着装整洁、规范 ② 指甲平短、清洁，不涂指甲油 ③ 不戴耳环、手镯和戒指等 ④ 口罩佩戴规范，头发不过肩，发饰素雅 • 整个操作符合无菌原则	2 2 2 2 12		
操作时间		_____ min			
总　　分			100		
得　　分					

（李　嘉）

实训项目 1-2　铺备用床

[工作情景]

患者，男，52岁。经医生诊断为支气管肺炎需住院治疗，请病区护士为其准备好床单位。

[实训目的]

保持病室整洁，准备迎接新患者。

[实训资源]

①病床、床旁桌、床旁椅。②床上物品：床垫、大单、被套、棉胎或毛毯、枕套、枕芯。③治疗车。

[建议学时]

2学时。

[实训方法]

主要步骤	技术要求
评估准备	• 评估床单位：检查床有无损坏；床单、被套是否符合床及被的要求，适应季节需要 • 评估病室环境是否适宜铺床 • 六步洗手，戴口罩
备物检查	• 按顺序备齐用物推至床旁 • 移开床旁桌，距床约20 cm，移床旁椅至床尾正中，距床约15 cm处，将用物放于床旁椅上
铺大单	• 取大单放于床垫上，大单的中线与床中线对齐，分别向床头、床尾打开，正面向上 • 先铺近侧床头大单：一手托起床垫一角，一手伸过床头中线将大单折入床垫下，在距床头约30 cm处，向上提起大单边缘使大单下垂边缘与床垫垂直，然后再将两底角分别塞于床垫下 • 至床尾拉紧大单，同法铺好床角 • 两手将大单中部边缘拉紧，双手掌心向上将大单平塞入床垫下 • 转至对侧，同法铺好另一侧大单

（续表）

主要步骤	技术要求
套被套	• 取被套,齐床头放置,中线与床中线对齐,正面向外平铺于床上,将被套尾部开口端的上层打开至中下 1/3 处 • 将折好的"S"形棉胎或毛毯置于被套内,底边同被套开口边平齐;拉棉胎上缘至被套封口处,对好两上角,先对侧后近侧展开棉胎,平铺于被套内 • 至床尾逐层拉平被套和棉胎,并拉被头距床头约 10 cm,被尾系带 • 将盖被边缘向内折叠与床沿平齐,尾端向下折叠与床垫齐 • 转至对侧,同法折叠另一侧盖被
套枕套	• 套枕套,使四角充实,平放于床头,开口端背向门
还原桌椅	• 还原床旁桌、椅
整理用物	• 整理用物 • 洗手,取口罩

［注意事项］

1. 操作过程中注意节力,避免多余无效的动作。

2. 避免在患者进餐和治疗时铺床。

［实训评价］

项目名称	操作流程	技术要求	分值	扣分及说明	备注
操作过程 75 分	评估准备（6分）	• 评估床单位:检查床有无损坏;床单、被套是否符合床及被的要求,适应季节需要 • 评估病室环境是否适宜铺床 • 六步洗手,戴口罩	2 2 2		
	备物检查（7分）	• 按顺序备齐用物推至床旁 • 移开床旁桌,距床约 20 cm,移床旁椅至床尾正中,距床约 15 cm 处 • 将用物放于床旁椅上	2 3 2		
	铺大单（31分）	• 取大单放于床垫上,大单的中线与床中线对齐,分别向床头、床尾打开,正面向上 • 先铺近侧床头大单:一手托起床垫一角,一手伸过床头中线将大单折入床垫下,在距床头约 30 cm 处,向上提起大单下垂边缘使其与床垫垂直,成为等腰三角形的底边然后再将该三角形两底角分别塞于床垫下 • 至床尾拉紧大单,同法铺好床角 • 两手将大单中部边缘拉紧,双手掌心向上将大单平塞入床垫下 • 转至对侧,同法铺好另一侧大单	3 6 6 2 14		
	套被套（23分）	• 取被套,齐床头放置,开口端向床尾,中线与床中线对齐,正面向外平铺于床上,将被套尾部开口端的上层打开至中下 1/3 处	5		

(续表)

项目名称	操作流程	技术要求	分值	扣分及说明	备注
操作过程 75分	套被套 (23分)	• 将折好的"S"形棉胎或毛毯置于被套内,底边同被套开口边平齐;拉棉胎上缘至被套封口处,对好两上角,先对侧后近侧展开棉胎,平铺于被套内	6		
		• 至床尾逐层拉平被套和棉胎,并拉被头距床头约10 cm,被尾系带	4		
		• 将盖被边缘向内折叠与床沿平齐,尾端向下折叠与床垫齐	4		
		• 转至对侧,同法折叠另一侧盖被	4		
	套枕套 (5分)	• 套枕套,使四角充实,平放于床头,开口端背向门	5		
	还原桌椅 (3分)	• 还原床旁桌、椅	3		
操作后 5分	整理用物 (5分)	• 整理用物	2		
		• 洗手,取口罩	3		
综合评价 20分	关键环节 (20分)	• 用物一次备齐,放置顺序正确	5		
		• 铺床顺序手法正确,无多余动作	5		
		• 正确采取节力原则	5		
		• 病房环境适合铺床	5		
操作时间		_____ min			
总　　分			100		
得　　分					

(李　嘉)

实训项目 1-3　生命体征的测量

[工作情景]

患者,男,36岁。因阑尾炎住院治疗,请对该患者进行生命体征的测量。

[实训目的]

正确评估患者生命体征,为治疗、护理提供依据。

[实训资源]

①治疗盘:血压计、清洁纱布、消毒液棉球、听诊器、记录单、清洁容器(内盛体温计一支)、另备一容器(盛测温后体温计),弯盘;②若测肛温应另备润滑油、棉签、卫生纸;③带秒表的手表或挂表一块。

[建议学时]

2学时。

[实训方法]

主要步骤	技术要求
评估准备	• 核对患者信息,向患者解释并取得合作 • 询问患者有无高血压病史等基本情况 • 六步洗手,戴口罩
核对解释	• 备齐用物携至床旁桌上 • 再次核对患者信息(床号、姓名、住院号)
安置体位	• 协助患者移向对侧(或置于舒适体位)
测量体温	测量腋温 • 酌情协助患者解开衣扣,协助擦干对侧腋下汗液 • 检查体温计汞柱是否在 35 ℃以下 • 将体温计放于腋窝处,协助患者屈臂过胸夹紧 • 计时,测量 10 min 测量口温 • 检查体温计汞柱是否在 35 ℃以下 • 将口表水银端斜放于舌下热窝 • 计时,测量 3 min 测量肛温 • 检查体温计汞柱是否在 35 ℃以下 • 用润滑油润滑肛表前端 • 用手分开臀部,将肛表旋转缓慢插入肛门 3～4 cm,并固定 • 计时,测量 3 min
测量脉搏	• 护士以食指、中指、无名指的指腹按压在患者桡动脉搏动处,数脉搏次数(节律整齐者,测量 30 s,结果应乘以 2;脉搏异常者,应测 1 min) • 若发现患者脉搏短绌,应由两名护理人员同时测量,一人听心率,另一人测脉率,由听心率者发出"开始"与"停止"的口令,计时 1 min
测量呼吸	• 护士将手放在患者的诊脉部位似诊脉状 • 观察患者胸部或腹部的起伏,数呼吸次数 • 计时,正常测量 30 s,异常测量 1 min • 对呼吸微弱或危重患者,可用棉花置于患者鼻孔前,观察棉花被吹动的次数,计时 1 min • 告知患者脉搏、呼吸测量结果并记录
测量血压	• 卷袖露臂手掌向上,肘部伸直 • 置血压计与肱动脉、心脏同一水平处 • 打开血压计,开启水银槽开关 • 驱尽袖带内空气,平整地置于上臂中部,下缘距肘窝 2～3 cm,缠袖带,松紧以能插入一指为宜 • 听诊器置肱动脉搏动最明显处,一手固定,另一手握加压气球,关气门,注气至肱动脉搏动音消失再升高 20～30 mmHg • 缓慢放气,速度以水银柱每秒下降 4 mmHg 为宜,注意水银柱刻度和肱动脉声音的变化。在听诊器中听到第一声搏动,此时水银柱所指的刻度即为收缩压。当搏动声突然变弱或消失,此时水银柱所指的刻度即为舒张压 • 测量完毕,还原听诊器,松袖带,整理患者衣袖 • 排尽血压计袖带内余气,整理后放入盒内,血压计盒盖右倾 45°,使水银全部流回槽内,关闭水银槽开关,盖上盒盖,平稳放置 • 告知患者测量结果并记录

(续表)

主要步骤	技术要求
记录体温	• 取出体温计,告知患者体温测量结果并记录
整理记录	• 协助患者取舒适体位,询问需要 • 整理床单位及用物 • 六步洗手,取口罩

[操作视频]

[注意事项]

1. 婴幼儿、精神异常者、昏迷者、口腔疾患者、口鼻手术者、张口呼吸患者不宜经口腔测量体温。

2. 直肠或肛门手术者、腹泻者禁忌测肛温;心肌梗死患者慎测肛温,以免刺激肛门引起迷走神经反射而至心动过缓。

3. 若患者不慎咬破体温计,应立即清除玻璃碎屑,以免损伤唇、舌、口腔、食管、胃肠道黏膜,然后口服蛋清液或牛奶以延缓汞的吸收。若病情允许,可服纤维丰富的食物,促进汞的排泄。

4. 进食、饮水、面颊部冷敷、坐浴或灌肠、沐浴等情况,应间隔 30 min 后再测量相应部位温度。

5. 发现体温与病情不符时,应重新测量。

6. 不可用拇指诊脉,因拇指小动脉较强,易与患者的脉搏混淆。

7. 为偏瘫患者测量脉搏及血压时,应选择健侧肢体。

8. 呼吸受意识控制,所以测量呼吸时不应使患者察觉。

9. 对需密切监测血压患者,做到四定,即定时间、定部位、定体位、定血压计。

10. 排除影响血压的外界因素:袖带太窄则测得血压值偏高、袖带过宽则血压值偏低;袖带过紧,血压值偏低;袖带过松,血压值偏高。

11. 如测得血压异常或血压搏动听不清,应重复测量。先将袖带内气体驱尽,使汞柱降至"0"点,稍等片刻再次测量。

12. 舒张压的变音和消失音之间有差异时,应记录两个读数。

[实训评价]

项目名称	操作流程	技术要求	分值	扣分及说明	备注
操作过程75分	评估准备 (4分)	• 核对患者信息,向患者解释并取得合作 • 询问患者有无高血压病史等基本情况 • 六步洗手,戴口罩	1 2 1		

（续表）

项目名称	操作流程	技术要求	分值	扣分及说明	备注
操作过程 75分	核对解释（2分）	• 备齐用物携至床旁桌上 • 再次核对患者信息（床号、姓名、住院号）	1 1		
	安置体位（2分）	• 协助患者移向对侧（或置于舒适体位）	2		
	测量体温（27分）	测量腋温 • 酌情协助患者解开衣扣，协助擦干对侧腋下汗液 • 检查体温计汞柱是否在35 ℃以下 • 将体温计放于腋窝处，协助患者屈臂过胸夹紧 • 计时，测量10 min 测量口温（口述） • 检查体温计汞柱是否在35 ℃以下 • 将口表水银端斜放于舌下热窝 • 计时，测量3 min 测量肛温（口述） • 检查体温计汞柱是否在35 ℃以下 • 用润滑油润滑肛表前端 • 用手分开臀部，将肛表旋转缓慢插入肛门3～4 cm，并固定 • 计时，测量3 min	3 2 3 2 2 3 2 2 3 3 2		
	测量脉搏（9分）	• 护士以食指、中指、无名指的指腹按压在患者桡动脉搏动处，数脉搏次数 • 节律整齐者，测量30 s，结果应乘以2；脉搏异常者，应测1 min • 若发现患者脉搏短绌，应由两名护理人员同时测量，一人听心率，另一人测脉率，由听心率者发出"开始"与"停止"的口令，计时1 min（口述）	3 2 4		
	测量呼吸（11分）	• 护士将手放在患者的诊脉部位似诊脉状 • 观察患者胸部或腹部的起伏，数呼吸次数 • 计时，正常测量30 s，异常测量1 min • 对呼吸微弱或危重患者，可用棉花置于患者鼻孔前，观察棉花被吹动的次数，计时1 min（口述） • 告知患者脉搏、呼吸测量结果并记录	2 2 2 3 2		
	测量血压（18分）	• 卷袖露臂手掌向上，肘部伸直 • 置血压计与肱动脉、心脏同一水平处 • 打开血压计，开启水银槽开关 • 驱尽袖带内空气，平整地置于上臂中部，下缘距肘窝2～3 cm，缠袖带，松紧以能插入一指为宜 • 听诊器置肱动脉搏动最明显处，一手固定，另一手握加压气球，关气门，注气至肱动脉搏动音消失再升高20～30 mmHg • 缓慢放气，速度以水银柱每秒下降4 mmHg为宜，注意水银柱刻度和肱动脉声音的变化。在听诊器中听到第一声搏动，此时水银柱所指的刻度即为收缩压。当搏动声突然变弱或消失，此时水银柱所指的刻度即为舒张压	1 2 1 3 3 3		

（续表）

项目名称	操作流程	技术要求	分值	扣分及说明	备注
操作过程 75分	测量血压（18分）	• 测量完毕,还原听诊器,松袖带,整理患者衣袖 • 排尽血压计袖带内余气,整理后放入盒内,血压计盒盖右倾45°,使水银全部流回槽内,关闭水银槽开关,盖上盒盖,平稳放置 • 告知患者测量结果并记录	2 2 1		
	记录体温（2分）	• 取出体温计,告知患者体温测量结果并记录	2		
操作后 10分	整理记录（10分）	• 协助患者取舒适体位,询问需要 • 整理床单位及用物 • 六步洗手,取口罩	3 3 4		
综合评价 15分	关键环节（12分）	• 动作轻柔,注意保暖 • 查对到位 • 防止过度暴露患者,注意保护患者隐私	4 4 4		
	护患沟通（3分）	• 沟通有效,充分体现人文关怀	3		
操作时间		_____ min			
总　　分			100		
得　　分					

（李　嘉）

实训项目 1-4　口腔护理

［工作情景］

患者,女,68岁。颅内感染,高热昏迷。为保障患者营养,给予鼻饲饮食。请问应如何防止患者口腔感染?

［实训目的］

1. 保持口腔清洁、舒适。

2. 预防口腔感染等并发症。

3. 防止口臭,增进食欲,保持口腔生理功能。

4. 观察口腔黏膜、舌苔、气味的变化,提供病情变化的动态信息。

［实训资源］

①治疗盘:一次性口护包(内有一次性治疗巾、手套、镊子、血管钳、干棉球、纱布、吸管、压舌板、弯盘2个)、水杯(或水壶)、手电筒,根据病情备漱口液,必要时备开口器、石蜡油、外用药;②治疗本、笔;③治疗车、免洗洗手液。

［建议学时］

2学时。

［实训方法］

主要步骤	技术要求
评估解释	• 接触患者前,六步洗手 • 核对医嘱及患者信息,向患者或家属解释并取得合作 • 观察患者口腔情况
准备用物	• 回治疗室六步洗手,戴口罩 • 根据患者情况准备口腔护理用物(主要是选择合适漱口溶液)
安置体位	• 备齐用物,携至病房,放于床旁桌上 • 协助患者侧卧(或平卧、半卧位头偏向一侧),面向护士 • 取治疗巾或毛巾围于患者颌下,置弯盘于口角旁
准备棉球	• 将干棉球倒入另一个弯盘中,并倒入漱口溶液浸湿
观察口腔	• 棉签蘸取温水湿润口唇 • 嘱患者张口,一手持手电筒,一手用压舌板轻轻撑开颊部,观察口腔黏膜有无炎症、出血、溃疡及特殊气味等情况,对长期应用激素、抗生素者,应观察有无真菌感染(不能张口的患者用开口器协助)。有活动性义齿者先取下
协助漱口	• 协助患者用温开水漱口,协助将漱口水吐到弯盘中(昏迷患者不做),必要时用治疗巾擦净口唇周围
擦洗外侧	• 用镊子将棉球夹至患者嘴角弯盘上方,用镊子和血管钳拧至不滴水 • 一手持压舌板,一手拿血管钳夹住棉球,嘱患者咬合上、下齿,用压舌板轻轻分开对侧颊部,由内向门齿纵向擦洗两次 • 同法擦洗近侧
擦洗内侧	• 请患者张口,依次擦洗对侧牙齿上内侧面(由内向门齿纵向擦洗)、上咬合面、下内侧面、下咬合面 • 呈弧形擦洗对侧颊部 • 同法擦洗近侧
擦洗硬腭及舌面	• 由内向外横向擦洗硬腭、舌面及舌下两侧(对侧、近侧)
协助漱口	• 协助患者漱口,用治疗巾擦净口唇周围
涂药	• 检查口腔是否清洁,观察口腔黏膜,如有溃疡、真菌感染,酌情涂药于患处,口唇干裂可涂液状石蜡。压舌板放入弯盘内
整理记录	• 安置患者于舒适体位,放呼叫器于易取处 • 整理床单位及用物 • 六步洗手,取口罩 • 记录

［操作视频］

［注意事项］

1. 动作轻柔、避免损伤黏膜及牙龈,特别是对于凝血功能差的患者。

2. 昏迷患者禁止漱口,需要开口器从臼齿处放入。

3. 棉球不可过湿,以防患者将液体吸入呼吸道。

4. 血管钳夹紧棉球,每次夹取一个棉球,以防遗漏在口腔中。

5. 有活动性义齿患者将义齿取下,冲洗干净;暂时不用的义齿可浸泡于冷水中备用,每日更换清水一次。不可将义齿放于热水或酒精中,以防义齿变形、老化。

6. 长期使用抗生素者应注意口腔黏膜有无真菌感染。

7. 传染患者用过的物品按隔离消毒原则处理。

[实训评价]

项目名称	操作流程	技术要求	分值	扣分及说明	备注
操作过程 75分	评估解释（6分）	• 接触患者前,六步洗手 • 核对医嘱及患者信息,向患者解释并取得合作 • 观察患者口腔情况	2 2 2		
	准备用物（5分）	• 回治疗室六步洗手,戴口罩 • 根据患者情况准备口腔护理用物(主要是选择合适漱口溶液)	2 3		
	安置体位（6分）	• 备齐用物,携至病房,放于床旁桌上 • 协助患者侧卧(或平卧、半卧位头偏向一侧),面向护士 • 取治疗巾或毛巾围于患者颌下,置弯盘于口角旁	2 2 2		
	准备棉球（2分）	• 将干棉球倒入另一个弯盘中,并倒入漱口溶液浸湿	2		
	观察口腔（8分）	• 棉签蘸取温水湿润口唇 • 嘱患者张口,一手持手电筒,一手用压舌板轻轻撑开颊部,观察口腔黏膜有无炎症、出血、溃疡及特殊气味等情况,对长期应用激素、抗生素者,应观察有无真菌感染(不能张口的患者用开口器协助) • 有活动性义齿者先取下(口述)	2 3 3		
	协助漱口（3分）	• 协助患者用温开水漱口,协助将漱口水吐到弯盘中(昏迷患者不做),必要时用治疗巾擦净口唇周围	3		
	擦洗外侧（16分）	• 用镊子将棉球夹至患者嘴角弯盘上方,用镊子和血管钳拧至不滴水 • 一手持压舌板,一手拿血管钳夹住棉球,嘱患者咬合上、下齿,用压舌板轻轻分开对侧颊部,由内向门齿纵向擦洗两次 • 同法擦洗近侧	3 5 8		
	擦洗内侧（14分）	• 请患者张口,依次擦洗对侧牙齿上内侧面(由内向门齿纵向擦洗)、上咬合面、下内侧面、下咬合面 • 呈弧形擦洗对侧颊部 • 同法擦洗近侧	5 2 7		
	擦洗硬腭及舌面（6分）	• 由内向外横向擦洗硬腭、舌面及舌下两侧(对侧、近侧)	6		
	协助漱口（3分）	• 协助患者漱口,用治疗巾擦净口唇周围	3		
	涂药（6分）	• 检查口腔是否清洁,观察口腔黏膜,如有溃疡、真菌感染,酌情涂药于患处,口唇干裂可涂液状石蜡 • 压舌板放入弯盘内	3 3		

（续表）

项目名称	操作流程	技术要求	分值	扣分及说明	备注
操作后10分	整理记录（10分）	• 安置患者于舒适体位,放呼叫器于易取处 • 整理床单位及用物 • 六步洗手,取口罩 • 记录	2 3 2 3		
综合评价15分	关键环节（12分）	• 顺序无误 • 昏迷患者不漱口 • 有活动性义齿者取下,并正确放置 • 无菌观念强 • 查对到位	4 2 2 2 2		
	护患沟通（3分）	• 沟通有效,充分体现人文关怀	3		
操作时间		_____ min			
总　　分			100		
得　　分					

（李　嘉）

实训项目 1-5　氧气吸入

［工作情景］

患者,女,50岁,近半个月来咳嗽、咳痰,今晨呼吸困难加重,神志恍惚,烦躁不安。临床诊断为慢性肺源性心脏病。查体:体温 36.5 ℃,脉搏 110 次/min,血压 130/85 mmHg,呼吸 30 次/min,口唇发绀,两肺底闻及湿啰音。问题:如何给患者吸氧?

［实训目的］

1. 纠正各种原因造成的缺氧状态,提高动脉血氧分压和动脉血氧饱和度,增加动脉血氧含量。

2. 促进组织的新陈代谢,维持机体生命活动。

［实训资源］

①氧气筒及氧气架;②治疗车上层:氧气表安装盘,包括氧表装置1套(含通气管)、扳手、湿化瓶内盛 1/3～1/2 冷蒸馏水、弯盘、"四防"卡、输氧导管;③输氧盘:一次性单侧鼻塞、小杯(内盛清水)、电筒、剪刀、胶布、别针、棉签、输氧单、笔、弯盘;④停氧盘:纱布、弯盘、松节油、棉签;⑤治疗车下层:生活垃圾桶、医用垃圾桶。

［建议学时］

2学时。

［实训方法］

主要步骤	技术要求
评估解释	• 核对患者信息,向患者解释并取得合作 • 评估患者缺氧、鼻腔等情况 • 六步洗手,戴口罩

（续表）

主要步骤	技术要求
核对检查	• 二人核对医嘱 • 用物准备齐全，检查所有用物完好，均在有效期内可以使用
安装氧表	• 选择挂有"满"字的氧气瓶，将"四防"卡挂于氧气筒上 • 打开总开关，使小量气体从气门流出，随即迅速关上 • 安装氧表装置 • 连接通气管，安装湿化瓶 • 输氧导管连接于流量表后的输出端 • 关流量表开关，打开总开关，再开流量表开关 • 检查氧气是否畅通，有无漏气 • 关流量表开关，将输氧导管盘旋后挂在氧表装置上
给氧	• 推氧气筒至床旁 • 携输氧盘至患者床旁桌上，再次核对解释，备胶布2根 • 取合适体位，协助患者头部转向操作者 • 选择并清洁鼻腔 • 连接鼻塞，打开流量开关，将鼻塞没入小杯水中，观察鼻塞是否通畅，并湿润鼻塞 • 根据医嘱调节流量 • 将鼻塞轻塞入鼻孔，尾部挂于耳廓，观察患者无呛咳后，将鼻塞管用胶布固定于鼻翼及面颊部，用别针将氧气导管固定于枕旁
告知注意事项	• 观察患者面色、呼吸 • 交代患者不要随意调节流量和翻身时注意避免导管脱落
整理记录	• 在输氧单上记录，并将输氧单悬挂于氧表上 • 安置患者于舒适体位，放呼叫器于易取处 • 整理床单位及用物 • 六步洗手，取口罩 • 填写护理记录单
停止吸氧	• 六步洗手，戴口罩 • 备齐用物，携至患者床旁桌上，核对床号、姓名，向患者做好解释 • 取纱布，用纱布包裹鼻塞拔出并擦净分泌物 • 分离输氧导管 • 关流量表开关，关总开关 • 打开流量表开关，将余气放尽后，再关流量表开关 • 必要时用松节油擦去胶布痕迹 • 取下输氧单，记录停氧时间 • 安置患者于舒适体位，放呼叫器于易取处 • 整理床单位及用物 • 六步洗手，取口罩 • 填写护理记录单

［操作视频］

［注意事项］

1. 注意用氧安全，切实做好四防：防火、防油、防热、防震。

2. 使用及停用氧气时严格执行操作程序:使用氧气时,先调后用;停用氧气时,先拔后关。

3. 使用过程中,观察患者缺氧改善情况。排除影响用氧效果的因素,按需调节流量,保持导管通畅。

4. 氧气筒内氧气不可用尽,压力表数值降至 5 kg/cm² 即不可再用。

5. 氧气筒吸氧时悬挂有、无氧标志。

[实训评价]

项目名称	操作流程	技术要求	分值	扣分及说明	备注
给氧过程 62 分	评估解释(5分)	• 核对患者信息,向患者解释并取得合作 • 评估患者缺氧、鼻腔等情况 • 六步洗手,戴口罩	1 3 1		
	核对检查(4分)	• 二人核对医嘱 • 用物准备齐全,检查所有用物完好,均在有效期内可以使用	2 2		
	安装氧表(22分)	• 选择挂有"满"字的氧气瓶,将"四防"卡挂于氧气筒上 • 打开总开关,使小量气体从气门流出,随即迅速关上 • 安装氧表装置 • 连接通气管,安装湿化瓶 • 输氧导管连接于流量表后的输出端 • 关流量表开关,打开总开关,再开流量表开关 • 检查氧气是否畅通,有无漏气 • 关流量表开关,将输氧导管盘旋后挂在氧表装置上	2 2 5 2 2 5 2 2		
	给氧(20分)	• 推氧气筒至床旁 • 携输氧盘至患者床旁桌上,再次核对解释,备胶布2根 • 取合适体位,协助患者头部转向操作者 • 选择并清洁鼻腔 • 连接鼻塞,打开流量开关,将鼻塞没入小杯水中,观察鼻塞是否通畅,并湿润鼻塞 • 根据医嘱调节流量 • 将鼻塞轻塞入鼻孔,尾部挂于耳廓,观察患者无呛咳后,将鼻塞管用胶布固定于鼻翼及面颊部,用别针将氧气导管固定于枕旁	2 2 2 2 4 3 5		
	告知注意事项(6分)	• 观察患者面色、呼吸 • 交代患者不要随意调节流量和翻身时注意避免导管脱落	3 3		
	整理记录(5分)	• 在输氧单上记录,并将输氧单悬挂于氧表上 • 安置患者于舒适体位,放呼叫器于易取处 • 整理床单位及用物 • 六步洗手,取口罩 • 填写护理记录单	1 1 1 1 1		
停氧过程 23 分	停止吸氧(23分)	• 六步洗手,戴口罩 • 备齐用物,携至患者床旁桌上,核对床号、姓名,向患者做好解释 • 取纱布,用纱布包裹鼻塞拔出并擦净分泌物 • 分离吸氧导管 • 关流量表开关,关总开关 • 打开流量表开关,将余气放尽后,再关流量表开关	1 2 2 2 3 3		

（续表）

项目名称	操作流程	技术要求	分值	扣分及说明	备注
停氧过程 23分	停止吸氧 （23分）	• 必要时用松节油擦去胶布痕迹	1		
		• 取下输氧单,记录停氧时间	2		
		• 安置患者于舒适体位,放呼叫器于易取处	2		
		• 整理床单位及用物	2		
		• 六步洗手,取口罩	2		
		• 填写护理记录单	1		
综合评价 15分	关键环节 （12分）	• 熟练安装、使用氧气表及各附件	5		
		• 湿化液配制及氧流量调节符合病情需要	3		
		• 插入鼻塞时患者无不适,鼻塞固定良好	2		
		• 达到用氧效果好,各种缺氧症状有所改善	2		
	护患沟通 （3分）	• 沟通有效、充分体现人文关怀	3		
操作时间		_____ min			
总　　分			100		
得　　分					

（彭小红）

实训项目 1-6　雾化吸入

[工作情景]

患者,男,45岁。主诉:反复咳嗽、咳痰半月。检查:白色黏稠痰,痰多不易咳出,双肺呼吸音粗,可闻及哮鸣音,双下肺有湿啰音。诊断:肺部感染。医嘱:0.9%氯化钠＋α糜蛋白酶4 000 U,雾化吸入。请问如何对患者进行雾化吸入?

[实训目的]

1. 湿化气道,改善通气功能。

2. 控制和预防呼吸道感染,消除炎症。

3. 解除支气管痉挛,改善呼吸道通气状况。

[实训资源]

①治疗车上层:超声雾化吸入器一套、螺纹管、一次性口含嘴、治疗盘、冷蒸馏水、吸水管、治疗碗、弯盘、水温计、治疗巾、消毒液,按医嘱准备药液、注射器、手电筒、手消毒液、按需备电源插座;②治疗车下层:生活垃圾桶、医用垃圾桶。

[建议学时]

2学时。

[实训方法]

主要步骤	技术要求
评估解释	• 核对患者信息,向患者解释并取得合作 • 评估患者呼吸道情况及配合程度 • 六步洗手,戴口罩
核对检查	• 二人核对医嘱 • 核对药液标签 • 检查药液质量
准备	• 检查机器性能 • 向水槽内加入冷蒸馏水 • 遵医嘱将药液稀释至 10～20 mL 并注入雾化器雾化罐内
雾化吸入	• 携用物至患者床旁,再次核对患者信息 • 超声雾化吸入器插电源 • 协助患者取舒适的体位,将治疗巾垫于患者颔下 • 消毒手后连接螺纹管及口含嘴 • 打开雾化开关,调节雾化时间、雾量 • 协助将口含嘴放入口中,指导患者紧闭嘴唇深吸气,用鼻呼气,如此反复,直到药液吸完为止
停止雾化	• 治疗完毕协助患者取下口含嘴 • 先关雾化开关,再关电源开关 • 协助患者擦干面部 • 进行健康指导或协助患者排痰(根据情况给予拍背、指导有效咳嗽)
整理记录	• 安置患者于舒适体位,放呼叫器于易取处 • 整理床单位及用物 • 六步洗手 • 填写护理记录单

[注意事项]

1. 使用前检查雾化器各部件是否完好,有无松动、脱落等异常情况。

2. 水槽底部的晶体换能器和雾化罐底部的透声膜薄而脆,易碎,操作及清洗时注意动作轻稳,避免损坏。

3. 水槽内应保持足够的水量,虽有缺水保护装置,但不可在缺水状态下长时间开机,水槽内切忌加入温水或热水,使用时水温不宜超过 50 ℃。连续使用时中间须间隔 30 min。

4. 雾化器使用后,雾化罐、螺纹管、面罩或口含嘴应浸泡消毒 1 h,防止交叉感染。

5. 观察患者痰液排出是否困难,若因黏稠的分泌物经湿化后膨胀致痰液不易咳出时,应予以拍背协助痰液排出,必要时吸痰。

[实训评价]

项目名称	操作流程	技术要求	分值	扣分及说明	备注
操作过程 85 分	评估解释 (9分)	• 核对患者信息,向患者解释并取得合作 • 评估患者呼吸道情况及配合程度 • 六步洗手,戴口罩	3 3 3		

（续表）

项目名称	操作流程	技术要求	分值	扣分及说明	备注
操作过程 85分	核对检查（9分）	• 二人核对医嘱 • 核对药液标签 • 检查药液质量	3 3 3		
	准备（14分）	• 检查机器性能 • 向水槽内加入冷蒸馏水 • 遵医嘱将药液稀释至 10~20 mL 并注入雾化器雾化罐内	3 5 6		
	雾化吸入（30分）	• 携用物至患者床旁，再次核对患者信息 • 超声雾化吸入器插电源 • 协助患者取舒适的体位，将治疗巾垫于患者颌下 • 消毒手后连接螺纹管及口含嘴 • 打开雾化开关，调节雾化时间、雾量 • 协助将口含嘴放入口中，指导患者紧闭嘴唇深吸气，用鼻呼气，如此反复，直到药液吸完为止	4 3 5 6 6 6		
	停止雾化（15分）	• 治疗完毕协助患者取下口含嘴或面罩 • 先关雾化开关，再关电源开关 • 协助患者擦干面部 • 进行健康指导或协助患者排痰（根据情况给予拍背、指导有效咳嗽）	3 4 2 6		
	整理记录（8分）	• 安置患者于舒适体位，放呼叫器于易取处 • 整理床单位及用物 • 六步洗手 • 填写护理记录单	2 2 2 2		
综合评价 15分	评价（12分）	• 患者/家属对所给予的解释和护理表示理解和满意 • 操作规范、安全，达到预期目标 • 选择的雾化装置和设施的雾化参数合适、正确	4 4 4		
	护患沟通（3分）	• 沟通有效、充分体现人文关怀	3		
操作时间		_____ min			
总　　分			100		
得　　分					

（彭小红）

实训项目 1-7　经口/鼻腔吸痰

[工作情景]

患者，男，60岁。脑出血术后3天神志不清，各种反射消失，今日发现患者出现呼吸道分泌物增多，黏稠不易咳出，医嘱：吸痰。请问如何对患者进行吸痰？

[实训目的]

1. 清除呼吸道分泌物，保持呼吸道通畅。

2. 促进呼吸功能，改善肺通气。

3. 预防并发症发生。

[实训资源]

①电动吸引器或中心吸引;②治疗车上层:治疗盘、弯盘、治疗碗2个、吸引管、试管(内盛有0.5%优氯净消毒液、置于床头栏处,可消毒吸引接头)、一次性使用吸痰管至少2套(每套内含无菌手套一只、消毒无菌润滑吸痰管1根)、听诊器、快速手消液、手电筒、护理记录单、卫生纸,必要时备压舌板、开口器、舌钳、口咽通气管、鼻咽通气管及电源插线板等;③治疗车下层:生活垃圾桶、医用垃圾桶。

[建议学时]

2学时。

[实训方法]

主要步骤	技术要求
评估解释	• 核对患者信息,向患者家属解释并取得合作 • 评估患者痰液部位、缺氧状况、鼻腔状况等情况 • 六步洗手,戴口罩
核对检查	• 二人核对医嘱 • 检查用物均在有效期内可以使用
吸痰前准备	• 备齐用物携至患者床旁,再次核对患者信息(床号、姓名、住院号) • 再次六步洗手 • 协助患者取舒适卧位,头转向一侧,面向操作者并稍向后仰,铺治疗巾于患者颌下 • 连接吸引装置,打开吸痰器开关,检查吸痰器性能,调节压力(成人为100～200 mmHg,小儿小于100 mmHg) • 核对吸痰管型号、有效期,打开吸痰管,戴无菌手套,右手持吸痰管,将吸痰管盘绕在手中,左手连接负压管,必要时润滑吸痰管
吸痰操作	• 嘱患者头略向后仰、张口,昏迷患者可用压舌板和开口器协助张口 • 未戴手套的手翻折吸痰管末端,戴无菌手套的手持吸痰管前段,插入口咽部(10～15 cm),清醒患者鼓励其咳嗽 • 松开吸痰管末端,将吸痰管左右旋转、向上提拉,先吸口咽部分泌物,再吸气管内分泌物,每次吸引时间不超过15 s,两次间隔3～5 min • 冲洗吸痰管和负压吸引管 • 更换吸痰管,同法插入鼻腔吸出鼻咽部分泌物 • 吸痰结束,取下吸痰管,关闭负压 • 观察患者呼吸道通畅情况,有无吸痰导致的并发症
整理记录	• 安置患者于舒适体位,放呼叫器于易取处 • 整理床单位及用物 • 六步洗手,取口罩 • 填写护理记录单

[操作视频]

[注意事项]

1. 吸痰前,检查电动吸引器性能是否良好,连接是否正确。

2. 吸痰动作轻稳,防止呼吸道黏膜损伤。

3. 吸痰前后应给予高流量吸氧,吸痰时间不宜超过 15 s,如痰液较多,需要再次吸引,应间隔 3～5 min,待 SpO_2 上升后再吸。

4. 严格执行无菌操作,一根吸痰管只能使用一次。

5. 患者痰液黏稠时可以配合翻身叩背、雾化吸入。

6. 患者发生缺氧如发绀、心率下降等症状时。应当立即停止吸痰,休息后再吸。

7. 电动吸引器连续使用时间不宜过久;贮液瓶内液体达 2/3 满时,应及时倾倒,以免液体过多吸入马达内损坏仪器。贮液瓶内应放少量消毒液,使吸出液不致黏附于瓶底,便于清洗消毒。

8. 观察患者痰液性状、颜色、量。

[实训评价]

项目名称	操作流程	技术要求	分值	扣分及说明	备注
操作步骤 80分	评估解释 (6分)	• 核对患者信息,向患者/家属解释并取得合作 • 评估患者痰液部位、缺氧状况、鼻腔状况等情况 • 六步洗手,戴口罩	2 3 1		
	核对检查 (4分)	• 二人核对医嘱 • 检查用物均在有效期内可以使用	2 2		
	二次核对 (2分)	• 备齐用物携至患者床旁,再次核对患者信息(床号、姓名、住院号)	2		
	吸痰前准备 (23分)	• 再次六步洗手 • 协助患者取舒适卧位,头转向一侧,面向操作者并稍向后仰,铺治疗巾于患者颌下 • 连接吸引装置,打开吸痰器开关,检查吸痰器性能,调节压力(成人为 100～200 mmHg,小儿小于 100 mmHg) • 核对吸痰管型号、有效期,打开吸痰管,戴无菌手套,右手持吸痰管,将吸痰管盘绕在手中,左手连接负压管,必要时润滑吸痰管	3 3 5 6 6		
	吸痰操作 (40分)	• 嘱患者头略向后仰、张口,昏迷患者可用压舌板和开口器协助张口 • 未戴手套的手翻折吸痰管末端,戴无菌手套的手持吸痰管前段,插入口咽部(10～15 cm),清醒患者鼓励其咳嗽 • 松开吸痰管末端,将吸痰管左右旋转、向上提拉,先吸口咽部分泌物,再吸气管内分泌物,每次吸引时间不超过 15 s,两次间隔 3～5 min • 冲洗吸痰管和负压吸引管 • 更换吸痰管,同法插入鼻腔吸出鼻咽部分泌物 • 吸痰结束,取下吸痰管,关闭负压 • 观察患者呼吸道通畅情况,有无吸痰导致的并发症	4 8 8 4 8 4 4		
	整理记录 (5分)	• 安置患者于舒适体位,放呼叫器于易取处 • 整理床单位及用物 • 六步洗手,取口罩 • 填写护理记录单	2 1 1 1		

（续表）

项目名称	操作流程	技术要求	分值	扣分及说明	备注
综合评价20分	关键环节（17分）	• 吸痰动作轻稳,防止呼吸道黏膜损伤 • 吸痰前后应给予高流量吸氧,吸痰时间不宜超过 15 s,如痰液较多,需要再次吸引,间隔 3～5 min,待 SpO_2 上升后再吸 • 严格执行无菌操作,一根吸痰管只能使用一次 • 患者痰液黏稠时可以配合翻身叩背、雾化吸入 • 患者发生缺氧如发绀、心率下降等症状时。应当立即停止吸痰,休息后再吸	3 3 3 4 4		
	护患沟通（3分）	• 沟通有效、充分体现人文关怀	3		
操作时间		_____ min			
总　　分			100		
得　　分					

（彭小红）

实训项目 1-8　鼻饲

［工作情景］

患者,男性,36 岁。空调安装工,在一次工作中不慎从十楼坠落,头部损伤,意识不清。送入医院抢救后,因意识不清,医嘱鼻饲给予营养支持。请问如何进行鼻饲?

［实训目的］

不能由口腔进食的通过胃管供给患者足够的热能和蛋白质等多种营养素,满足机体对营养的需求,以利早日康复。

［实训资源］

治疗车上层:(1)治疗盘内:①无菌治疗巾内:治疗碗内盛纱布 3～4 块及镊子、一次性 50 mL 灌注器、石蜡油纱布;②无菌治疗巾外:鼻饲液、温开水、小水杯(必要时)、一次性无菌手套、一次性胃管、一次性治疗巾、棉签、胶布、别针、听诊器(必要时)、水温计、手电筒、弯盘。(2)其他:医嘱单、治疗卡、管道标识、手消毒液。

治疗车下层:生活垃圾桶、医用垃圾桶。

［建议学时］

2 学时。

［实训方法］

主要步骤	技术要求
评估解释	• 核对患者信息,向患者解释并取得合作 • 评估患者鼻腔、意识等情况 • 六步洗手,戴口罩

（续表）

主要步骤	技术要求
核对检查	• 二人核对医嘱 • 检查鼻饲液质量 • 确认所有无菌物品在有效期内，可以使用
二次核对	• 备齐用物携至患者床旁，核对患者信息（床号、姓名、住院号）
操作前准备	• 根据患者病情取坐位、半坐卧位或仰卧位，头稍后仰 • 有活动义齿或眼镜者取下妥善保管。 • 一次性治疗巾围于患者颌下，置弯盘于口角旁 • 清洁已检查的鼻腔，洗手，备胶布
测量长度	• 打开无菌盘，检查并打开胃管包装袋 • 戴手套，检查胃管是否通畅 • 测量胃管插入长度（一般为前额发际到胸骨剑突处或由耳垂经鼻尖至胸骨剑突的距离，成人 45～55 cm，婴幼儿 14～18 cm），并做好标记
插鼻饲管	• 用石蜡油纱布润滑胃管前端 • 一手持纱布托住胃管，另一手将胃管从选定侧鼻腔轻轻插入 • 插至 14～16 cm 时，根据患者具体情况进行插管（①清醒患者：嘱患者吞咽，顺势将胃管向前推进，直至预定长度；②昏迷患者：左手将患者头部托起，使下颌靠近胸骨柄，增大咽部通道的弧度，使管端沿后壁滑行，插入胃管至预定长度）
检验位置	• 证实胃管在胃内（①在胃管末端连接注射器抽吸，有胃液被抽出；②置听诊器于患者胃部，快速经胃管向胃内用注射器注入 10 mL 空气，听到气过水声；③将胃管末端置于盛水的治疗碗内，无气泡逸出）任选一种均可
鼻饲	• 确认胃管在胃内后，用胶布将胃管固定于鼻翼及颊部 • 首先注入少量的温开水（不少于 10 mL），再注入鼻饲液或药液等 • 鼻饲完毕后再注入少量温开水冲净胃管
固定清洁	• 将胃管末端塞紧或翻折，用纱布包好，贴管道标识后用别针固定于合适处 • 协助患者清洁口腔、鼻部及面部 • 撤去弯盘和治疗巾
整理记录	• 安置患者于舒适体位，放呼叫器于易取处 • 整理床单位及用物 • 六步洗手，取口罩 • 填写护理记录单
拔除胃管	• 洗手戴口罩，核对解释 • 携用物至患者床旁，再次核对 • 戴手套，置弯盘于患者颌下 • 胃管末端翻折/用血管钳夹紧放于弯盘内，揭去固定的胶布 • 用纱布包裹近鼻孔处的胃管，边拔边用纱布擦胃管，拔到咽喉处时嘱患者深呼吸，并在呼气时快速一次完成拔管
安置整理	• 协助患者清洁口腔、鼻部及面部 • 协助患者取舒适体位，询问需要 • 清理治疗用物，分类放置
洗手记录	• 六步洗手，取下口罩 • 记录拔管时间及患者反应

［操作视频］

［注意事项］

1. 插管动作轻稳,通过食管3个狭窄处(环状软骨水平处、平气管分叉处、食管通过膈肌处)时尤需注意,避免损伤食管黏膜。

2. 昏迷患者因吞咽和咳嗽反射消失,不能合作,为提高插管的成功率,在插管前将患者头后仰,当插至15 cm(会厌部)时,以左手将患者头部托起,使下颌靠近胸骨柄以增大咽喉部通道的弧度,便于胃管顺利通过会厌部。

3. 每次灌食前应先检查胃管是否在胃内,确认无误,方可灌食。每次灌注量不超过200 mL,温度38 ℃～40 ℃,间隔时间不少于2 h。

4. 长期鼻饲者,胃管应每周更换一次(晚上最后一次灌食后拔出,次日再由另一鼻孔插入)。

［实训评价］

项目名称	操作流程	技术要求	分值	扣分及说明	备注
操作过程85分	评估解释 (5分)	• 核对患者信息,向患者解释并取得合作 • 评估患者鼻腔、意识等情况 • 六步洗手,戴口罩	2 2 1		
	核对检查 (6分)	• 二人核对医嘱 • 检查鼻饲液质量 • 确认所有无菌物品在有效期内,可以使用	2 2 2		
	二次核对 (2分)	• 备齐用物携至患者床旁,核对患者信息(床号、姓名、住院号)	2		
	操作前准备 (12分)	• 根据患者病情取坐位、半坐卧位或仰卧位,头稍后仰 • 有活动义齿或眼镜者取下妥善保管(口述) • 一次性治疗巾围于患者颌下,置弯盘于口角旁 • 清洁已检查的鼻腔,洗手,备胶布	3 3 3 3		
	测量长度 (10分)	• 打开无菌盘,检查并打开胃管包装袋 • 戴手套,检查胃管是否通畅 • 测量胃管插入长度(一般为前额发际到胸骨剑突处或由耳垂经鼻尖至胸骨剑突的距离,成人45～55 cm,婴幼儿14～18 cm),并做好标记	3 3 4		
	插鼻饲管 (10分)	• 用石蜡油纱布润滑胃管前端 • 一手持纱布托住胃管,另一手将胃管从选定侧鼻腔轻轻插入 • 插至14～16 cm时,根据患者具体情况进行插管(①清醒患者:嘱患者吞咽,顺势将胃管向前推进,直至预定长度;②昏迷患者:左手将患者头部托起,使下颌靠近胸骨柄,增大咽部通道的弧度,使管端沿后壁滑行,插入胃管至预定长度)	2 3 5		

（续表）

项目名称	操作流程	技术要求	分值	扣分及说明	备注
操作过程 85分	检验位置（3分）	• 证实胃管在胃内（①在胃管末端连接注射器抽吸，有胃液被抽出；②置听诊器于患者胃部，快速经胃管向胃内用注射器注入10 mL空气，听到气过水声；③将胃管末端置于盛水的治疗碗内，无气泡逸出）任选一种即可		3	
	鼻饲（4分）	• 确认胃管在胃内后，用胶布将胃管固定于鼻翼及颊部 • 首先注入少量的温开水（不少于10 mL），再注入鼻饲液或药液等 • 鼻饲完毕后再注入少量温开水冲净胃管	1 2 1		
	固定清洁（5分）	• 将胃管末端塞紧或翻折，用纱布包好，贴管道标识后用别针固定于合适处 • 协助患者清洁口腔、鼻部及面部 • 撤去弯盘和治疗巾	2 2 1		
	整理记录（5分）	• 安置患者于舒适体位，放呼叫器于易取处 • 整理床单位及用物 • 六步洗手，取口罩 • 填写护理记录单	2 1 1 1		
	拔除胃管（13分）	• 洗手戴口罩，核对解释 • 携用物至患者床旁，再次核对 • 戴手套，置弯盘于患者颌下 • 胃管末端翻折/用血管钳夹紧放于弯盘内，揭去固定的胶布 • 用纱布包裹近鼻孔处的胃管，边拔边用纱布擦胃管，拔到咽喉处时嘱患者深呼吸，并在呼气时快速一次完成拔管	2 2 2 3 4		
	安置整理（6分）	• 协助患者清洁口腔、鼻部及面部 • 协助患者取舒适体位，询问需要 • 清理治疗用物，分类放置	2 2 2		
	洗手记录（4分）	• 六步洗手，取口罩 • 记录拔管时间及患者反应	2 2		
综合评价 15分	关键环节（12分）	• 动作轻柔准确，插管安全，无黏膜损伤及其他并发症 • 操作熟练，一次插管成功 • 固定牢固、舒适 • 无菌观念强，用物、污物处理恰当	3 3 3 3		
	护患沟通（3分）	• 沟通有效、充分体现人文关怀	3		
操作时间		_____ min	100		
总　　分					
得　　分					

（彭小红）

实训项目 1-9　大量不保留灌肠

[工作情景]

患者,女,58岁。腹胀腹痛,三日无排便。请问我们可以采取何种方法为患者解除痛苦呢?

[实训目的]

1. 排便排气:软化和清除粪便,解除便秘肠胀气。
2. 清洁肠道:为肠道检查、手术或者产妇分娩做准备。
3. 减轻中毒:稀释并清除肠道内的有害物质。
4. 高热降温:灌入低温溶液,为高热患者降温。

[实训资源]

①治疗车上层:一次性灌肠袋,垫巾、纱布或者纸巾,手套,手消毒液、水温计、弯盘、医嘱执行本;②治疗车下层:便盆、生活垃圾桶、医疗垃圾桶;③输液架、必要时备屏风;④根据病情准备灌肠溶液。

[建议学时]

2学时。

[实训方法]

主要步骤	技术要求
评估解释	• 二人核对医嘱、核对患者信息,向患者解释并取得合作 • 评估患者肛周皮肤情况 • 六步洗手,戴口罩 • 携带用物至床旁,再次核对
环境准备	• 关闭门窗,屏风遮挡,环境安静、清洁
摆位垫巾	• 协助患者左侧卧位,双腿屈膝,脱裤至膝盖,臀部移至床边 • 戴手套 • 治疗巾垫于臀下 • 盖好被子,仅暴露臀部
灌肠溶液 准备	水温表测量灌肠液温度 (口述:常用溶液及量、温度、浓度)
准备插管	• 挂袋调压(挂于输液架,高度距肛门 40~60 cm) • 接管润滑(连接肛管,润滑剂润滑肛管前段) • 排气夹管(从肛管放出少量液体排尽空气,夹管)
插管灌肠	• 插管,左手分开臀裂,右手持肛管轻插 7~10 cm • 固定肛管并开放管夹 • 注意观察灌肠液面下降情况以及患者反应
夹管拔管	• 灌肠液流尽后夹管,卫生纸包裹肛管轻轻拔出置于弯盘内 • 擦净肛门后脱下手套
观察	• 协助患者取舒适卧位,尽量保持 5~10 min • 必要时协助患者如厕
安置整理	• 协助患者取舒适体位,询问需要 • 清理治疗用物,分类放置

（续表）

主要步骤	技术要求
洗手记录	• 六步洗手，取下口罩 • 记录输液结束时间及患者反应

[注意事项]

1. 插肛管时动作要轻柔，对有肛门疾病患者更应小心，以免造成损伤。

2. 对某些颅脑疾病、心脏病患者及老年人，小儿，妊娠初期、末期的孕妇，灌肠时应慎重，压力要低，速度要慢，并注意病情变化，以免发生意外。

3. 肝昏迷患者禁止肥皂水灌肠。伤寒患者灌液面不得高于肛门 30 cm，液量不得超过 500 mL，并选用等渗盐水。急腹症、消化道出血患者不宜灌肠。

4. 如患者出现面色苍白、出冷汗，剧烈腹痛，心慌气急，应立即停止灌肠，及时报告医生并配合处理。

5. 如灌肠途中液体流入受阻可稍转动肛管或挤捏肛管使堵塞管孔的粪块脱落。

6. 如患者感觉腹胀或有便意，可降低灌肠筒高度以减慢液体流速或暂停片刻，并嘱患者张口呼吸以减轻腹压。

7. 操作时注意保护患者自尊，减少暴露，防止受凉。

[实训评价]

项目名称	操作流程	操作要求	分值	扣分及说明	备注
操作过程 70 分	评估解释 （8分）	• 二人核对医嘱、核对患者信息，向患者解释并取得合作 • 评估患者肛周皮肤情况 • 六步洗手，戴口罩 • 携带用物至床旁，再次核对	2 2 2 2		
	环境准备 （4分）	关闭门窗，屏风遮挡，环境安静、清洁	4		
	摆位垫巾 （11分）	• 协助患者左侧卧位，双腿屈膝，脱裤至膝盖，臀部移至床边 • 戴手套 • 治疗巾垫于臀下 • 盖好被子，仅暴露臀部	4 3 2 2		
	灌肠溶液准备（8分）	水温表测量灌肠液温度 （口述：常用溶液及量、温度、浓度）	8		
	准备插管 （14分）	• 挂袋调压（挂于输液架，高度距肛门 40～60 cm） • 倒入灌肠液 • 排气夹管（从肛管放出少量液体排尽空气，夹管） • 润滑肛管（润滑剂润滑肛管前段）	3 2 5 4		
	插管灌肠 （14分）	• 插管，左手分开臀裂，右手持肛管轻插 7～10 cm • 固定肛管并开放管夹 • 注意观察灌肠液面下降情况以及患者反应（口述）	5 5 4		
	拔管 （11分）	• 观察液体将流尽时关闭调节器，拔出肛管 • 用卫生纸擦净肛门，脱手套 • 告知患者保留灌肠液 5～10 min，再行排便	5 3 3		

（续表）

项目名称	操作流程	操作要求	分值	扣分及说明	备注
操作后 15分	处理（10分）	• 协助穿好衣裤,取舒适卧位 • 整理床单位,便盆置于床尾椅上,开窗通风 • 口述:用物分类消毒处理	4 3 3		
	洗手（2分）	• 六步洗手法洗手,取口罩	2		
	记录（3分）	• 口述:观察粪便性质及颜色、量的变化并准确记录	3		
综合评价 15分	关键环节（12分）	• 正确指导患者 • 操作规范,熟练有序 • 患者安全 • 注意保护患者隐私	3 3 3 3		
	护患沟通（3分）	• 沟通有效、充分体现人文关怀	3		
操作时间		_____ min			
总　分			100		
得　分					

（雷双娥）

实训项目 1-10　留置导尿术

[工作情景]

患者,女,28岁,孕37周,因胎儿宫内窘迫预行剖宫产术,现遵医嘱行术前准备予以留置导尿。

[实训目的]

1. 抢救危重、休克患者时,正确记录每小时尿量,测量尿比重,以密切观察患者的病情变化。

2. 为盆腔手术排空膀胱,使膀胱持续保持空虚,避免术中误伤。

3. 某些泌尿系统疾病手术后留置导尿管,便于引流和冲洗,并减轻手术切口的张力,促进伤口的愈合。

4. 为尿失禁或会阴有伤口的患者引流尿液,保持会阴的干燥和清洁。

5. 为尿失禁患者进行膀胱功能训练。

[实训资源]

①治疗车上层:一次性导尿包,内有初步消毒用物(小方盘、消毒液棉球袋、镊子、纱布、手套)、再次消毒和导尿用物(弯盘、气囊导尿管、消毒液棉球袋、镊子、自带液体的 10 mL 注射器、润滑液棉球袋、标本瓶、纱布、集尿袋、方盘、洞巾),手消毒液,弯盘,一次性垫巾,浴巾。②治疗车下层:便盆、生活垃圾桶、医疗垃圾桶。③必要时备屏风。

[建议学时]

2学时。

[实训方法]

主要步骤	技术要求
评估解释	• 核对患者信息,向患者解释并取得合作 • 评估患者病情及会阴部情况 • 协助患者清洗外阴(自理患者嘱其自行清洗) • 六步洗手,戴口罩
核对检查	• 二人核对医嘱 • 确认所有无菌物品在有效期内,可以使用
再次核对	• 备齐用物携至患者床旁,核对患者信息(床号、姓名、住院号)
安置体位	• 放便盆于床尾椅,打开便盆巾 • 操作者站患者右侧,脱对侧裤腿盖在近侧腿上,并盖浴巾,盖被盖住对侧腿 • 垫治疗巾于臀下 • 协助患者取屈膝仰卧位,两腿略外展,露出外阴
初步消毒	• 将弯盘放于床尾 • 打开无菌导尿包,将盛有 0.5％活力碘棉球及镊子的一次性弯盘放于两腿之间 • 左手戴手套,右手用镊子取消毒棉球擦洗阴阜、对侧大阴唇、近侧大阴唇、对侧大小阴唇之间、近侧大小阴唇之间 • 左手拇、食指分开大阴唇,擦洗对侧小阴唇、近侧小阴唇、尿道口至肛门。污棉球放在弯盘内 • 将一次性弯盘移至床尾 • 脱手套
再次消毒	• 戴无菌手套,铺好洞巾 • 用注射器检查导尿管气囊是否漏气 • 按操作顺序排列好用物,持止血钳夹石蜡油棉球,润滑导尿管前端 6 cm • 左手拇、食指分开大阴唇,右手用镊子取消毒液棉球分别消毒尿道口、对侧小阴唇、近侧小阴唇,再次消毒尿道口
插导尿管	• 将装插管用物的一次性弯盘移至会阴旁,左手继续固定小阴唇,右手持止血钳夹导尿管对准尿道口轻轻插入尿道 4～6 cm,见尿液流出后再插入 1～2 cm(需要时可留取尿标本)
固定尿管	• 左手固定导尿管,向导尿管的气囊内注入生理盐水并向外轻拉至有阻力感 • 观察患者反应,询问患者感觉 • 接尿袋挂于床边,按需在尿管上注明置管时间
安置整理	• 撤导尿包 • 协助患者取舒适体位,告知患者注意事项,询问需要 • 清理治疗用物,分类放置
洗手记录	• 六步洗手,取下口罩 • 填写护理记录单

[操作视频]

[注意事项]

1. 保持引流通畅,避免导管受压、扭曲、堵塞。

2. 防止泌尿系统逆行感染:(1)每天 1～2 次会阴护理;(2)定期换管,注意观察并及时排空集尿袋内尿液,记录尿量,每周更换集尿袋 1～2 次,每周更换导尿管 1 次,硅胶导尿管酌情延长更换周期。

3. 指导患者多饮水以达到自然冲洗尿道的目的,防止尿路感染;集尿袋不得超过膀胱的高度,防止尿液逆流造成感染。

4. 加强观察尿液形状,注意倾听患者主诉,每周一次尿常规检查。

[实训评价]

项目名称	操作流程	技术要求	分值	扣分及说明	备注
操作前准备 12 分	评估解释（8 分）	• 核对患者信息,向患者解释并取得合作	2		
		• 评估患者病情及会阴部情况	2		
		• 协助患者清洗外阴(自理患者嘱其自行清洗)	2		
		• 六步洗手,戴口罩	2		
	核对检查（4 分）	• 二人核对医嘱	2		
		• 确认所有无菌物品在有效期内,可以使用	2		
操作过程 59 分	安置体位（7 分）	• 放便盆于床尾椅,打开便盆巾	2		
		• 操作者站患者右侧,脱对侧裤腿盖在近侧腿上,并盖浴巾,盖被盖住对侧腿	2		
		• 垫治疗巾于臀下	1		
		• 协助患者取屈膝仰卧位,两腿略外展,露出外阴	2		
	初步消毒（16 分）	• 将弯盘放于床尾	2		
		• 打开无菌导尿包,将盛有 0.5% 活力碘棉球及镊子的一次性弯盘放于两腿之间	2		
		• 左手戴手套,右手用镊子取消毒棉球擦洗阴阜、对侧大阴唇、近侧大阴唇、对侧大小阴唇之间、近侧大小阴唇之间	4		
		• 左手拇、食指分开大阴唇,擦洗对侧小阴唇、近侧小阴唇、尿道口至肛门。污棉球放在弯盘内	4		
		• 将一次性弯盘移至床尾	2		
		• 脱手套	2		
	再次消毒（9 分）	• 戴无菌手套,铺好洞巾	2		
		• 用注射器检查导尿管气囊是否漏气	2		
		• 按操作顺序排列好用物,持止血钳夹石蜡油棉球,润滑导尿管前端 6 cm	2		
		• 左手拇、食指分开小阴唇,右手用镊子取消毒液棉球分别消毒尿道口、对侧小阴唇、近侧大阴唇,再次消毒尿道口	3		
	插导尿管（14 分）	• 将装插管用物的一次性弯盘移至会阴旁	2		
		• 左手继续固定小阴唇	4		
		• 右手持止血钳夹导尿管对准尿道口轻轻插入尿道 4～6 cm	4		
		• 见尿液流出后再插入 1～2 cm(需要时可留取尿标本)	4		
	固定尿管（13 分）	• 左手固定导尿管,向导尿管的气囊内注入生理盐水	4		
		• 向外轻拉至有阻力感	2		
		• 观察患者反应,询问患者感觉	3		
		• 接尿袋挂于床边,按需在尿管上注明置管时间	4		

（续表）

项目名称	操作流程	技术要求	分值	扣分及说明	备注
操作后整理 14分	安置整理（8分）	• 撤导尿包 • 协助患者取舒适体位，告知患者注意事项，询问需要 • 清理治疗用物，分类放置	2 3 3		
	洗手记录（6分）	• 六步洗手，取下口罩 • 填写护理记录单	3 3		
综合评价 15分	关键环节（12分）	• 一次插管成功 • 无菌观念强 • 查对到位 • 消毒顺序正确	3 3 3 3		
	护患沟通（3分）	• 沟通有效、充分体现人文关怀	3		
操作时间		_____ min			
总　　分			100		
得　　分					

（雷双娥）

实训项目 1-11　口服给药

[工作情景]

患者王某，女，24岁。主诉：腹痛腹泻三次，经血液和粪便检查确诊为急性胃肠炎，收治入院后，遵医嘱庆大霉素 80 mg，po，tid。请问，作为护士应该如何协助患者正确服药？

[实训目的]

1. 减轻症状，治疗疾病。

2. 协助诊断、预防疾病。

[实训资源]

①服药本、服药卡、药盘、药杯、药匙、量杯、滴管、研钵、弯盘；②湿纱布、包药纸（或一次性药杯）、吸水管、治疗巾、水壶（内盛温开水）；③各种常用口服药。

[建议学时]

1学时。

[实训方法]

主要步骤	技术要求
评估患者	• 核对患者信息，向患者解释并取得合作 • 评估患者病情、治疗情况、适合口服给药的时机及体位 • 评估患者的服药能力及给药方式：婴幼儿、管饲或吞咽困难等患者需将药物碾碎，昏迷患者不宜进行口服给药 • 六步洗手，戴口罩

(续表)

主要步骤	技术要求
核对检查	• 检查药品质量,保证药品在有效期内 • 双人核对,保证药品与服药单一致,核对内容包括:患者床号、姓名、药名、浓度、剂量、用法、用药时间、药物质量
准备药物	• 先摆固体药物,取固体药物时,应用药匙分发 • 后摆水剂及油剂,取液体药物时应用量杯计量。先将药液摇匀,一手持量杯,拇指指在所需刻度上,使其与视线同一水平,一手持药瓶,标签向上,缓缓倒出所需药量,倒毕,以湿纱布擦净瓶口,放回原处。如同时服用几种液体制剂,应分别倒入数个杯子中。取不同种类药液时,应先洗净量杯。所需药液量不足 1 mL 时,应以滴为单位,1 mL=15 滴,先于药杯内放入少许冷开水再滴入所需药液,使药量准确 • 对婴幼儿、鼻饲或上消化道出血的患者,应将药片研碎,包好
发药	• 护士洗手、戴口罩,携带发药盘(车)、药品、服药单、温开水等至患者床边 • 使用两种以上方法核对患者身份无误后给药,并告知患者服药的目的及注意事项 • 解答患者或家属有关服药的疑问 • 对于因手术、检查或外出等原因暂时不服药者,待患者返回病房或可以服药时才发药给患者,并做好交接班
协助患者服药	• 协助患者取舒适体位服药 • 自理能力完好的患者,让其自行服用药品,护士确认患者服药后方可离开 • 对于危重患者及不能自行服药的患者,护士应喂药;鼻饲的患者将药品碾碎,从胃管注入 • 指导患者按药物性能正确服药(详见注意事项 3)
记录签名	• 患者服药后,护士再次核对并在医嘱单或服药单签名确认 • 在护理记录单上记录服药的效果、不良反应的表现及处理措施

[注意事项]

1. 发药前:护理者应了解患者的有关情况,如做特殊检查、手术等必须禁食暂时不发药,并做好交接班。

2. 发药时:同一患者的药物应一次取出药盘,不同患者的药物不可同时取出,以免发生差错。

3. 指导患者按药物性能正确服药。

(1) 对牙齿有腐蚀作用或使牙齿染色的药液,应用吸水管,避免药液与牙齿接触,服后漱口。

(2) 服用铁剂时忌饮茶,以免形成铁盐,妨碍铁剂的吸收。

(3) 止咳糖浆服后暂不饮水,以防降低疗效,若同时服多种药,则最后服用止咳糖浆。

(4) 磺胺类和发汗类药服后多饮水,可减少磺胺结晶引起肾小管堵塞,并可增强发汗药的疗效。

(5) 健胃药在饭前服,可刺激味觉感受器,使消化液分泌增多,增加食欲。

(6) 助消化药和对胃有刺激性的药宜在饭后服,利于食物消化、减少药物对胃壁的刺激。

(7) 强心苷类药应在服用前测脉率和脉律,如脉率低于 60 次/min 或节律出现异常,应暂停服药并报告医生。

4. 发药后:观察患者服药的治疗效果和不良反应,有异常情况时应及时与医生联系,酌情处理。

[实训评价]

项目名称	操作流程	技术要求	分值	扣分及说明	备注
操作前准备 19分	评估患者 (4分)	• 核对患者信息,向患者解释并取得合作 • 评估患者病情、治疗情况、适合口服给药的时机及体位 • 评估患者的服药能力及给药方式:婴幼儿、管饲或吞咽困难等患者需将药物碾碎,昏迷患者不宜进行口服给药 • 六步洗手,戴口罩	1 1 2 1		
	核对检查 (4分)	• 检查药品质量,保证药品在有效期内 • 双人核对,保证药品与服药单一致,核对内容包括:患者床号、姓名、药名、浓度、剂量、用法、用药时间、药物质量	2 2		
	准备药物 (11分)	• 先摆固体药物,取固体药物时,应用药匙分发 • 后摆水剂及油剂,取液体药物时应用量杯计量。先将药液摇匀,一手持量杯,拇指指在所需刻度上,使其与视线同一水平,一手持药瓶,标签向上,缓缓倒出所需药量,倒毕,以湿纱布擦净瓶口,放回原处。如同时服用几种液体制剂,应分别倒入数个杯子中。取不同种类药液时,应先洗净量杯。所需药液量不足1 mL时,应以滴为单位,1 mL=15滴,先于药杯内放入少许冷开水再滴入所需药液,使药量准确 • 对婴幼儿、鼻饲或上消化道出血的患者,应将药片研碎,包好	3 5 3		
操作过程 56分	核对 (6分)	• 患者说出自己的名字 • 认真核对床号、床头卡及腕带信息 • 再次核对药物标签信息与服药本是否一致	2 2 2		
	发药 (20分)	• 按时发药 • 解答患者或家属有关服药的疑问 • 对于因手术、检查或外出等原因暂时不服药者,待患者返回病房或可以服药时才发药给患者,并做好交接班	10 5 5		
	协助患者服药 (20分)	• 协助患者取舒适体位服药 • 自理能力完好的患者,让其自行服用药品,护士确认患者服药后方可离开 • 对于危重患者及不能自行服药的患者,护士应喂药;鼻饲的患者将药品碾碎,从胃管注入 • 指导患者按药物性能正确服药	5 5 5 5		
	核对签名记录 (10分)	• 患者服药后,护士再次核对并在医嘱单或服药本签名确认 • 在护理记录单上记录服药的效果、不良反应的表现及处理措施	5 5		
综合评价 25分	关键环节 (20分)	• 正确取药和摆药 • 按时发药 • 熟悉药物并能指导患者正确服药 • 查对到位	5 5 5 5		
	护患沟通 (5分)	• 沟通有效、充分体现人文关怀	5		

（续表）

项目名称	操作流程	技术要求	分值	扣分及说明	备注
操作时间	_____ min				
总　　分			100		
得　　分					

（孙晓丽）

实训项目 1-12　皮内注射

［工作情景］

患者,女,10 岁,因淋雨后感冒致咳嗽、胸痛于今日 10 点入院。入院诊断:肺炎球菌性肺炎。医嘱:青霉素 800 万 U 静脉滴注。患者来到注射室做皮试,请护士正确完成。

［实训目的］

1. 各种药物过敏试验。

2. 预防接种。

3. 作为局部麻醉的起始步骤。

［实训资源］

① 治疗盘:无菌治疗巾、皮肤消毒液(75％乙醇)、无菌干棉签(一次性)、无菌持物钳、无菌纱布、砂轮、弯盘。

② 一次性 1 mL 注射器及 4 号半针头、5 mL 注射器、做过敏试验时另备抢救盒(0.1％盐酸肾上腺素、地塞米松各 1 支,1 mL, 2 mL 一次性注射器)。注射单或医嘱单及药液。

③ 治疗车、免洗洗手液、锐器盒、医疗垃圾桶、生活垃圾桶。

［建议学时］

4 学时。

［实训方法］

主要步骤	技术要求
评估解释	• 核对患者信息,向患者解释并取得合作 • 评估过敏史、家族史、用药史及局部皮肤情况 • 六步洗手,戴口罩
核对检查	• 二人核对医嘱、核对床号、姓名 • 核对药液标签 • 检查药液质量
准备药液	• 取无菌治疗巾按半铺半盖法铺于注射盘内 • 按注射单取药,查对药名、浓度、剂量、有效期,检查药液质量 • 弹下安瓿颈部药液,消毒安瓿颈部,用砂轮在安瓿颈部锯一痕迹 • 擦去锯痕处屑末,用无菌纱布包裹安瓿并折断 • 检查药液内有无碎屑

(续表)

主要步骤	技术要求
准备药液	• 取一次性注射器 • 按无菌操作原则吸取药液 • 抽吸完毕,排尽空气 • 再次核对药物无误 • 将空安瓿套住针梗置于预先备好的无菌巾内 • 整理治疗台
核对解释	• 备齐用物携至患者床旁,核对患者信息(床号、姓名、住院号),做好解释
暴露部位	• 协助患者取舒适的体位 • 选择合适的注射部位(如做药物过敏试验选择前臂掌侧下段)
消毒核对	• 75%乙醇溶液常规消毒皮肤,待干(酒精过敏者用生理盐水消毒) • 再次核对
注射药液	• 排尽空气,调整针尖斜面 • 左手绷紧消毒区外皮肤,右手持注射器,食指抵住针栓,针头斜面向上与皮肤呈5°刺入 • 待针头斜面完全进入皮内后,放平注射器,左手拇指固定针栓,右手推注药液0.1 mL,使局部形成一个隆起的皮丘,毛孔变大,迅速拔针(勿按压针眼)再次核对,记录时间
教育观察	• 注意观察患者用药反应 • 交代患者注意事项:嘱患者勿按揉注射部位,暂勿离开病室,20 min后观察结果
整理记录	• 安置患者于舒适体位,放呼叫器于易取处 • 整理床单位及用物 • 六步洗手,取口罩 • 填写护理记录单
结果判读	• 20 min后由2名护士观察结果 • 若阳性则按要求在有关医疗护理文件上记录并告诉患者及家属 • 六步洗手,记录

[操作视频]

[注意事项]

1. 严格执行查对制度和无菌操作原则。

2. 做药物过敏试验前应详细询问用药史与过敏史。

3. 忌用碘类消毒剂,以免影响对局部反应的观察。

4. 保证进针角度的准确及注入的药量准确。如对结果有怀疑,应在另一侧前臂皮内注入0.1 mL生理盐水作对照试验。

5. 注射毕,拔针不用棉签按压,告知患者不按摩局部,与患者核对时间,嘱其休息,勿离开病室,如有不适立即告知。

[实训评价]

项目名称	操作流程	技术要求	分值	扣分及说明	备注
操作过程 68分	评估解释（6分）	• 核对患者信息，向患者解释并取得合作 • 评估过敏史、家族史、用药史及局部皮肤情况 • 六步洗手，戴口罩	2 2 2		
	核对检查（6分）	• 二人核对医嘱、核对床号、姓名 • 核对药液标签 • 检查药液质量	2 2 2		
	准备药液（25分）	• 取无菌治疗巾按半铺半盖法铺于注射盘内 • 按注射单取药，查对药名、浓度、剂量、有效期，检查药液质量 • 弹下安瓿颈部药液，消毒安瓿颈部，用砂轮在安瓿颈部锯一痕迹 • 擦去锯痕处屑末，用无菌纱布包裹安瓿并折断 • 检查药液内有无碎屑 • 取一次性注射器 • 按无菌操作原则吸取药液 • 抽吸完毕，排尽空气 • 再次核对药物无误 • 将空安瓿套住针梗置于预先备好的无菌巾内 • 整理治疗台	2 3 3 2 2 2 4 2 2 2 1		
	核对解释（2分）	• 备齐用物携至患者床旁，核对患者信息（床号、姓名、住院号），做好解释	2		
	暴露部位（6分）	• 协助患者取舒适的体位 • 选择合适的注射部位（如做药物过敏试验选择前臂掌侧下段）	2 4		
	消毒核对（3分）	• 75%乙醇溶液常规消毒皮肤，待干（酒精过敏者用生理盐水消毒，口述） • 再次核对	2 1		
	注射药液（14分）	• 排尽空气，调整针尖斜面 • 左手绷紧消毒区外皮肤，右手持注射器，食指抵住针栓，针头斜面向上与皮肤呈5°刺入 • 待针头斜面完全进入皮内后，放平注射器，左手拇指固定针栓，右手推注药液0.1 mL，使局部形成一个隆起的皮丘，毛孔变大，迅速拔针（勿按压针眼） • 再次核对，记录时间	2 5 5 2		
	教育观察（6分）	• 注意观察患者用药反应 • 交代患者注意事项：嘱患者勿按揉注射部位，暂勿离开病室，20 min后观察结果	2 4		

（续表）

项目 名称	操作流程	技术要求	分值	扣分及 说明	备注
操作后 12分	整理记录 （5分）	• 安置患者于舒适体位,放呼叫器于易取处 • 整理床单位及用物 • 六步洗手,取口罩 • 填写护理记录单	2 1 1 1		
	结果判读 （7分）	• 20 min后由2名护士观察结果 • 若阳性则按要求在有关医疗护理文件上记录并告诉患者 及家属 • 六步洗手,记录	2 3 2		
综合 评价 20分	关键环节 （17分）	• 严格遵守无菌原则和查对制度 • 举止端庄,仪表大方,操作规范,熟练有序 • 有效应变,动作轻柔,操作要求在5 min内完成 • 注射部位选择正确 • 注意保护患者安全和职业防护	4 4 3 4 2		
	护患沟通 （3分）	• 沟通有效、充分体现人文关怀	3		
操作时间		_____ min			
总　　分			100		
得　　分					

（孙晓丽）

实训项目 1-13　皮下注射

［工作情景］

患者,女,60岁,因心梗入院,行冠心病介入治疗术,经治疗后,病情得到控制。目前患者意识清醒,但术后需皮下注射低分子肝素3天,每隔12 h/次,每次注射剂量为5 000 U。请护士正确完成患者皮下注射。

［实训目的］

不宜经口服给药,或要求较口服给药产生作用迅速而又较肌内或静脉注射吸收为慢的情况。

［实训资源］

① 治疗盘:无菌治疗巾、皮肤消毒液(安尔碘)、75%乙醇、无菌干棉签(一次性)、砂轮、止血钳、弯盘。

② 注射盘、2 mL一次性注射器、注射单或医嘱单及药液。

③ 治疗车、免洗洗手液、锐器盒、医疗垃圾桶、生活垃圾桶。

［建议学时］

4学时。

[实训方法]

主要步骤	技术要求
评估解释	• 核对患者信息,向患者解释并取得合作 • 评估病情及局部皮肤情况 • 六步洗手,戴口罩
核对检查	• 二人核对医嘱、核对床号、姓名 • 核对药液标签 • 检查药液质量
准备药液	• 取无菌治疗巾按半铺半盖法铺于注射盘内 • 按注射单取药,查对药名、浓度、剂量、有效期,检查药液质量 • 弹下安瓿颈部药液,消毒安瓿颈部,用砂轮在安瓿颈部锯一痕迹 • 擦去锯痕处屑末,用无菌纱布包裹安瓿并折断 • 检查药液内有无碎屑 • 取一次性注射器 • 按无菌操作原则吸取药液 • 抽吸完毕,排尽空气 • 再次核对药物无误 • 将空安瓿套住针梗置于预先备好的无菌巾内 • 整理治疗台
核对解释	• 备齐用物携至患者床旁,核对患者信息(床号、姓名、住院号),做好解释
暴露部位	• 协助患者取舒适的体位 • 选择合适的注射部位(上臂三角肌下缘、腹部、后背、大腿前及外侧)
消毒核对	• 常规消毒皮肤,待干 • 再次核对
注射药液	• 排尽空气,调整针尖斜面 • 一手绷紧局部皮肤(过瘦者提起皮肤),另一手平持注射器,食指固定针栓,针头斜面向上,与皮肤呈 30°~40°,快速刺入皮下,进针深度为针梗的 1/2~2/3 处 • 松开绷紧皮肤的手,抽吸无回血 • 缓慢注入药液 • 注射毕,干棉签轻压针刺处,快速拔针后按压片刻 • 再次核对
教育观察	• 注意观察患者用药反应 • 交代患者注意事项
整理记录	• 安置患者于舒适体位,放呼叫器于易取处 • 整理床单位及用物 • 六步洗手,取口罩 • 填写护理记录单

[操作视频]

［注意事项］

1. 严格执行查对制度和无菌操作原则,预防感染和护理差错事故发生。

2. 进针不宜过深,以免刺入肌层;对消瘦者可捏起皮肤并减少进针角度刺入。

3. 需长期反复皮下注射者要有计划地经常更换注射部位。

4. 注意观察用药后的反应,保证准确与安全用药。

［实训评价］

项目名称	操作流程	技术要求	分值	扣分及说明	备注
操作过程72分	评估解释（6分）	• 核对患者信息,向患者解释并取得合作 • 评估病情及局部皮肤情况 • 六步洗手,戴口罩	2 2 2		
	核对检查（6分）	• 二人核对医嘱,核对床号、姓名 • 核对药液标签 • 检查药液质量	2 2 2		
	准备药液（25分）	• 取无菌治疗巾按半铺半盖法铺于注射盘内 • 按注射单取药,查对药名、浓度、剂量、有效期,检查药液质量 • 弹下安瓿颈部药液,消毒安瓿颈部,用砂轮在安瓿颈部锯一痕迹 • 擦去锯痕处屑末,用无菌纱布包裹安瓿并折断 • 检查药液内有无碎屑 • 取一次性注射器 • 按无菌操作原则吸取药液 • 抽吸完毕,排尽空气 • 再次核对药物无误 • 将空安瓿套住针梗置于预先备好的无菌巾内 • 整理治疗台	2 3 3 2 2 2 4 2 2 2 1		
	核对解释（2分）	• 备齐用物携至患者床旁,核对患者信息(床号、姓名、住院号),做好解释	2		
	暴露部位（6分）	• 协助患者取舒适的体位 • 选择合适的注射部位(上臂三角肌下缘、腹部、后背、大腿前及外侧)	2 4		
	消毒核对（6分）	• 常规消毒皮肤,待干 • 再次核对	4 2		
	注射药液（15分）	• 排尽空气,调整针尖斜面 • 一手绷紧局部皮肤(过瘦者提起皮肤),另一手平持注射器,食指固定针栓,针头斜面向上,与皮肤呈30°~40°,快速刺入皮下,进针深度为针梗的1/2~2/3处 • 松开绷紧皮肤的手,抽吸无回血 • 缓慢注入药液 • 注射毕,干棉签轻压针刺处,快速拔针后按压片刻 • 再次核对	2 8 6 4 3 2		
	教育观察（6分）	• 注意观察患者用药反应 • 交代患者注意事项	3 3		

（续表）

项目名称	操作流程	技术要求	分值	扣分及说明	备注
操作后8分	整理记录（8分）	• 安置患者于舒适体位,放呼叫器于易取处 • 整理床单位及用物 • 六步洗手,取口罩 • 填写护理记录单	2 2 2 2		
综合评价20分	关键环节（17分）	• 严格三查七对 • 操作熟练,动作轻稳 • 注射部位选择合适 • 严格执行无菌技术操作原则 • 注意保护患者安全和职业防护 • 操作要求在 5 min 内完成	3 3 3 3 2 3		
	护患沟通（3分）	• 沟通有效、充分体现人文关怀	3		
操作时间	_____ min				
总　　分			100		
得　　分					

（孙晓丽）

实训项目 1-14　肌内注射

[工作情景]

患者,男,40 岁,主诉胃部胀满不适。医嘱:胃复安 10 mg,肌内注射。请护士正确完成患者肌内注射。

[实训目的]

1. 因药物或病情因素不宜采用口服给药。

2. 要求药物在短时间内发生疗效而又不适于或不必要采用静脉注射。

3. 药物刺激性较强或药量较大,不适于皮下注射。

[实训资源]

① 治疗盘:无菌治疗巾、皮肤消毒液（安尔碘）、75％乙醇、无菌干棉签（一次性）、砂轮、止血钳、弯盘。

② 注射盘、5 mL（或 2 mL）一次性注射器、注射单或医嘱单及药液。

③ 治疗车、免洗洗手液、锐器盒、医疗垃圾桶、生活垃圾桶。

[建议学时]

4 学时。

[实训方法]

主要步骤	技术要求
评估解释	• 核对患者信息,向患者解释并取得合作 • 评估病情及局部皮肤情况 • 六步洗手,戴口罩
核对检查	• 二人核对医嘱、核对床号、姓名 • 核对药液标签 • 检查药液质量
准备药液	• 取无菌治疗巾按半铺半盖法铺于注射盘内 • 按注射单取药,查对药名、浓度、剂量、有效期,检查药液质量 • 弹下安瓿颈部药液,消毒安瓿颈部,用砂轮在安瓿颈部锯一痕迹 • 擦去锯痕处屑末,用无菌纱布包裹安瓿并折断 • 检查药液内有无碎屑 • 取一次性注射器 • 按无菌操作原则吸取药液 • 抽吸完毕,排尽空气 • 再次核对药物无误 • 将空安瓿套住针梗置于预先备好的无菌巾内 • 整理治疗台
核对解释	• 备齐用物携至患者床旁,核对患者信息(床号、姓名、住院号),做好解释
暴露部位	• 协助患者取舒适的体位 • 选择注射部位(臀大肌、臀中肌、臀小肌、股外侧肌、上臂三角肌) • 准确定位
消毒核对	• 常规消毒皮肤,待干 • 再次核对
注射药液	• 排尽空气,调整针尖斜面 • 左手拇指、食指绷紧皮肤,小指与无名指处夹紧一无菌干棉签;右手持针以中指固定针栓,将针头迅速垂直刺入肌内 2.5～3 cm(针梗的 2/3 处,消瘦者及小儿酌减) • 松开绷紧皮肤的手,抽吸无回血 • 缓慢注入药液 • 注射毕,干棉签轻压针刺处,快速拔针后按压片刻 • 再次核对
教育观察	• 注意观察患者用药反应 • 交代患者注意事项
整理记录	• 安置患者于舒适体位,放呼叫器于易取处 • 整理床单位及用物 • 六步洗手,取口罩 • 填写护理记录单

[操作视频]

[注意事项]

1. 严格执行查对制度和无菌操作原则,预防感染和护理差错事故发生。
2. 进针不宜过深,以免刺入肌层;对消瘦者可捏起皮肤并减少进针角度刺入。
3. 需长期反复皮下注射者要有计划地经常更换注射部位。
4. 注意观察用药后的反应,保证准确与安全用药。

[实训评价]

项目名称	操作流程	技术要求	分值	扣分及说明	备注
操作过程72分	评估解释（6分）	• 核对患者信息,向患者解释并取得合作 • 评估病情及局部皮肤情况 • 六步洗手,戴口罩	2 2 2		
	核对检查（6分）	• 二人核对医嘱,核对床号、姓名 • 核对药液标签 • 检查药液质量	2 2 2		
	准备药液（25分）	• 取无菌治疗巾按半铺半盖法铺于注射盘内 • 按注射单取药,查对药名、浓度、剂量、有效期,检查药液质量 • 弹下安瓿颈部药液,消毒安瓿颈部,用砂轮在安瓿颈部锯一痕迹 • 擦去锯痕处屑末,用无菌纱布包裹安瓿并折断 • 检查药液内有无碎屑 • 取一次性注射器 • 按无菌操作原则吸取药液 • 抽吸完毕,排尽空气 • 再次核对药物无误 • 将空安瓿套住针梗置于预先备好的无菌巾内 • 整理治疗台	2 3 3 2 2 2 4 2 2 2 1		
	核对解释（2分）	• 备齐用物携至患者床旁,核对患者信息（床号、姓名、住院号）,做好解释	2		
	暴露部位（8分）	• 协助患者取舒适的体位 • 选择注射部位（臀大肌、臀中肌、臀小肌、股外侧肌、上臂三角肌） • 准确定位	2 3 3		
	消毒核对（4分）	• 常规消毒皮肤,待干 • 再次核对	2 2		
	注射药液（15分）	• 排尽空气,调整针尖斜面 • 左手拇指、食指绷紧皮肤,小指与无名指处夹紧一无菌干棉签;右手持针以中指固定针栓,将针头迅速垂直刺入肌内2.5～3 cm（针梗的2/3,消瘦者及小儿酌减） • 松开绷紧皮肤的手,抽吸无回血 • 缓慢注入药液 • 注射毕,干棉签轻压针刺处,快速拔针后按压片刻 • 再次核对	2 8 6 4 3 2		
	教育观察（6分）	• 注意观察患者用药反应 • 交代患者注意事项	3 3		

（续表）

项目名称	操作流程	技术要求	分值	扣分及说明	备注
操作后8分	整理记录（8分）	• 安置患者于舒适体位,放呼叫器于易取处 • 整理床单位及用物 • 六步洗手,取口罩 • 填写护理记录单	2 2 2 2		
综合评价20分	关键环节（17分）	• 严格三查七对 • 操作熟练,动作轻稳 • 注射部位选择合适 • 严格执行无菌技术操作原则 • 注意保护患者安全和职业防护 • 操作要求在 5 min 内完成	3 3 3 3 2 3		
	护患沟通（3分）	• 沟通有效、充分体现人文关怀	3		
操作时间		_____ min			
总　　分			100		
得　　分					

（孙晓丽）

实训项目 1-15　静脉注射

［工作情景］

患者,男性,65 岁,患支气管哮喘 20 年,季节交替及气候变化时可诱发。近日由于深秋季气候变化较大,诱发哮喘发作入院。经给氧、平喘、湿化气道等治疗病情较平稳,昨夜患者受凉突然出现呼吸困难并伴有喘鸣音、胸闷、咳嗽、端坐呼吸、口唇青紫、精神紧张。医嘱:吸氧,10％葡萄糖溶液 40 mL＋氨茶碱 0.25 g,静脉注射,即刻。请按护理程序执行医嘱。

［实训目的］

1. 需迅速发生药效,尤其在急危重症时。

2. 药物不宜口服、皮下或肌内注射,只适宜经静脉给药。

3. 注入药物作某些诊断性检查。

［实训资源］

①治疗盘:无菌治疗巾、皮肤消毒液(安尔碘)、75％乙醇、无菌干棉签(一次性)、砂轮、止血带、垫枕、胶布、手套、弯盘;②头皮针,一次性注射器,注射单或医嘱单及药液;③治疗车、免洗洗手液、锐器盒、医疗垃圾桶、生活垃圾桶。

［建议学时］

4 学时。

[实训方法]

主要步骤	技术要求
评估解释	• 核对患者信息,向患者解释并取得合作 • 评估病情及局部皮肤情况 • 六步洗手,戴口罩
核对检查	• 二人核对医嘱,核对床号、姓名 • 核对药液标签 • 检查药液质量
准备药液	• 取无菌治疗巾按半铺半盖法铺于注射盘内 • 按注射单取药,查对药名、浓度、剂量、有效期,检查药液质量 • 弹下安瓿颈部药液,消毒安瓿颈部,用砂轮在安瓿颈部锯一痕迹 • 擦去锯痕处屑末,用无菌纱布包裹安瓿并折断 • 检查药液内有无碎屑 • 取一次性注射器 • 按无菌操作原则吸取药液 • 抽吸完毕,排尽空气 • 再次核对药物无误 • 将空安瓿套住针梗置于预先备好的无菌巾内 • 整理治疗台
核对解释	• 备齐用物携至患者床旁,核对患者信息(床号、姓名、住院号),做好解释
暴露部位	• 戴手套 • 协助患者取舒适的体位 • 选择注射静脉 • 在穿刺部位的上方约 6 cm 处扎止血带
消毒核对	• 常规消毒皮肤,范围直径大于 5 cm • 再次核对
注射药液	• 排尽空气,调整针尖斜面 • 嘱患者握拳,以一手拇指绷紧静脉下端皮肤,使静脉固定,另一手持注射器,针头斜面朝上与皮肤呈 20°,由静脉上方或侧方刺入皮下,再沿静脉走行潜行刺入,见回血后可再顺静脉推进少许 • 松开止血带,嘱患者松拳 • 抽吸有回血 • 缓慢注入药液 • 注射完毕,用干棉签沿血管方向轻压针眼处,快速拔针,并继续按压至无出血 • 再次核对
教育观察	• 注意观察患者用药反应 • 交代患者注意事项
整理记录	• 安置患者于舒适体位,放呼叫器于易取处 • 整理床单位及用物 • 六步洗手,取口罩 • 填写护理记录单

［操作视频］

［注意事项］

1. 严格执行查对制度和无菌操作原则,预防感染和护理差错事故发生。

2. 进针不宜过深,以免刺入肌层;对消瘦者可捏起皮肤并减少进针角度刺入。

3. 需长期反复皮下注射者要有计划地经常更换注射部位。

4. 注意观察用药后的反应,保证准确与安全用药。

［实训评价］

项目 名称	操作流程	技术要求	分值	扣分及 说明	备注
操作 过程 72分	评估解释 （6分）	• 核对患者信息,向患者解释并取得合作 • 评估病情及局部皮肤情况 • 六步洗手,戴口罩	2 2 2		
	核对检查 （6分）	• 二人核对医嘱,核对床号、姓名 • 核对药液标签 • 检查药液质量	2 2 2		
	准备药液 （25分）	• 取无菌治疗巾按半铺半盖法铺于注射盘内 • 按注射单取药,查对药名、浓度、剂量、有效期,检查药液质量 • 弹下安瓿颈部药液,消毒安瓿颈部,用砂轮在安瓿颈部锯一痕迹 • 擦去锯痕处屑末,用无菌纱布包裹安瓿并折断 • 检查药液内有无碎屑 • 取一次性注射器 • 按无菌操作原则吸取药液 • 抽吸完毕,排尽空气 • 再次核对药物无误 • 将空安瓿套住针梗置于预先备好的无菌巾内 • 整理治疗台	2 3 3 2 2 2 4 2 2 2 1		
	核对解释 （2分）	• 备齐用物携至患者床旁,核对患者信息（床号、姓名、住院号）,做好解释	2		
	暴露部位 （8分）	• 戴手套 • 协助患者取舒适的体位 • 选择注射静脉 • 在穿刺部位的上方约6 cm处扎止血带	2 2 2 2		
	消毒核对 （4分）	• 常规消毒皮肤,范围直径大于5 cm • 再次核对	2 2		

（续表）

项目名称	操作流程	技术要求	分值	扣分及说明	备注
操作过程72分	注射药液（15分）	• 排尽空气，调整针尖斜面 • 嘱患者握拳，以一手拇指绷紧静脉下端皮肤，使静脉固定，另一手持注射器，针头斜面朝上与皮肤呈 20°，由静脉上方或侧方刺入皮下，再沿静脉走向潜行刺入，见回血后可再顺静脉推进少许 • 松开止血带，嘱患者松拳 • 抽吸有回血 • 缓慢注入药液 • 注射完毕，用干棉签沿血管方向轻压针眼处，快速拔针，并继续按压至无出血 • 再次核对	2 8 3 4 3 3 2		
	教育观察（6分）	• 注意观察患者用药反应 • 交代患者注意事项	3 3		
操作后8分	整理记录（8分）	• 安置患者于舒适体位，放呼叫器于易取处 • 整理床单位及用物 • 六步洗手，取口罩 • 填写护理记录单	2 2 2 2		
综合评价20分	关键环节（17分）	• 严格三查七对 • 操作熟练，动作轻稳 • 一次性穿刺成功 • 严格执行无菌技术操作原则 • 注意保护患者安全和职业防护 • 操作要求在 5 min 内完成	3 3 3 3 2 3		
	护患沟通（3分）	• 沟通有效、充分体现人文关怀	3		
操作时间		_____ min			
总　　分			100		
得　　分					

（孙晓丽）

实训项目 1-16　静脉输液

[工作情景]

患者，男，5 岁。因饮食不当呕吐腹泻 8 h 来院诊疗，现医生医嘱予以静脉补液治疗。

[实训目的]

1. 补充水分和电解质，预防和纠正水、电解质及酸碱失调。

2. 补充营养，供给能量，促进组织修复。

3. 输入药物，治疗疾病。

4. 增加血容量，改善微循环，维持血压。

［实训资源］
①治疗盘：皮肤消毒液（安尔碘）、无菌干棉签（一次性）、0.9％氯化钠（250 mL 塑料袋）、输液器（单头）、输液胶贴或胶带；②止血带、治疗巾、小垫枕、血管钳、弯盘、输液瓶贴、一次性手套、输液执行单、输液执行记录卡；③治疗车、免洗洗手液、锐器盒、医疗垃圾桶、生活垃圾桶；④输液架；⑤剪刀。

［建议学时］
2 学时。

［实训方法］

主要步骤	技术要求
评估解释	• 核对患者信息，向患者解释并取得合作 • 评估患者病情及局部皮肤血管情况 • 六步洗手，戴口罩
核对检查	• 二人核对医嘱、输液卡和瓶贴 • 核对药液标签 • 检查药液质量 • 贴瓶贴
准备药液	• 启瓶盖 • 两次消毒瓶塞至瓶颈 • 检查输液器包装、有效期与质量 • 将输液器针头插入瓶塞
核对解释	• 备齐用物携至患者床旁，核对患者信息（床号、姓名、住院号）
初步排气	• 再次检查药液质量后将输液袋挂于输液架上 • 排空装置内气体 • 检查有无气泡
皮肤消毒	• 协助患者取舒适体位；垫小垫枕与治疗巾 • 戴手套 • 选择静脉，扎止血带（距穿刺点上方 6～8 cm） • 消毒皮肤（直径≥5 cm；2 次消毒）
静脉穿刺	• 再次核对 • 再次排气至有少量药液滴出，去除针帽 • 固定血管，嘱患者握拳，15°～30°进针 • 见回血后，放平针头继续进针少许
固定针头	• 穿刺成功后，松开止血带，打开调节器，嘱患者松拳 • 观察液体滴入情况，若良好，妥善固定
调节滴速	• 根据患者的年龄、病情和药物性质调节滴速（口述） • 调节滴速时间至少 15 s，并报告滴速 • 实际调节滴速与报告一致 • 操作后核对患者 • 告知注意事项
整理记录	• 安置患者于舒适体位，放呼叫器于易取处 • 整理床单位及用物 • 六步洗手，取口罩 • 记录输液执行记录卡 • 15～30 min 巡视病房一次（口述）

(续表)

主要步骤	技术要求
拔针按压	• 洗手、戴口罩 • 核对解释 • 揭去敷贴,无菌干棉签轻压穿刺点上方,关闭调节夹,迅速拔针 • 嘱患者按压片刻至无出血,并告知注意事项
安置整理	• 协助患者取舒适体位,询问需要 • 清理治疗用物,分类放置
洗手记录	• 六步洗手,取下口罩 • 记录输液结束时间及患者反应

[操作视频]

[注意事项]

1. 严格执行无菌操作,预防并发症;严格执行查对制度,防止发生差错。

2. 对需要长期输液的患者应注意保护静脉,合理使用,一般先从四肢远端小静脉开始。

3. 根据病情、用药原则、药物性质,有计划地安排药物输液的顺序。如需加入药物,应注意配伍禁忌,合理安排,以尽快达到治疗目的。

4. 输液前必须排尽输液管及针头内的空气,输液中应防止液体流空,及时更换输液瓶及添加药液,输完液应及时拔针,以预防回血。

5. 进针后,应确保针头在静脉内再输入药液,以免造成组织损害。如需输入对血管刺激性大的药物,宜充分稀释,并待穿刺成功后再加药,输完应再输入一定量的 0.9% 氯化钠溶液,以保护静脉。

6. 输液过程中,应加强巡视,耐心倾听患者的主诉,严密观察输液情况,注意有无局部或全身反应,以便及时处理输液故障及输液反应。

7. 保持输液器及药液的无菌状态,连续输液超过 24 h 应每日更换输液器。

8. 防止交叉感染,应做到"一人一巾一带",即每人一块治疗巾(或小垫)和一条止血带。

[实训评价]

项目 名称	操作流程	技术要求	分值	扣分及 说明	备注
操作 过程 60 分	评估解释 (4 分)	• 核对患者信息,向患者解释并取得合作 • 评估患者皮肤、血管情况 • 六步洗手,戴口罩	1 2 1		
	核对检查 (6 分)	• 二人核对医嘱、输液卡和瓶贴 • 核对药液标签 • 检查药液质量 • 贴瓶贴	2 1 2 1		

(续表)

项目名称	操作流程	技术要求	分值	扣分及说明	备注
操作过程 60分	准备药液（6分）	• 启瓶盖	1		
		• 两次消毒瓶塞至瓶颈	2		
		• 检查输液器包装、有效期与质量	2		
		• 将输液器针头插入瓶塞	1		
	核对解释（2分）	• 备齐用物携至患者床旁,核对患者信息(床号、姓名、住院号)	2		
	初步排气（7分）	• 再次检查药液质量后挂输液瓶挂于输液架上	2		
		• 一次排空装置内气体	3		
		• 检查有无气泡	2		
	皮肤消毒（8分）	• 协助患者取舒适体位;垫小垫枕与治疗巾	2		
		• 戴手套	2		
		• 选择静脉,扎止血带(距穿刺点上方6～8 cm)	2		
		• 消毒皮肤(直径≥5 cm;2次消毒)	2		
	静脉穿刺（15分）	• 再次核对	4		
		• 再次排气至有少量药液滴出,去除针帽	3		
		• 固定血管,嘱患者握拳,15°～30°进针	4		
		• 见回血后,放平针头继续进针少许	4		
	固定针头（6分）	• 穿刺成功后,松开止血带,打开调节器,嘱患者松拳	3		
		• 观察液体滴入情况,若良好,妥善固定	3		
	调节滴速（6分）	• 根据患者的年龄、病情和药物性质调节滴速(口述)	1		
		• 调节滴速时间至少15 s,并报告滴速	2		
		• 实际调节滴速与报告一致	1		
		• 操作后核对患者	1		
		• 告知注意事项	1		
操作后 10分	整理记录（10分）	• 安置患者于舒适体位,放呼叫器于易取处	2		
		• 整理床单位及用物	2		
		• 六步洗手,取口罩	2		
		• 记录输液执行记录卡	2		
		• 15～30 min巡视病房一次(口述)	2		
停止输液 15分	拔针按压（10分）	• 洗手、戴口罩	2		
		• 核对解释	2		
		• 揭去敷贴,无菌干棉签轻压穿刺点上方,关闭调节夹,迅速拔出针头	3		
		• 嘱患者按压片刻至无出血,并告知注意事项	3		
	安置整理（2.5分）	• 协助患者取舒适体位,询问需要	1		
		• 清理治疗用物,分类放置	1.5		
	洗手记录（2.5分）	• 六步洗手,取下口罩	1		
		• 记录输液结束时间及患者反应	1.5		

（续表）

项目名称	操作流程	技术要求	分值	扣分及说明	备注
综合评价15分	关键环节（12分）	• 一次穿刺成功,皮下退针应减分 • 一次排气成功 • 无菌观念强 • 查对到位 • 注意保护患者安全和职业防护	3 3 1.5 1.5 3		
	护患沟通（3分）	• 沟通有效、充分体现人文关怀	3		
操作时间		_____ min			
总　分			100		
得　分					

（雷双娥）

实训项目 1-17　静脉输血

［工作情景］

患者,男,30岁。因与人发生打斗导致脾脏破裂大出血。医嘱:输血1 000 mL。请正确执行医嘱。

［实训目的］

1. 补充血容量,增加有效循环血量,提高血压,增加心排血量,改善微循环。用于失血、失液引起的血容量不足或休克患者。

2. 补充血红蛋白,促进血液携氧功能,纠正贫血。用于血液系统疾病引起的严重贫血和某些慢性消耗性疾病的患者。

3. 补充血小板和各种凝血因子,改善凝血功能,预防和控制出血。用于凝血功能障碍的患者。

4. 补充血浆蛋白,维持胶体渗透压,减少组织液渗出和减轻水肿,改善营养。用于低蛋白血症的患者。

5. 补充抗体、补体,增强机体抵抗力,提高机体抗感染能力。用于严重感染、细胞或体液免疫力缺乏的患者。

［实训资源］

①治疗盘:皮肤消毒液(安尔碘)、无菌干棉签(一次性)、一次性输血器、生理盐水、血袋、无菌手套、输液胶贴或胶带;②止血带、治疗巾、小垫枕、血管钳、弯盘、输液瓶贴、输液执行单、输液执行记录卡;③治疗车、免洗洗手液、锐器盒、医疗垃圾桶、生活垃圾桶;④输液架;⑤剪刀。

［建议学时］

2学时。

[实训方法]

主要步骤	技术要求
评估解释	• 核对患者信息,向患者解释并取得合作 • 评估患者病情及局部血管皮肤情况 • 六步洗手,戴口罩
核对检查	• 二人核对医嘱、输液卡和瓶贴 • 核对药液标签 • 检查药液质量 • 贴瓶贴
准备药液	• 启生理盐水瓶盖 • 两次消毒瓶塞至瓶颈 • 检查输血器包装、有效期与质量 • 将输血器针头插入瓶塞
核对解释	• 备齐用物携至患者床旁,核对患者信息(床号、姓名、住院号)
初步排气	• 再次检查药液质量后挂输液瓶挂于输液架上 • 排空装置内气体 • 检查有无气泡
皮肤消毒	• 协助患者取舒适体位;垫小垫枕与治疗巾 • 戴手套 • 选择静脉,扎止血带(距穿刺点上方 6～8 cm) • 消毒皮肤(直径≥5 cm;2 次消毒)
静脉穿刺	• 再次核对 • 再次排气至有少量药液滴出,去除针帽 • 固定血管,嘱患者握拳,15°～30°进针 • 见回血后,放平针头继续进针少许
固定针头	• 穿刺成功后,松开止血带,打开调节器,嘱患者松拳 • 观察液体滴入情况,若良好,妥善固定
调节滴速	• 根据患者的年龄、病情调节滴速(口述) • 调节滴速时间至少 15 s,并报告滴速 • 实际调节滴速与报告一致
再次核对	• 两名护士三查八对 • 核对无误后两名护士分别签名
摇匀血液	• 手腕旋转轻轻摇匀储血袋内的血液
连接血袋	• 打开血袋封口,常规消毒,将输血器针头从生理盐水瓶子上拔出插入血袋开口塑料管内,缓缓挂上血袋
核对调速	• 再次三查八对 • 调节滴速,开始调滴速小于 20 滴/min,观察 10～15 min 以后根据患者病情年龄调节滴速
整理记录	• 安置患者于舒适体位,放呼叫器于易取处 • 整理床单位及用物 • 脱手套,六步洗手 • 记录输血执行记录卡并告知输血注意事项 • 严密巡视病房(口述)

（续表）

主要步骤	技术要求
续血处理	• 若输入两袋以及以上的血液,应在上一袋血液即将滴尽时输入少量生理盐水后,再用第　袋血的方法连接下一袋继续输血
冲管拔针	• 确认输血完毕后,在血液滴尽时更换生理盐水冲管,直至血液全部输入体内 • 核对解释后拔针 • 嘱咐患者按压片刻,直至无出血,并告知注意事项
安置整理	• 协助患者取舒适体位,询问需要 • 清理治疗用物,分类放置
洗手记录	• 六步洗手,取下口罩 • 记录输血结束时间及患者反应

［操作视频］

［注意事项］

1. 根据配血单采集血标本,禁止同时采取两个患者的血标本,以免出现差错。

2. 严格执行查对制度和操作规程,输血前须经二人核对无误后方可输入。

3. 如用库血,认真检查库血质量。

4. 输血前后及输入两袋血液之间须输入少量生理盐水。

5. 输入血液内不可随意加入其他药品,如钙剂、酸性或碱性药物、高渗或低渗溶液,以防止血液变质。

6. 输血过程中,密切观察有无输血反应,特别是输血开始10～15 min内,应耐心听取患者主诉,如发生输血反应,立即报告医生配合处理,并保留余血以供检查分析原因。

［实训评价］

项目名称	操作流程	技术要求	分值	扣分及说明	备注
操作过程 80分	评估解释（4分）	• 核对患者信息,向患者解释并取得合作 • 评估患者病情及局部皮肤血管情况 • 六步洗手,戴口罩	1 2 1		
	核对检查（6分）	• 二人核对医嘱、输液卡和瓶贴 • 核对药液标签 • 检查药液质量 • 贴瓶贴	2 1 2 1		
	准备药液（6分）	• 启生理盐水瓶盖 • 两次消毒瓶塞至瓶颈 • 检查输液器包装、有效期与质量 • 将输血器针头插入瓶塞	1 2 2 1		

(续表)

项目名称	操作流程	技术要求	分值	扣分及说明	备注
操作过程 80 分	核对解释（2分）	• 备齐用物携至患者床旁，核对患者信息（床号、姓名、住院号）	2		
	初步排气（3分）	• 再次检查药液质量后挂输液瓶挂于输液架上 • 排空装置内气体 • 检查有无气泡	1 1 1		
	皮肤消毒（5分）	• 协助患者取舒适体位；垫小垫枕与治疗巾 • 戴手套 • 选择静脉，扎止血带（距穿刺点上方6～8 cm） • 消毒皮肤（直径≥5 cm；2次消毒）	1 1 1 2		
	静脉穿刺（8分）	• 再次核对 • 再次排气至有少量药液滴出，去除针帽 • 固定血管，嘱患者握拳，15°～30°进针 • 见回血后，放平针头继续进针少许	2 2 2 2		
	固定针头（3分）	• 穿刺成功后，松开止血带，打开调节器，嘱患者松拳 • 观察液体滴入情况，若良好，妥善固定	2 1		
	调节滴速（7分）	• 根据患者的年龄、病情和药物性质调节滴速（口述） • 调节滴速时间至少15 s，并报告滴速 • 实际调节滴速与报告一致 • 操作后核对患者	1 2 2 1 1		
	再次核对（8分）	• 两名护士三查八对 • 核对无误后两名护士分别签名	4 4		
	摇匀血液（4分）	• 手腕旋转轻轻摇匀储血袋内的血液	4		
	连接血袋（4分）	• 戴手套，打开血袋封口，常规消毒，将输血器针头从生理盐水瓶子上拔出插入血袋开口塑料管内，缓缓挂上血袋	4		
	核对调速（7分）	• 再次三查八对 • 核对滴速，开始调滴速小于20滴/min，观察10～15 min以后根据患者病情年龄调节滴速	4 3		
	整理记录（5分）	• 安置患者于舒适体位，放呼叫器于易取处 • 整理床单位及用物 • 脱手套，六步洗手 • 记录输血执行记录卡，并告知输血注意事项 • 严密巡视病房（口述）	1 1 1 1 1		
	续血处理（3分）	• 若输入两袋以及以上的血液，应在上一袋血液即将滴尽时输入少量生理盐水后，再用第一袋血的方法连接下一袋继续输血	3		
	冲管拔针（5分）	• 确认输血完毕后，在血液滴尽时更换生理盐水冲管，直至血液全部输入体内 • 核对解释后拔针 • 嘱咐患者按压片刻，直至无出血，并告知注意事项	2 2 1		

（续表）

项目名称	操作流程	技术要求	分值	扣分及说明	备注
操作后 5分	安置整理 （2分）	• 协助患者取舒适体位,询问需要 • 清理治疗用物,分类放置	1 1		
	洗手记录 （3分）	• 六步洗手,取下口罩 • 记录输血结束时间及患者反应	1 2		
综合评价 15分	关键环节 （12分）	• 严格查对制度 • 无菌观念强 • 一次穿刺成功 • 注意保护患者安全和职业防护	5 3 2 2		
	护患沟通 （3分）	• 沟通有效、充分体现人文关怀	3		
操作时间		_____ min			
总　　分			100		
得　　分					

（雷双娥）

实训项目 1-18　静脉采血

［工作情景］

患者,男,24 岁,自诉上腹部不适,呕吐 4 天住院,以"急性胃肠炎"收入院,需补液治疗,遵医嘱检查电解质等,需采取何种方式?

［实训目的］

1. 为患者采集、留取静脉血标本,协助临床诊断疾病,为临床治疗提供依据。

2. 全血标本用于测定血液中某些物质的含量,如血糖、尿素氮。

3. 血清标本用于测定血清酶、脂类、电解质及肝功能等。

4. 血培养标本用于培养、检测血液中的病原菌。

［实训资源］

①治疗盘:皮肤消毒剂(安尔碘)、无菌干棉签(两根装)、止血带、一次性采血针、一次性治疗巾、一次性手套、弯盘、小垫枕;②真空采血试管、检验标本条码;③试管架、锐器盒、免洗洗手液、医用垃圾桶、生活垃圾桶。

［建议学时］

2 学时。

［实训方法］

主要步骤	技术要求
评估解释	• 二人核对患者信息,向患者解释并取得合作 • 评估患者皮肤、血管情况

（续表）

主要步骤	技术要求
评估解释	• 评估患者对抽取血标本的心理反应与合作程度 • 评估患者是否按要求进行采血前准备，是否空腹 • 六步洗手，戴口罩
核对检查	• 二人核对医嘱及化验单 • 根据检验标本条码选择试管 • 按要求贴条码标签
核对解释	• 备齐用物携至患者床旁，核对患者信息（床号、姓名、性别、年龄、住院号）
皮肤消毒	• 协助患者取舒适体位，垫小垫枕与治疗巾 • 戴手套 • 选择静脉，扎止血带（距穿刺点上方 10 cm） • 消毒皮肤（直径≥8 cm；2 次消毒）
静脉采血	• 再次核对 • 固定血管，嘱患者握拳，进针 • 见回血后，将采血针的另一端刺入真空采血试管，使血液沿管壁缓慢注入试管 • 采集适量血液（若需继续采血，可换另一真空采血试管，如为抗凝试管，立即轻轻旋转摇动试管 8～10 次，可口述） • 松止血带，嘱患者松拳 • 用干棉签轻压穿刺点上方，快速拔出针头，按压至无出血并告知注意事项 • 再次核对，将试管放于试管架上，脱手套
安置整理	• 整理床单位 • 协助患者取舒适体位，询问需要 • 清理治疗用物，分类处置
洗手记录	• 六步洗手，取口罩 • 记录结束时间及患者反应 • 按要求正确处理血标本

［注意事项］

1. 严格执行无菌技术操作原则和查对制度。

2. 采集标本的方法、采血量和时间要准确。

（1）做生化检验，应在患者空腹时采集血标本，以免因进食影响检验结果。

（2）采集细菌培养标本应尽可能在使用抗生素前或伤口局部治疗前、高热寒战期。

3. 采血时，肘部采血不要拍打患者前臂，结扎止血带的时间以 1 min 为宜，过长可导致血液成分变化，影响检验结果。

4. 根据不同的检验目的准备标本容器（全血标本用抗凝管，血清标本用干燥试管，血培养标本用专用的无菌血培养瓶）。

5. 采全血标本时注意抗凝。血液注入容器后，立即轻轻旋转摇动试管 8～10 次，使血液和抗凝剂混匀，避免血液凝固，影响检验结果。抽血清标本需用干燥注射器、针头、干燥试管，避免溶血。采集血培养标本时，应防止污染，除严格执行无菌操作原则外，抽血前应检查培养基是否符合要求，瓶塞是否干燥，培养液不宜太少。血培养标本应注入无菌容器内，不可混入消毒剂、防腐剂及药物，以免影响检验结果。

6. 严禁在输液、输血的针头处采集血标本,以免影响检验结果,最好在对侧肢体采集。

7. 同时抽取几个项目的血标本,应先注入血培养瓶,其次注入抗凝管,最后注入干燥试管,动作需迅速准确。

8. 采血时只能向外抽,而不能向静脉内推,以免注入空气,形成气栓而造成严重后果。

9. 如果使用止血带定位穿刺的静脉,再次使用时宜间隔 2 min 或以上;使用止血带时,患者不要放松拳头。

10. 用真空采血管采血时,不可先将真空采血管与采血针头相连,以免试管内负压消失而影响采血。

11. 采血部位通常采用肘部静脉,当肘部静脉不明显时,可采用手背部、手腕部,腘窝部和外踝部静脉。幼儿可采用颈外静脉采血。

[实训评价]

项目 名称	操作流程	技术要求	分值	扣分及 说明	备注
操作 过程 80 分	评估解释 (10 分)	• 二人核对患者信息,向患者解释并取得合作	2		
		• 评估患者皮肤、血管情况	2		
		• 评估患者对抽取血标本的心理反应与合作程度	2		
		• 评估患者是否按要求进行采血前准备,是否空腹	2		
		• 六步洗手,戴口罩	2		
	核对检查 (8 分)	• 二人核对医嘱及化验单	2		
		• 根据检验标本条码选择试管	4		
		• 按要求贴条码标签	2		
	核对解释 (6 分)	• 备齐用物携至患者床旁,核对患者信息(床号、姓名、性别、年龄、住院号)	6		
	定位消毒 (10 分)	• 协助患者取舒适体位;垫小垫枕与治疗巾	3		
		• 戴手套	2		
		• 选择静脉,扎止血带(距穿刺点上方 10 cm)	3		
		• 消毒皮肤(直径≥8 cm;2 次消毒)	2		
	采血 (46 分)	• 再次核对	2		
		• 固定血管,嘱患者握拳,进针	2		
		• 见回血后,将采血针的另一端刺入真空采血试管,使血液沿管壁缓慢注入试管	8		
		• 按顺序拿取相应的试管	15		
		• 采集适量血液(若需继续采血,可换另一真空采血试管,如为抗凝试管,立即轻轻旋转摇动试管 8~10 次,可口述)	12		
		• 松止血带,嘱患者松拳	2		
		• 用干棉签轻压穿刺点上方,快速拔出针头,按压至无出血并告知注意事项	2		
		• 再次核对,将试管放于试管架上,脱手套	3		
操作后 10 分	整理记录 (10 分)	• 整理床单位	1		
		• 协助患者取舒适体位,询问需要	1		
		• 清理治疗用物,分类处置	2		
		• 六步洗手,取口罩	2		
		• 记录结束时间及患者反应	2		
		• 按要求正确处理血标本	2		

（续表）

项目名称	操作流程	技术要求	分值	扣分及说明	备注
综合评价 10分	关键环节（7分）	• 无菌观念强 • 查对到位 • 一次穿刺成功,减轻患者痛苦 • 采血过程中避免溶血、凝血 • 注意保护患者安全和职业防护	1 1 2 2 1		
	护患沟通（3分）	• 沟通有效、充分体现人文关怀	3		
操作时间		5 min			
总　　分			100		
得　　分					

（徐桂林）

实训项目 1-19　压疮护理

[工作情景]

患者,男,65岁,因盆骨骨折入院。患者营养状况差,压疮评估为高风险,伴高热,且患者对疼痛敏感,拒绝配合翻身。这时护士应注意什么? 该如何进行护理?

[实训目的]

1. 使卧床患者舒适,防止压疮发生。

2. 为有压疮的患者实施恰当的护理措施,促进压疮愈合。

[实训资源]

①护理车;②浴巾、小毛巾;③面盆(内盛50 ℃～52 ℃温水);④翻身记录卡、笔;⑤视病情准备防压用具:透明贴或减压贴、保护膜等;⑥翻身枕;⑦酌情备屏风、床刷、床单。

[建议学时]

2学时。

[实训方法]

主要步骤	技术要求
评估解释	• 二人核对患者信息,向患者解释并取得合作 • 评估患者受压部位的皮肤情况 • 关好门、窗,必要时屏风遮挡 • 按需给患者使用便器
核对准备	• 核对医嘱、治疗卡 • 六步洗手,戴口罩
翻身观察	• 备齐用物携至患者床旁,核对患者信息(床号、姓名、性别、年龄、住院号)

（续表）

主要步骤	技术要求
翻身观察	• 移开床旁桌,距床约 20 cm,将已备好温水的面盆放于床旁桌上 • 移开床边椅至适当处 • 松开床尾盖被,解开患者衣领、松裤带,撤去翻身枕或防压用具置于床边椅上 • 根据病情,协助患者取适当卧位,依次观察患者一侧身体突出部位(耳廓、肩、肘、腕、指关节、髋、膝、踝、足跟、趾关节),温水擦洗,必要时使用透明贴或减压贴
擦洗按摩	• 露出患者背部,盖好浴巾,观察患者枕部、肩胛、骶尾部和肛周等部位,温水擦洗,必要时使用透明贴或减压贴 • 协助患者翻身,依次观察患者另一侧身体突出部位(耳廓、肩、肘、腕、指关节、髋、膝、踝、足跟、趾关节),温水擦洗,必要时使用透明贴或减压贴 • 按摩全背部及骨隆突处。局部按摩以手掌大小鱼际紧贴皮肤,压力由轻到重,再由重到轻作环行按摩,每次 3～5 min
擦干穿衣	• 协助患者穿好衣裤,按翻身卡上的记录取合适体位 • 保护骨隆突处及易受压部位,避免局部受压,可在身体空隙处垫软垫等保护,有条件者给予气垫床 • 定时翻身(每 2 h 翻身 1 次,必要时每 1 h 翻身 1 次)
整理床单位	• 扫净、拉平床单 • 还原床旁桌和床边椅
安置整理	• 协助患者取舒适体位,询问需要 • 酌情开门窗及拆去屏风 • 清理治疗用物,分类处置
洗手记录	• 六步洗手,取口罩 • 记录护理时间及患者反应

[注意事项]

1. 协助患者翻身时应避免拖、拉、推的动作,以防擦破皮肤。

2. 保持床铺清洁、干燥、平整、无碎屑。

3. 保持患者皮肤清洁、干燥,如有大小便失禁、呕吐及出汗者,应及时用温热水擦洗干净,及时更换衣裤、被褥。

4. 如局部出现压疮的早期症状,不要在该处按摩。

5. 翻身、按摩时,注意保暖,勿使患者受凉。

6. 操作过程中注意观察病情。

7. 操作中进行有效的护患沟通。

[实训评价]

项目名称	操作流程	技术要求	分值	扣分及说明	备注
操作过程80分	评估解释(5分)	• 二人核对患者信息,向患者解释并取得合作 • 评估患者受压部位的皮肤情况 • 关好门、窗,必要时屏风遮挡 • 按需给患者使用便器	1 2 1 1		

（续表）

项目 名称	操作流程	技术要求	分值	扣分及 说明	备注
操作 过程 80分	核对准备 （5分）	• 核对医嘱、治疗卡 • 六步洗手，戴口罩	3 2		
	翻身观察 （26分）	• 备齐用物携至患者床旁，核对患者信息（床号、姓名、性别、年龄、住院号） • 移开床旁桌，距床约20 cm，将已备好温水的面盆放于床旁桌上 • 移开床边椅至适当处 • 松开床尾盖被，解开患者衣领，松裤带，撤去翻身枕或防压用具置于床边椅上 • 根据病情，协助患者取适当卧位，依次观察患者一侧身体突出部位（耳廓、肩、肘、腕、指关节、髋、膝、踝、足跟、趾关节），温水擦洗，必要时使用透明贴或减压贴	3 4 2 4 13		
	擦洗按摩 （30分）	• 露出患者背部，盖好浴巾，观察患者枕部、肩胛、骶尾部和肛周等部位，温水擦洗，必要时使用透明贴或减压贴 • 协助患者翻身，依次观察患者另一侧身体突出部位（耳廓、肩、肘、腕、指关节、髋、膝、踝、足跟、趾关节），温水擦洗，必要时使用透明贴或减压贴 • 按摩全背部及骨隆突处。局部按摩以手掌大小鱼际紧贴皮肤，压力由轻到重，再由重到轻作环行按摩，每次3～5 min	10 10 10		
	擦干穿衣 （10分）	• 协助患者穿好衣裤，按翻身卡上的记录取合适体位 • 保护骨隆突处及易受压部位，避免局部受压，可在身体空隙处垫软垫等保护，有条件者给予气垫床 • 定时翻身（每2 h翻身1次，必要时每1 h翻身1次）	3 4 3		
	整理床单位 （4分）	• 扫净、拉平床单 • 还原床旁桌和床边椅	2 2		
操作后 处理 10分	安置整理 （6分）	• 协助患者取舒适体位，询问需要 • 酌情开门窗及拆去屏风 • 清理治疗用物，分类处置	2 2 2		
	洗手记录 （4分）	• 六步洗手，取口罩 • 记录护理时间及患者反应	2 2		
综合 评价 10分	关键环节 （7分）	• 操作熟练、规范、手法正确 • 沟通有效，注重人文关怀 • 皮肤清洁，无压红 • 护理压疮患者方法正确，注意保暖 • 注意保护患者安全，防止坠床，注意保护隐私	2 1 2 1 1		
	护患沟通 （3分）	• 沟通有效、充分体现人文关怀	3		
操作时间		30 min			
总　　分			100		
得　　分					

（王　虹）

实训项目 1-20　卧床患者更换床单

[工作情景]

患者,女,60 岁,肝癌晚期,昏迷,大小便失禁。现床单被污染,为保持床单清洁,增加患者舒适度,护士应如何做?

[实训目的]

1. 保持病室整洁、美观。

2. 保持患者的清洁,使患者感觉舒适。

3. 预防压疮等并发症的发生。

[实训资源]

①护理车上层放置大单、中单、被套、枕套、治疗盘,酌情备患者衣裤;下层放置扫床刷、床刷套、弯盘。将用物折叠整齐,按更换被服的先后顺序放置。②必要时准备屏风、便器。

[建议学时]

2 学时。

[实训方法]

主要步骤	技术要求
评估解释	• 二人核对患者信息,向患者及家属解释并取得合作 • 评估患者有无输液、引流管、尿管,伤口、皮肤受压情况 • 评估床单、被套情况 • 同病室内,无患者进餐或进行治疗 • 按患者需要调节室温,关闭门窗、用屏风或隔帘遮挡
用物准备	• 将用物按顺序放于护理车上 • 六步法洗手,戴口罩
核对准备	• 携用物至患者床尾处,二人核对患者信息(床号、姓名、性别、年龄、住院号) • 移开床旁桌约 20 cm,移床旁椅至适当处。酌情放平床头和床尾支架
更换床单	• 松开床尾被,移枕至对侧。协助患者移向对侧并侧卧,背向护士,观察皮肤受压情况 • 从床头至床尾松开近侧各层床单,将中单污染面向内翻卷塞于患者身下。扫净橡胶单,搭于患者身上。同法将大单塞于患者身下 • 铺清洁大单。对齐中线,将对侧大单清洁面向内翻卷于患者身下 • 近侧大单按铺备用床法铺好 • 放平橡胶单,取中单铺于橡胶单上,同法卷中单塞于患者身下,将近侧橡胶单和中单一起拉平塞入床垫下 • 移枕至近侧,协助患者翻身并侧卧于近侧 • 转至对侧,依上法松开各层床单,撤去污染中单,置于护理车下层 • 扫净橡胶单,搭于患者身上,将床刷套取下,放入弯盘内。撤污大单,置于护理车下层 • 按铺备用床法铺好大单,逐层拉平橡胶单、中单并塞于床垫下 • 协助患者取合适卧位,拉平衣裤

(续表)

主要步骤	技术要求
更换被套	• 解开系带,将棉絮或毛毯近侧三分之一纵形向上折叠,同法折叠对侧棉絮或毛毯前端,呈"S"形折叠拉出,放于床尾,将清洁被套正面向外平铺于污染被套上,被套开口端上层向上卷1/3
更换被套	• 同铺备用床法套好被套 • 撤去污染被套置于护理车下层 • 拉平被套,边缘向内折叠与床沿平齐,尾端向下折叠与床垫平齐 • 同法折叠另一端盖被
更换枕套	• 撤去污染枕套,置于护理车下层 • 套清洁枕套,使四角充实,开口处背门,放于患者头下
妥善安置	• 还原床旁桌、椅;酌情支起床头、床尾支架 • 协助患者取舒适体位,询问需要,酌情开窗
整理用物	• 推护理车回治疗室,处理用物 • 六步洗手,取口罩

[注意事项]

1. 操作时,注意观察患者病情变化,动作应轻稳、节力,不宜过多翻动和暴露患者,避免受凉,防止坠床。

2. 若病室内有正在注射、换药、进餐的患者,不宜更换床单。

3. 操作中各管道安置妥当,防止折叠、脱出及管内引流液逆行。

4. 患者的衣服、床单、被套应每周更换1～2次,若被血液、便液污染时,应及时更换,以防压疮的发生。

5. 病床应用湿式清扫,一床一巾,床旁桌应一桌一抹布,用后均需消毒。禁止在病区、走廊地面上放置更换下来的衣、被,以防病原微生物传播引起交叉感染。

6. 进行有效的护患沟通,满足患者的身心需要。

7. 翻身时注意安全,对躁动、易发生坠床患者,应做好安全防护措施。

8. 更换的床单不得丢在地上,以免造成污染,引起灰尘飞扬。

[实训评价]

项目名称	操作流程	技术要求	分值	扣分及说明	备注
操作过程80分	评估解释(6分)	• 二人核对患者信息,向患者及家属解释并取得合作 • 评估患者有无输液、引流管、尿管,伤口、皮肤受压情况 • 床单、被套情况 • 同病室内无患者进餐或进行治疗 • 按患者的需要调节室温,关闭门窗,用屏风或隔帘遮挡	1 2 1 1 1		
	用物准备(4分)	• 将用物按顺序放于护理车上 • 六步法洗手,戴口罩	2 2		

（续表）

项目名称	操作流程	技术要求	分值	扣分及说明	备注
操作过程80分	核对准备（4分）	• 携用物至患者床尾处，二人核对患者信息（床号、姓名、性别、年龄、住院号） • 移开床旁桌约20 cm，移床旁椅至适当处。酌情放平床头和床尾支架	2 2		
	更换床单（30分）	• 松开床尾被，移枕至对侧。协助患者移向对侧并侧卧，背向护士，观察皮肤受压情况 • 从床头至床尾松开近侧各层床单，将中单污染面向内翻卷塞于患者身下。扫净橡胶单，搭于患者身上。同法将大单塞于患者身下 • 铺清洁大单。对齐中线，将对侧大单清洁面向内翻卷于患者身下 • 近侧大单按铺备用床法铺好 • 放平橡胶单，取中单铺于橡胶单上，同法卷中单塞于患者身下，将近侧橡胶单和中单一起拉平塞入床垫下 • 移枕至近侧，协助患者翻身并侧卧于近侧 • 转至对侧，依上法松开各层床单，撤去污染中单，置于护理车下层 • 扫净橡胶单，搭于患者身上，将床刷套取下，放入弯盘内。撤污大单，置于护理车下层 • 按铺备用床法铺好大单，逐层拉平橡胶单、中单并塞于床垫下 • 协助患者取合适卧位，拉平衣裤	5 4 4 4 3 2 2 2 2 2		
	更换被套（28分）	• 解开系带，将棉絮或毛毯近侧三分之一纵形向上折叠，同法折叠对侧棉絮或毛毯前端，呈"S"形折叠拉出，放于床尾，将清洁被套正面向外平铺于污染被套上，被套开口端上层向上卷1/3 • 同铺备用床法套好被套 • 撤去污染被套置于护理车下层 • 拉平被套，边缘向内折叠与床沿平齐，尾端向下折叠与床垫平齐 • 同法折叠另一端盖被	8 6 2 6 6		
	更换枕套（4分）	• 撤去污染枕套，置于护理车下层 • 套清洁枕套，使四角充实，开口处背门，放于患者头下	2 2		
	妥善安置（4分）	• 还原床旁桌、椅，酌情支起床头、床尾支架 • 协助患者取舒适体位，询问需要，酌情开窗	2 2		
操作后5分	整理用物（5分）	• 推护理车回治疗室，处理用物 • 六步洗手，取口罩	3 2		
综合评价15分	关键环节（12分）	• 程序正确，动作规范，操作熟练 • 操作手法轻稳，患者无不良感受 • 床单位舒适美观 • 防止患者坠床，注意保护隐私	3 3 3 3		
	护患沟通（3分）	• 沟通有效、充分体现人文关怀	3		

（续表）

项目名称	操作流程	技术要求	分值	扣分及说明	备注
操作时间	15 min				
总　　分			100		
得　　分					

（王　虹）

实训项目 1-21　尸体护理

[工作情景]

患者,男,90岁,住院期间,因多种重要脏器功能衰竭,心跳停止,经抢救无效,宣告临床死亡,护士应该做些什么?

[实训目的]

1. 使尸体清洁,维持良好的尸体外观,易于辨认。

2. 安慰家属,减轻哀痛。

[实训资源]

①治疗车上层治疗盘内:尸体识别卡3张、手套、弯血管钳、弯盘、不脱脂棉球适量、剪刀、绷带、梳子、衣裤、鞋袜、尸单;②擦洗用具(面盆,内盛温水);③免洗洗手液;④有伤口者备换药敷料、胶布、松节油;⑤治疗车下层:医用垃圾桶、生活垃圾桶;⑥必要时备屏风、隔离衣等。

[建议学时]

2学时。

[实训方法]

主要步骤	技术要求
评估解释	• 二人核对患者信息,安抚家属取得合作 • 了解患者死亡原因、死亡时间、生前诊断、治疗及抢救详情 • 填写尸体识别卡3张,通知太平间
用物准备	• 六步洗手法洗手、戴口罩 • 备齐用物,携至患者床旁
检查解释	• 二人核对医嘱及患者信息(床号、姓名、性别、年龄、住院号),确认患者死亡 • 尸体的清洁度、有无开放性伤口及引流管 • 死者亲属对死亡的认识程度 • 确认家属心理状态,合作程度 • 了解患者的遗愿、宗教及风俗习惯 • 告知家属实施尸体护理的原因及必要性
撤除用物	• 安慰家属,劝其离开,用屏风或幔帘遮挡,保持环境安静、肃穆 • 戴手套,撤去一切治疗用物,如输液器、氧气管及导尿管等
摆放体位	• 将尸体放平、仰卧、头下置一垫枕,可避免脸形改变、面部淤血变色,维持尸体的外观。两手臂放于身体两侧,呈自然姿势

（续表）

主要步骤	技术要求
清洁	• 洗脸,协助闭合口、眼,如有活动义齿者装上义齿 • 用弯血管钳夹棉球填塞鼻、口腔、耳,棉球不宜外露 • 脱去衣裤,留一大单遮盖 • 依次擦净上肢、胸腹、背、臀及下肢,用棉球填塞肛门、阴道 • 如有胶布痕迹应用松节油擦净,有伤口者更换敷料,有引流管者应拔出后缝合伤口或用蝶形胶布封闭并包扎
穿衣包裹	• 为死者穿上干净衣裤,并梳理头发,撤去大单 • 将第一张尸体识别卡系于尸体右手腕部 • 尸单包裹固定(斜铺尸单,以两端盖头和脚,再将两边对齐包好。用绷带在胸部、腰部、踝部固定牢固),将第二张尸体识别卡缚在尸体腰前绷带上(尸单外)
送太平间	• 移尸体于平车上,用大单遮盖,将第3张尸体识别卡交给太平间工作人员 • 由太平间工作人员运送尸体至太平间
整理	• 清点遗物交给家属 • 床单位及用物按出院消毒处理(如为传染病者,按照终末消毒处理)
洗手记录	• 脱手套、六步法洗手,取口罩 • 处理医疗文件(整理病历,完善各种记录,停止一切医嘱,在当日体温单上记录死亡时间,按出院手续办理出院)

［注意事项］

1. 必须先由医生开具死亡通知书,并得到家属许可后,护士方可进行尸体护理。若家属不在,应尽快通知家属来院。

2. 患者死亡后,应立即进行尸体护理,以防尸体僵硬,或对其他患者造成不良影响。

3. 护理人员应本着唯物主义观和严肃、认真的态度做好尸体护理,尊重死者遗愿,满足死者家属正当、合理的要求。

4. 非传染病患者按一般患者床单位终末消毒方法处理,传染病患者按传染病患者床单位终末消毒方法处理。

5. 传染病患者的尸体应用消毒液擦洗,并用消毒液浸泡的棉签填塞各孔道,尸体用尸单包裹后装入不透水的袋中,并做好传染标识。

6. 若家属不在,死者遗物应由双人清点后,列出清单,交由护士长保管。

［实训评价］

项目名称	操作流程	技术要求	分值	扣分及说明	备注
操作过程80分	评估解释(5分)	• 二人核对患者信息,安抚家属取得合作 • 了解患者死亡原因、死亡时间、生前诊断、治疗及抢救详情 • 填写尸体识别卡3张,通知太平间	1 2 2		
	用物准备(6分)	• 六步洗手法洗手、戴口罩 • 备齐用物,携至患者床旁	2 4		
	检查解释(6分)	• 二人核对医嘱及患者信息(床号、姓名、性别、年龄、住院号),确认患者死亡	1		

（续表）

项目名称	操作流程	技术要求	分值	扣分及说明	备注
操作过程 80 分	检查解释（6分）	• 尸体的清洁度、有无开放性伤口及引流管 • 死者亲属对死亡的认识程度 • 确认家属心理状态，合作程度 • 了解患者的遗愿、宗教及风俗习惯 • 告知家属实施尸体护理的原因及必要性	1 1 1 1 1		
	撤除用物（7分）	• 安慰家属、劝其离开，用屏风或幔帘遮挡，保持环境安静、肃穆 • 戴手套，撤去一切治疗用物，如输液器、氧气管及导尿管等	3 4		
	摆放体位（4分）	• 将尸体放平、仰卧、头下置一垫枕，可避免脸形改变、面部淤血变色，维持尸体的外观。两手臂放于身体两侧，呈自然姿势	4		
	清洁（30分）	• 洗脸，协助闭合口、眼，如有活动义齿者装上义齿 • 用弯血管钳夹棉球填塞鼻、口腔、耳，棉球不宜外露 • 脱去衣裤，留一大单遮盖 • 依次擦净上肢、胸腹、背、臀及下肢，用棉球填塞肛门、阴道 • 如有胶布痕迹应用松节油擦净，有伤口者更换敷料，有引流管者应拔出后缝合伤口或用蝶形胶布封闭并包扎	5 6 3 6 10		
	穿衣包裹（18分）	• 为死者穿上干净衣裤，并梳理头发，撤去大单 • 将第一张尸体识别卡系于尸体右手腕部 • 尸单包裹固定（斜铺尸单，以两端盖头和脚，再将两边对齐包好。用绷带在胸部、腰部、踝部固定牢固），将第二张尸体识别卡缚在尸体腰前绷带上（尸单外）	5 5 8		
	送太平间（4分）	• 移尸体于平车上，用大单遮盖，将第三张尸体识别卡交给太平间工作人员 • 由太平间工作人员运送尸体至太平间	2 2		
操作后 10 分	整理记录（10分）	• 清点遗物交给家属 • 床单位及用物按出院消毒处理（如为传染病者，按照终末消毒处理） • 脱手套、六步法洗手，取口罩 • 处理医疗文件（整理病历，完善各种记录，停止一切医嘱，在当日体温单上记录死亡时间，按出院手续办理出院）	2 4 2 2		
综合评价 10 分	关键环节（7分）	• 查对到位，态度严肃、认真 • 操作熟练，动作连贯	4 3		
	护患沟通（3分）	• 与家属沟通有效、充分体现人文关怀	3		
操作时间		30 min			
总　　分			100		
得　　分					

（王　虹）

实训项目 1-22　无痛皮试

[工作情景]

患儿,女,5岁。因发热 T 39.2℃,遂来医院儿科急诊就诊,遵医嘱需要输液治疗,用药前需要先做皮试。现患儿哭闹不止,经征求家长意见,请对该患儿行无痛皮试。

[实训目的]

1. 用于药物的皮肤过敏试验。

2. 与传统皮内注射皮试相比,无痛皮试操作无痛无创、用时短、安全准确。

[实训资源]

治疗车、皮试仪机、治疗盘、治疗巾、注射器(5 mL、10 mL)、药液(按医嘱准备)、电极片、75%乙醇、棉签、砂轮、注射用水、急救盒(0.1%盐酸肾上腺素 1 mL、1 mL 注射器、地塞米松5 mg、5 mL 注射器、砂轮)、启瓶器、手消毒液。

[建议学时]

2 学时。

[实训方法]

主要步骤	技术要求
准备	• 环境:清洁,宽敞,湿式清洁操作台面 • 护士:着装整洁,洗手,戴口罩 • 用物:齐全、有序摆放
备药	• 铺治疗巾于注射盘内、注明铺盘时间及铺盘者 • 按医嘱查对患者床号、姓名、药名、浓度、剂量、时间、方法、有效期、批号,并配置好适量的皮试药液,排气,套针尖保护套放入无菌巾内备用
评估解释	• 评估患者病情,询问是否有药物过敏史、家族史、酒精过敏,是否进食、饮酒 • 评估皮试部位皮肤情况 • 向患者解释目的和注意事项
查对	• PDA 扫描患者腕带,核对床号、住院号、姓名
准备	• 合理地选择皮试部位 • 协助患者取皮试部位(前臂掌侧下 1/3) • 选择与药物相对应的电极线,扣上一次性电极片 • 遵医嘱将皮试液滴在方形电极区,注射用水滴在圆形电极区进行对照,以湿润为准
清洁	• 再次核对,用注射用水清洁皮试部位,皮肤直径 5 cm
皮试	• 绑好腕带,松紧适宜 • 按"电源"键,在"P"时按"启动"键,开始皮试
观察整理	• 5 min 后皮试完成,再次核对,解下绷带,由两名护士观察皮试部位,询问患者有无局部或全身不适 • 分离电极片,电极头擦干备用,按"复位"键,显示"P"为待机 • 告知患者及家属皮试结果,交代注意事项 • 整理用物、洗手、取口罩 • 记录皮试结果,如为阳性应在床头做标识,并告知医生、患者及家属,在电脑、医嘱单、护理记录单、处方、腕带上注明阳性标记 • 附:部分皮试液配置浓度 青霉素类 10 000 U/mL;头孢类 0.01 g/mL

[注意事项]

1. 如患者有过敏史,禁止皮试。

2. 皮试药液要现配现用,剂量要准确,并备肾上腺素等急救药品及物品。

3. 皮试结果阳性应告知医师、患者及家属,并予以注明在床头卡、病历、护理记录单上。

[实训评价]

项目名称	操作流程	技术要求	分值	扣分及说明	备注
操作过程75分	准备(10分)	• 环境:清洁,宽敞,湿式清洁操作台面 • 护士:着装整洁,洗手,戴口罩 • 用物:齐全、有序摆放	3 3 4		
	备药(10分)	• 铺治疗巾于注射盘内,注明铺盘时间及铺盘者 • 按医嘱查对患者床号、姓名、药名、浓度、剂量、时间、方法、有效期、批号,并配置好适量的皮试药液,排气,套针尖保护套放入无菌巾内备用	4 6		
	评估解释(10分)	• 评估患者病情,询问是否有药物过敏史、家族史、酒精过敏,是否进食、饮酒 • 评估皮试部位皮肤情况 • 向患者解释目的和注意事项	4 3 3		
	查对(10分)	• PDA扫描患者腕带,核对床号、住院号、姓名	10		
	准备(10分)	• 合理地选择皮试部位 • 协助患者取皮试部位(前臂掌侧下1/3) • 选择与药物相对应的电极线,扣上一次性电极片 • 遵医嘱将皮试液滴在方形电极区,注射用水滴在圆形电极区进行对照,以湿润为准	2 2 3 3		
	清洁(10分)	• 再次核对,用注射用水清洁皮试部位,皮肤直径5 cm	10		
	皮试(15分)	• 绑好腕带,松紧适宜 • 按"电源"键,在"P"时按"启动"键,开始皮试	5 10		
操作后10分	观察整理(10分)	• 5 min后皮试完成,再次核对,解下绷带,由两名护士观察皮试部位,询问患者有无局部或全身不适 • 分离电极片,电极头擦干备用,按"复位"键,显示"P"为待机 • 告知患者及家属皮试结果,交代注意事项 • 整理用物、洗手、取口罩 • 记录皮试结果,如为阳性应在床头做标识,并告知医生、患者及家属,在电脑、医嘱单、护理记录单、处方、腕带上注明阳性标记 • 附:部分皮试液配置浓度 青霉素类10 000 U/mL;头孢类0.01 g/mL	2 2 2 2 2		

（续表）

项目名称	操作流程	技术要求	分值	扣分及说明	备注
综合评价 15分	关键环节（12分）	• 动作轻柔,注意保暖 • 查对到位 • 防止过度暴露患者,注意保护患者隐私	4 4 4		
	护患沟通（3分）	• 沟通有效、充分体现人文关怀	3		
操作时间		_____ min			
总 分			100		
得 分					

（祝　睿）

模块二 循环系统疾病患者的护理

实训项目 2-1 心电监护

[工作情景]

患者,女,25岁,因工作受挫,口服敌敌畏一瓶欲自杀,约2h后被家人发现送医院。经洗胃、注射阿托品等抢救处理,中毒症状缓解,神志恢复,现住进急诊重症监护室,需随时观察生命体征变化,护士应该采取何种措施?

[实训目的]

1. 动态监护患者心率、呼吸、血压及血氧饱和度的变化,协助诊断。

2. 为预防、治疗、康复、护理提供客观依据。

[实训资源]

①心电监护仪及模块、导联线、配套血压计袖带、SpO_2 传感器、电源转换器、电极片;②75%乙醇棉球;③监护记录单;④弯盘。

[建议学时]

2学时。

[实训方法]

主要步骤	技术要求
评估解释	• 二人核对患者信息,向患者解释并取得合作 • 评估患者病情、意识状态 • 评估患者皮肤情况 • 评估患者周围环境、光照情况及有无电磁波干扰 • 六步洗手,戴口罩
核对检查	• 二人核对医嘱、治疗卡 • 打开电源开关,检查心电监护性能
核对解释	• 备齐用物携至患者床旁,二人核对患者信息(床号、姓名、性别、年龄、住院号)
准确定位	• 右上电极 RA:右锁骨中线与第2肋间之交点 • 左上电极 LA:左锁骨中线与第2肋间之交点 • 左下电极 LL:左锁骨中线剑突水平处 • 右下电极 RL:右锁骨中线剑突水平处 • 胸电极 C:胸骨左缘第4肋间
皮肤准备	• 做好遮挡防护,保护患者隐私,注意保暖 • 75%酒精擦净皮肤,去除皮肤屑和油脂,若有体毛则剔除干净
连接贴片	• 连接电极片和导联线,按照要求贴于患者胸部正确位置 • 避开伤口,必要时避开除颤部位

（续表）

主要步骤	技术要求
参数设定	• 根据情况,选择适当的导联、振幅和报警上、下限
相关设备	• 如需要同时监测血压、血氧饱和度,导联线连接到监护仪相应插口。选择合适部位正确放置氧饱和度探头;正确放置血压袖带,松紧适宜,正确放置测量血压的肢体,选择测量模式,调节监测模块
动态监测	• 调至主屏,监测异常心电图,必要时走纸记录心电图情况
安置整理	• 协助患者取舒适体位,询问需要 • 清理治疗用物,行终末处理
洗手记录	• 六步洗手,取口罩 • 记录

［操作视频］

［注意事项］

1. 根据患者病情,协助患者取平卧位或者半卧位。

2. 密切观察心电图波形,及时处理干扰和电极脱落。

3. 每日定时回顾患者 24 h 心电监护情况,必要时记录。

4. 正确设定警报界限,不能关闭警报声音。

5. 定期观察患者粘贴电极片处皮肤,定时更换电极片和电极片位置。

6. 对躁动患者,应当固定好电极和导线,避免电极脱位以及导线打折缠绕。

7. 停机时,先向患者说明,取得合作后关机,断开电源。

［实训评价］

项目名称	操作流程	技术要求	分值	扣分及说明	备注
操作过程 75 分	评估解释 （6分）	• 核对患者信息,向患者解释并取得合作 • 评估患者病情、意识状态 • 评估患者皮肤情况 • 评估患者周围环境、光照情况及有无电磁波干扰 • 六步洗手,戴口罩	1 1 1 2 1		
	核对检查 （4分）	• 二人核对医嘱、治疗卡 • 打开电源开关,检查心电监护性能	2 2		
	核对解释 （2分）	• 备齐用物携至患者床旁,二人核对患者信息(床号、姓名、性别、年龄、住院号)	2		
	准确定位 （20分）	• 右上电极 RA:右锁骨中线与第2肋间之交点 • 左上电极 LA:左锁骨中线与第2肋间之交点	4 4		

（续表）

项目名称	操作流程	技术要求	分值	扣分及说明	备注
操作过程 75分	准确定位（20分）	• 左下电极 LL:左锁骨中线剑突水平处 • 右下电极 RL:右锁骨中线剑突水平处 • 胸电极 C:胸骨左缘第 4 肋间	4 4 4		
	皮肤准备（8分）	• 做好遮挡防护,保护患者隐私,注意保暖 • 75%乙醇擦净皮肤,去除皮肤屑和油脂,若有体毛则剔除干净	4 4		
	连接贴片（6分）	• 连接电极片和导联线,按照要求贴于患者胸部正确位置 • 避开伤口,必要时避开除颤部位	3 3		
	参数设定（7分）	• 根据情况,选择适当的导联、振幅和报警上、下限	7		
	相关设备（12分）	• 如需要同时监测血压、血氧饱和度,导联线连接到监护仪相应插口。选择合适部位正确放置氧饱和度探头;正确放置血压袖带,松紧适宜,正确放置测量血压的肢体,选择测量模式,调节监测模块	12		
	动态监测（10分）	• 调至主屏,监测异常心电图,必要时走纸记录心电图情况	10		
操作后 10分	整理记录（10分）	• 安置患者于舒适体位,放呼叫器于易取处 • 整理床单位及用物 • 六步洗手,取口罩 • 记录 • 15～30 min 巡视病房一次,听到警报及时处理(口述)	2 2 2 2 2		
综合评价 15分	关键环节（12分）	• 定位、贴片准确 • 正确调节参数,发现异常及时报告 • 查对到位 • 注意保护患者隐私	3 3 3 3		
	护患沟通（3分）	• 沟通有效、充分体现人文关怀	3		
操作时间		3 min			
总　　分			100		
得　　分					

（徐桂林）

实训项目 2-2　输液泵/微量输注泵的使用

[工作情景]

患者,女,40 岁,因食物中毒,上吐下泻,已于右手背成功穿刺静脉留置针。现因动脉血气显示钾严重不足,遵医嘱静脉滴注氯化钾。为避免出现高血钾等不良反应,护士可选择哪种输液辅助工具严格控制输液速度?

[实训目的]

遵医嘱正确使用输液泵/微量输注泵。

［实训资源］
①输液泵 1 台、静脉留置针、输液所需物品、输液延长管；②必要时备接线板；③输液架。

［建议学时］
2 学时。

［实训方法］

主要步骤	技术要求
评估解释	• 二人核对患者信息，向患者解释并取得合作 • 评估患者注射部位的皮肤、血管及静脉通路完好情况 • 六步洗手，戴口罩
核对检查	• 二人核对医嘱、输液卡和治疗卡 • 核对药液标签 • 检查药液质量 • 贴瓶贴 • 检查输液泵/微量输注泵处于完好备用状态
药液配置	• 遵医嘱配置药液，微量输注药液配置好后需贴红色标识 • 注意药物配伍禁忌和避光
核对解释	• 备齐用物携至患者床旁，二人核对患者信息（床号、姓名、性别、年龄、住院号） • 将输液泵（微量泵）固定在输液架上，挂"特殊用药"标识，连接电源
开泵操作	• 打开输液泵泵门，自上而下安装输液管，关闭泵门，打开输液器流量夹 • 如果使用微量输注泵，应将配好药液的注射器连接微量泵泵管，注射器正确安装于微量输注泵上 （两种任选一种操作）
设置参数	• 打开输液（微量）泵开关，根据医嘱设置输液输注量和输液速度
连接	• 与静脉通路相连，启动输液泵开始输注 • 如果使用微量输注泵，连接延长管后，排气，与静脉通路相连，启动微量泵 （两种任选一种操作）
检测运行	• 观察正常运行的指示灯是否开启，报警面板的报警灯是否闪亮，是否有报警声，以明确输液（微量）泵是否正常运行
输液记录	• 记录输液的时间，输液速度，签全名 • 15～30 min 巡视病房一次，听到警报及时处理（口述）
安置整理	• 协助患者取舒适体位，询问需要，放呼叫器于易取处 • 清理治疗用物，分类处置
洗手记录	• 六步洗手，取口罩 • 记录输液结束时间及患者反应

［操作视频］

［注意事项］

1. 正确设定输液速度及其他必需参数，防止设定错误延误治疗。

2. 护士定时查看输液泵的工作状态,及时排除报警、故障,防止液体输入失控。

3. 注意观察穿刺部位皮肤情况,防止发生液体外渗,出现外渗时给予相应处理。

4. 需避光的药液,应用避光注射器抽取药液,并使用避光泵管。

5. 使用中,如需更改输液速度,则先按停止键,重新设置后再按启动键;更换药液时,应暂停输注,更换完毕复查无误后,再按启动键。

6. 持续使用时,每 24 h 更换微量泵管道及注射器。

7. 依据产品使用说明书确定输液泵预防性维护周期。

8. 指导要点:

(1) 告知患者使用输液泵的目的,输入药物的名称、输液速度。

(2) 告知患者输液肢体不要进行剧烈运动。

(3) 告知患者及家属不要随意搬动或者调节输液泵,以保证用药安全。

(4) 告知患者及家属有不适感觉或者机器报警时及时通知医务人员。

[实训评价]

项目名称	操作流程	技术要求	分值	扣分及说明	备注
操作过程 70 分	评估解释(6分)	• 二人核对患者信息,向患者解释并取得合作 • 评估患者注射部位的皮肤、血管及静脉通路完好情况 • 六步洗手,戴口罩	2 2 2		
	核对检查(11分)	• 二人核对医嘱、输液卡和治疗卡 • 核对药液标签 • 检查药液质量 • 检查输液泵/微量泵处于完好备用状态	4 2 2 3		
	配置药液(6分)	• 遵医嘱配置药液,微量输注药液配置好后需贴红色特殊标识 • 注意药物配伍禁忌和避光	3 3		
	核对解释(6分)	• 备齐用物携至患者床旁,二人核对患者信息(床号、姓名、性别、年龄、住院号) • 将输液(微量)泵固定在输液架上,挂"特殊用药"标识,连接电源	2 4		
	开泵操作(8分)	• 打开输液泵泵门,自上而下安装输液管,关闭泵门,打开输液器流量夹 • 如果使用微量输注泵,应将配好药液的注射器连接微量泵泵管,注射器正确安装于微量输注泵上 (两种任选一种操作)	8		
	设置参数(10分)	• 打开输液(微量)泵开关,根据医嘱设置输液输注量和输液速度	10		
	连接固定(8分)	• 与静脉通路相连,启动输液泵开始输注 • 如果使用微量输注泵,连接延长管后,排气,与静脉通路相连,启动微量泵 (两种任选一种操作)	8		
	检测运行(15分)	• 观察正常运行的指示灯是否开启,报警面板的报警灯是否闪亮,是否有报警声,以明确输液(微量)泵是否正常运行	15		

（续表）

项目 名称	操作流程	技术要求	分值	扣分及 说明	备注
操作后 10分	整理记录 （10分）	• 安置患者于舒适体位，放呼叫器于易取处 • 整理床单位及用物 • 六步洗手，取口罩 • 记录输液、治疗执行记录卡 • 15～30 min巡视病房一次，听到警报及时处理（口述）	2 2 2 2 2		
综合 评价 20分	关键环节 （17分）	• 无菌观念强 • 查对到位 • 及时巡视，观察病情 • 参数设置正确，及时排除警报、故障 • 注意保护患者安全和职业防护	3 2 3 5 4		
	护患沟通 （3分）	• 沟通有效、充分体现人文关怀	3		
操作时间		10 min			
总　　分			100		
得　　分					

（徐桂林）

实训项目 2-3　电除颤

[工作情景]

患者，男，48岁，因持续性左心前区闷痛收入院。入院时，患者胸闷痛呈持续性不缓解，伴大汗淋漓、灼心、头晕。心电图报告示：急性广泛前壁心肌梗死（超急性期），频发室性早搏。请问应该如何急救处理？

[实训目的]

应用高电压、短时间、弱电流电击造成瞬间心脏停搏，中断消除异位节律点，然后由窦房结重新下传冲动，纠正心律失常。

[实训资源]

①除颤仪；②导电糊或盐水纱布、纱布；③紫草油；④电源。

[建议学时]

2学时。

[实训方法]

主要步骤	技术要求
评估解释	• 二人核对患者信息，向患者解释并取得合作 • 评估患者意识、心电图状况以及是否有室颤波 • 检查患者身上有无金属 • 六步洗手，戴口罩

(续表)

主要步骤	技术要求
核对检查	• 二人核对医嘱、治疗卡 • 核对所需能量 • 检查除颤仪处于完好备用状态
核对解释	• 备齐用物携至患者床旁,二人核对患者信息(床号、姓名、性别、年龄、住院号)
安置体位	• 移枕头,评估患者。使其平卧于硬板床上,检查身上有无金属(起搏器)
准确定位	• 解开衣服,准确定位 • 胸骨右缘第 2 肋间及左腋前线第 5 肋间(心底—心尖位) • 也可置于胸骨左缘第 3、4 肋间及左背肩胛下角部(前—后位) (两种方式任选一种)
检查开关	• 检查除颤方式开关是否置于"非同步"的位置上,将充电旋钮调至所需值
充电	• 将电极板涂上导电糊或包上浸有盐水的纱布,按下"充电"按钮,将除颤器充电到所需能量水平
放电	• 将电极板分别置于相应部位,检查无误后,口述"请让开",确认无误后用两拇指同时按下电极板放电按钮
观察整理	• 若室颤未除,可再行除颤 • 若转为窦性,擦净皮肤上的导电糊,电击皮肤涂擦紫草油,穿好衣服 • 将心电图夹入病历 • 将充电按钮调至零,擦净电极板
安置整理	• 除颤成功,协助患者头偏向一侧,整理床单位,放呼叫器于易取处 • 清理治疗用物,分类放置,行终末处理
洗手记录	• 六步洗手,取口罩 • 记录除颤时间及患者反应

[注意事项]

1. 如果室颤则以最大能量(单向波 360 J,双向波 200 J)除颤;如果非室颤,则根据心律失常的类型选择能量大小。

2. 除颤最佳时间:室颤发生 1 min 内。

3. 注意患者身体不要接触金属架,操作者不要接触患者及病床。

4. 同步除颤适用于室性和室上性心动过速、房扑或房颤,非同步适用于室颤。

[实训评价]

项目名称	操作流程	技术要求	分值	扣分及说明	备注
操作过程 75 分	评估解释 (5 分)	• 核对患者信息,向患者解释并取得合作 • 评估患者意识、心电图状况以及是否有室颤波 • 检查患者身上有无金属 • 六步洗手,戴口罩	1 2 1 1		
	核对检查 (5 分)	• 二人核对医嘱、治疗卡 • 检查除颤仪处于完好备用状态	2 3		

（续表）

项目名称	操作流程	技术要求	分值	扣分及说明	备注
操作过程 75分	核对解释 （5分）	• 心电图确认为室颤，二人核对患者信息（床号、姓名、性别、年龄、住院号）	5		
	安置体位 （5分）	• 移枕头，评估患者。使其平卧于硬板床上，检查身上有无金属（起搏器）	5		
	准确定位 （11分）	• 解开衣服，准确定位 • 胸骨右缘第2肋间及左腋前线第5肋间（心底—心尖位） • 也可置于胸骨左缘第3、4肋间及左背肩胛下角部（前—后位）（两种方式任选一种）	1 10		
	检查开关 （10分）	• 检查除颤方式开关是否置于"非同步"的位置上，将充电旋钮调至所需值	10		
	充电 （12分）	• 将电极板涂上导电糊或包上浸有盐水的纱布，按下"充电"按钮，将除颤器充电到所需能量水平	12		
	放电 （12分）	• 将电极板分别置于相应部位，检查无误，口述"请让开"确认无误，用两拇指同时按下电极板放电按钮	12		
	观察 （10分）	• 若室颤未除，可再行除颤 • 若转为窦性，擦净皮肤上的导电糊，电击皮肤涂擦紫草油，穿好衣服	5 5		
操作后 10分	整理记录 （10分）	• 除颤成功，安置患者头偏向一侧，放呼叫器于易取处 • 整理床单位 • 将充电按钮调至零，擦净电极板，备用 • 六步洗手，取口罩 • 记录除颤时间及患者反应	2 2 2 2 2		
综合评价 15分	关键环节 （12分）	• 反应迅速，定位准确 • 查对到位 • 注意保护患者和医务人员安全	6 2 4		
	护患沟通 （3分）	• 沟通有效、充分体现人文关怀	3		
操作时间		10 min			
总　　分			100		
得　　分					

（李亚楠）

实训项目 2-4　心电图机的使用

[工作情景]

患者，女，49岁，于3天前无明显诱因出现头昏、胸闷、心悸，在家口服药物治疗，效果不佳。

今晨患者自觉症状加重,感胸痛、呼吸困难,速来院就医。请问该患者首先应作何检查?

[实训目的]

测量患者的心率及心律,为诊断疾病提供依据。

[实训资源]

①台式标准单通道12导联心电图机(导联线)、导联糊;②卫生纸、弯盘;③必要时携带屏风。

[建议学时]

2学时。

[实训方法]

主要步骤	技术要求
评估解释	• 二人核对患者信息,向患者解释并取得合作 • 评估患者:病情、意识状况及合作程度 • 评估患者皮肤情况 • 六步洗手,戴口罩
核对检查	• 二人核对医嘱、治疗卡 • 检查心电图机是否能正常使用,肢导联及胸导联是否齐全,是否便于操作
核对解释	• 备齐用物携至患者床旁,二人核对患者信息(床号、姓名、性别、年龄、住院号) • 心电图机置于床头,连接电源(指示灯亮)
皮肤准备	• 做好遮挡防护,保护患者隐私,暴露胸部,注意保暖 • 75%酒精擦净皮肤,去除皮肤屑和油脂,若有体毛则剔除干净 • 涂导电膏于放置电极处的皮肤
定位、连接	• 上肢导联:红—右手、黄—左手、黑—右脚、绿—左脚 • 上胸导联:(V1)胸骨右缘第四肋间;(V2)胸骨左缘第4肋间;(V3)V2与V4的连线中点;(V4)左锁骨中线第5肋间;(V5)左腋前线上与V4同一水平;(V6)左腋中线上与V4同一水平
开机操作	• 开机,输入患者申请单或腕带信息并核对,按顺序依次采集各个导联心电图
拆导联	• 拆下导联,擦净患者身上导电糊
打印报告	• 取下记录纸,贴于测验报告上
关机备用	• 关机,将导联线盘好,使其处于备用状态
安置整理	• 协助患者取舒适体位,询问需要 • 清理治疗用物,分类处置
洗手记录	• 六步洗手,取口罩 • 记录心电图操作时间

[注意事项]

1. 操作中保证电极位置的准确。

2. 注意患者保暖。

3. 心电图机应避免高温、日晒、受潮、尘土或撞击,备用时盖好防尘罩。

4. 受检者应取平卧位,活动后应稍休息再行检查,跑步、饱餐、茶饮或吸烟后不宜立即检查。

［实训评价］

项目 名称	操作流程	技术要求	分值	扣分及 说明	备注
操作 过程 75分	评估解释 （8分）	• 二人核对患者信息,向患者解释并取得合作 • 评估患者:病情、意识状况及合作程度 • 评估患者皮肤情况 • 六步洗手,戴口罩	2 2 2 2		
	核对检查 （4分）	• 二人核对医嘱 • 检查心电图机是否能正常使用,肢导联及胸导联是否齐全,是否便于操作	2 2		
	核对解释 （4分）	• 备齐用物携至患者床旁,二人核对患者信息(床号、姓名、性别、年龄、住院号) • 心电图机推到患者床头,连接电源(指示灯亮)	2 2		
	皮肤准备 （9分）	• 做好遮挡防护,注意保暖,保护患者隐私,暴露胸部 • 75%酒精擦净皮肤,去除皮肤屑和油脂,若有体毛则剔除干净 • 导电膏涂擦放置电极处的皮肤	3 4 2		
	定位、连接 （30分）	• 上肢导联:红—右手、黄—左手、黑—右脚、绿—左脚 • 上胸导联:(V1)胸骨右缘第四肋间;(V2)胸骨左缘第4肋间;(V3)V2与V4的连线中点;(V4)左锁骨中线第5肋间;(V5)左腋前线上与V4同一水平;(V6)左腋中线上与V4同一水平	10 20		
	开机操作 （10分）	• 开机,输入患者申请单或腕带信息并核对,按顺序依次采集各个导联心电图	10		
	拆下导联 （2分）	• 拆下导联,擦净患者身上导电糊	2		
	打印报告 （3分）	• 取下记录纸,贴于测验报告上	3		
	关机备用 （5分）	• 关机,将导联线盘好,使其处于备用状态	5		
操作后 10分	整理记录 （10分）	• 安置患者于舒适体位,放呼叫器于易取处 • 整理床单位及用物 • 整理用物,处于备用状态 • 六步洗手,取口罩 • 记录心电图操作时间	2 2 2 2 2		
综合 评价 15分	关键环节 （12分）	• 定位准确 • 查对到位 • 注意保护患者安全和隐私	6 3 3		
	护患沟通 （3分）	• 沟通有效、充分体现人文关怀	3		
操作时间		7 min			
总　　分			100		
得　　分					

（李亚楠）

实训项目 2-5 静脉留置针输液技术

[工作情景]

患者,男,78 岁。因高血压、脑卒中,输液治疗 2 周,手背静脉已没有合适的血管,因患者还需输液治疗 2 周,现手臂有一清晰、粗、直的血管。请问针对这种情况,护士该采取哪种输液方法呢?

[实训目的]

1. 补充水分和电解质,预防和纠正水、电解质及酸碱失调。

2. 补充营养,供给能量,促进组织修复。

3. 输入药物,治疗疾病。

4. 增加血容量,改善微循环,维持血压。

5. 保护静脉,避免反复多次穿刺给患者带来痛苦及血管损伤。

[实训资源]

①治疗盘:皮肤消毒液(安尔碘)、无菌干棉签(一次性)、0.9%氯化钠(250 mL 塑料袋)、输液器(单头)、密闭式静脉留置针(直型)、无菌透明敷贴、输液胶贴或胶带;②止血带、治疗巾、小垫枕、血管钳、弯盘、输液瓶贴、输液执行单、输液执行记录卡、管道标签;③治疗车、免洗洗手液、锐器盒、医疗垃圾桶、生活垃圾桶;④输液架;⑤剪刀。

[建议学时]

2 学时。

[实训方法]

主要步骤	技术要求
评估解释	• 核对患者信息,向患者解释并取得合作 • 评估患者皮肤、血管情况 • 六步洗手,戴口罩
核对检查	• 二人核对医嘱、输液卡和瓶贴 • 核对药液标签 • 检查药液质量 • 贴瓶贴
准备药液	• 启瓶盖 • 两次消毒瓶塞至瓶颈 • 检查输液器包装、有效期与质量 • 将输液器针头插入瓶塞
核对解释	• 备齐用物携至患者床旁,核对患者信息(床号、姓名、住院号)
初步排气	• 再次检查药液质量后挂输液瓶挂于输液架上 • 检查并打开留置针包装,连接输液器 • 排空装置内气体 • 检查有无气泡
皮肤消毒	• 协助患者取舒适体位;垫小垫枕与治疗巾 • 选择静脉,扎止血带(距穿刺点上方 10 cm) • 消毒皮肤(直径≥8 cm;2 次消毒)

(续表)

主要步骤	技术要求
静脉穿刺	• 再次核对 • 去除针套,再次排气至有少量药液滴出 • 检查有无气泡,旋转松动外套管 • 固定血管,嘱患者握拳,进针 • 见回血后,边推进外套管边抽出针芯
固定针头	• 穿刺成功后,松开止血带,打开调节器,嘱患者松拳 • 妥善固定,管道标签上注明置管日期、时间及签名
调节滴速	• 根据患者的年龄、病情和药物性质调节滴速(口述) • 调节滴速时间至少 15 s,并报告滴速 • 实际调节滴速与报告一致 • 操作后核对患者 • 告知注意事项
整理记录	• 安置患者于舒适体位,放呼叫器于易取处 • 整理床单位及用物 • 六步洗手 • 记录输液执行记录卡 • 15~30 min 巡视病房一次(口述)
拔针按压	• 核对解释 • 揭去敷贴,无菌干棉签轻压穿刺点上方,关闭调节夹,迅速拔出留置针 • 嘱患者按压片刻至无出血,并告知注意事项
安置整理	• 协助患者取舒适体位,询问需要 • 清理治疗用物,分类放置
洗手记录	• 六步洗手,取下口罩 • 记录输液结束时间及患者反应

［操作视频］

［注意事项］

1. 严格执行无菌技术操作及查对制度,预防感染、护理差错事故发生。

2. 对需要长期输液的患者,注意保护静脉,选择粗、直、弹性好的血管,并有计划地从远心端小静脉开始穿刺,避开静脉瓣和关节。

3. 密切观察患者穿刺局部情况,每次输液前后,均应检查穿刺部位及静脉走行方向有无红肿、疼痛与不适。如有异常情况,应及时拔除留置针并作相应处理。对仍需输液者应变换肢体重新穿刺。

4. 输液前应排尽输液管及留置针内空气;输液过程中应及时更换输液袋;输液结束应及时拔针,避免出现空气栓塞。

5. 对使用静脉留置针的肢体应妥善固定,尽量减少肢体活动避免被水浸湿。静脉留置针尽量避免下垂,以免由于重力作用造成回血而堵塞导管。

6. 使用静脉留置针输液结束时,应注入 5～10 mL 的封管液(肝素液或生理盐水),防止发生血液凝固,堵塞输液管。

7. 每次输液前先抽回血,再用无菌的生理盐水冲洗导管。如无回血,冲洗有阻力时,应考虑留置针导管堵管,此时应拔出留置针,切不可用注射器用力推注,以免将凝固的血栓推进血管,造成栓塞。

8. 严格掌握留置针保留时间,一般应 72～96 h 更换一次。

[实训评价]

项目名称	操作流程	技术要求	分值	扣分及说明	备注
操作过程 60 分	评估解释 (4分)	• 核对患者信息,向患者解释并取得合作 • 评估患者皮肤、血管情况 • 六步洗手,戴口罩	1 2 1		
	核对检查 (6分)	• 二人核对医嘱、输液卡和瓶贴 • 核对药液标签 • 检查药液质量 • 贴瓶贴	2 1 2 1		
	准备药液 (6分)	• 启瓶盖 • 两次消毒瓶塞至瓶颈 • 检查输液器包装、有效期与质量 • 将输液器针头插入瓶塞	1 2 2 1		
	核对解释 (2分)	• 备齐用物携至患者床旁,核对患者信息(床号、姓名、住院号)	2		
	初步排气 (8分)	• 再次检查药液质量后挂输液瓶挂于输液架上 • 检查并打开留置针包装,连接输液器 • 排空装置内气体 • 检查有无气泡	2 2 2 2		
	皮肤消毒 (6分)	• 协助患者取舒适体位;垫小垫枕与治疗巾 • 选择静脉,扎止血带(距穿刺点上方 10 cm) • 消毒皮肤(直径≥8 cm;2 次消毒)	2 2 2		
	静脉穿刺 (15分)	• 再次核对 • 去除针套,再次排气至有少量药液滴出 • 检查有无气泡,旋转松动外套管 • 固定血管,嘱患者握拳,进针 • 见回血后,边推进外套管边抽出针芯	2 2 3 4 4		
	固定针头 (6分)	• 穿刺成功后,松开止血带,打开调节器,嘱患者松拳 • 妥善固定,管道标签上注明置管日期、时间及签名	3 3		
	调节滴速 (7分)	• 根据患者的年龄、病情和药物性质调节滴速(口述) • 调节滴速时间至少 15 s,并报告滴速 • 实际调节滴速与报告一致 • 操作后核对患者 • 告知注意事项	1 2 2 1 1		

（续表）

项目名称	操作流程	技术要求	分值	扣分及说明	备注
操作后 10分	整理记录 （10分）	• 安置患者于舒适体位,放呼叫器于易取处 • 整理床单位及用物 • 六步洗手 • 记录输液执行记录卡 • 15～30 min巡视病房一次（口述）	2 2 2 2 2		
停止 输液 15分	拔针按压 （10分）	• 核对解释 • 揭去敷贴,无菌干棉签轻压穿刺点上方,关闭调节夹,迅速拔出留置针 • 嘱患者按压片刻至无出血,并告知注意事项	2 4 4		
	安置整理 （2.5分）	• 协助患者取舒适体位,询问需要 • 清理治疗用物,分类放置	1 1.5		
	洗手记录 （2.5分）	• 六步洗手,取下口罩 • 记录输液结束时间及患者反应 报告操作完毕（计时结束）	1 1.5		
综合 评价 15分	关键环节 （12分）	• 一次穿刺成功,皮下退针应减分 • 一次排气成功 • 无菌观念强 • 查对到位 • 注意保护患者安全和职业防护	3 3 1.5 1.5 3		
	护患沟通 （3分）	• 沟通有效、充分体现人文关怀	3		
操作时间		_____ min			
总　　分			100		
得　　分					

（祝　睿）

85

模块三　消化系统疾病患者的护理

实训项目 3-1　肠外营养技术

[工作情景]

患者，男，28 岁。晚期胃癌伴腹膜、淋巴结转移，近期进食不佳，医嘱给予静脉营养输注，护士该如何进行此项技术操作呢？

[实训目的]

通过静脉途径输注各种营养素，补充和维持患者的营养。

[实训资源]

治疗盘、碘伏、棉签、生理盐水、输液器、营养液、输液泵、弯盘、执行单。

[建议学时]

2 学时。

[实训方法]

主要步骤	技术要求
核对评估解释	• 核对，评估患者营养需要、意识状态以及合作程度 • 评估患者中心静脉通道情况，导管有否裂损、是否通畅、固定是否牢固，局部皮肤有无红肿等。观察导管的外露刻度并做好记录 • 告知患者及家属进行肠外营养的目的，指导其配合方法
准备	• 环境准备：环境清洁、无异味 • 操作者准备：衣帽整洁，修剪指甲，洗手、戴口罩 • 用物准备：治疗盘、碘伏、棉签、生理盐水、输液器、营养液、输液泵、弯盘、执行单
检查准备营养液	• 核对营养液处方，按要求备好，检查营养液的质量
消毒导管	• 消毒中心静脉导管，用生理盐水 50～100 mL 冲管
连接营养液	• 备好输液泵，连接营养液，按要求调节泵速，营养液应该 24 h 内输注完毕
观察患者病情变化	• 输注过程中密切监测患者的病情变化：意识状态、生命体征、尿量、血糖、电解质等，及时发现有无相关不适症状：恶心、出汗、胸闷、寒战、高热等。同时警惕高渗性非酮性昏迷
冲管并封管	• 输注完毕，用生理盐水 50～100 mL 冲管，再用肝素钠稀释液 10 mL 进行脉冲式正压封管
观察记录及宣教	• 准确记录 24 h 出入液量，记录输注的开始时间、速度、结束时间以及输注过程中患者的反应 • 给予相关知识宣教

[注意事项]

1. 营养液一般应在 24 h 内输注完毕,如有特殊情况输注不完,应在冰箱内冷藏,下次输注前在室温下复温后再输注,保存时间不超过 24 h。

2. 等渗或稍高渗性溶液可从周围静脉输注,高渗性溶液须经中心静脉输注,并明确标识。

3. 输注速度的调节以葡萄糖不超过 5 mg/(kg·min)为宜或动态监测血糖水平维持在 8.5 mmol/L。

4. 输注营养液应专用通路,并单独使用,不可用于输血及采血。

[实训评价]

项目名称	操作流程	技术要求	分值	扣分及说明	备注
评估与准备 20分	核对评估解释(10分)	• 核对,评估患者营养需要、意识状态以及合作程度 • 评估患者中心静脉通道情况,导管有否裂损、是否通畅,固定是否牢固,局部皮肤有无红肿等。观察导管的外露刻度并做好记录 • 告知患者及家属进行肠外营养的目的,指导其配合方法	3 4 3		
	准备(10分)	• 环境准备:环境清洁、无异味 • 操作者准备:衣帽整洁,修剪指甲,洗手、戴口罩 • 用物准备:治疗盘、碘伏、棉签、生理盐水、输液器、营养液、输液泵、弯盘、执行单	2 3 5		
实施 70分	检查准备营养液(10分)	• 核对营养液处方,按要求备好,检查营养液的质量	10		
	消毒导管(10分)	• 消毒中心静脉导管,用生理盐水 50～100 mL 冲管	10		
	连接营养液(10分)	• 备好输液泵,连接营养液,按要求调节泵速,营养液应该 24 h内输注完毕	10		
	观察患者病情变化(10分)	• 输注过程中密切监测患者的病情变化:意识状态、生命体征、尿量、血糖、电解质等,及时发现有无相关不适症状:恶心、出汗、胸闷、寒战、高热等。同时警惕高渗性非酮性昏迷	10		
	冲管并封管(10分)	• 输注完毕,用生理盐水 50～100 mL 冲管,再用肝素钠稀释液 10 mL 进行脉冲式正压封管	10		
	观察记录及宣教(20分)	• 准确记录24 h 出入液量,记录输注的开始时间、速度、结束时间以及输注过程中患者的反应 • 给予相关知识宣教	10 10		
综合评价 10分	操作质量(10分)	• 动作轻稳、熟练、测量准确 • 患者安全、舒适,沟通有效,患者/家属对服务满意 • 时间 6 min(核对—整理用物)	3 3 4		
操作时间	_____ min				
总 分			100		
得 分					

(谢巧玉)

实训项目 3-2 T 管引流护理

[工作情景]

患者,男,72 岁。因胆总管结石、胆囊结石行胆囊切除、胆总管切开取石胆肠吻合 T 管引流术,请问术后护士应如何进行 T 管引流护理呢?

[实训目的]

1. 防止患者发生胆道逆行感染,保证引流的有效性。

2. 观察胆汁的量、颜色、性质。

3. 引流残余结石。

4. 支撑胆道,预防胆道狭窄。

[实训资源]

①治疗盘、棉签、弯盘、剪刀、碘伏、一次性引流袋、无菌换药碗内无菌纱布 2 块及无菌镊、卵圆钳、治疗巾、一次性无菌手套、快速手消毒剂;②其他:医嘱单、医用垃圾桶、生活垃圾桶。

[建议学时]

2 学时。

[实训方法]

主要步骤	技术要求
评估解释	• 评估环境(安静、整洁、舒适、安全) • 携病历至病床核对患者床号、姓名等 • 观察患者引流管是否通畅
用物准备	• 准备用物 • 洗手、戴口罩 • 在治疗室按无菌方法打开换药盘,将碘伏倒在换药盘内的棉球上
安置体位	• 携用物至患者床旁再次核对患者床号、姓名 • 关窗、屏风遮挡 • 协助患者取合适体位
更换引流袋	• 将一次性治疗巾垫于患者引流管下方,暴露引流管及腹部 • 用止血钳夹闭引流管近端适宜处 • 打开一次性引流袋并将其固定在患者床旁 • 打开换药盘于治疗巾上 • 戴好无菌手套 • 取无菌纱布包裹住引流管的连接处,一手捏住引流管,一手捏住引流袋自接口处分离 • 上提引流袋前段使液体流入引流袋内 • 取碘伏棉球以螺旋方式消毒引流管关口周围 • 与"T"管相连接 • 松开止血钳 • 观察引流液是否引流通畅 • 撤去治疗巾,脱手套 • 在引流袋上写明更换日期及时间

（续表）

主要步骤	技术要求
整理记录	• 收拾用物 • 开窗,收起屏风,整理床单位 • 告知患者注意事项 • 消毒液喷手,推治疗车回治疗室 • 收拾用物（医疗垃圾、生活垃圾分类放置,由院感科统一回收处理） • 消毒液擦拭治疗车、治疗盘、治疗盘反扣晾干备用 • 洗手 • 取口罩 • 记录患者引流液的颜色、形状、量

［注意事项］

1. 严格无菌操作,保持胆道引流管通畅。

2. 保护患者引流口周围皮肤,局部涂氧化锌软膏,防止胆汁浸渍引起局部皮肤破溃和感染。

［实训评价］

项目名称	操作流程	技术要求	分值	扣分及说明	备注
评估与准备 15分	评估解释 （4分）	• 评估环境（安静、整洁、舒适、安全） • 携病历至病床核对患者床号、姓名等 • 观察患者引流管是否通畅	1 1 2		
	用物准备 （11分）	• 准备用物 • 洗手、戴口罩 • 在治疗室按无菌方法打开换药盘,将碘伏倒在换药盘内的棉球上	7 2 2		
实施 65分	安置体位 （5分）	• 携用物至患者床旁再次核对患者床号、姓名 • 关窗、屏风遮挡 • 协助患者取合适体位	2 1 2		
	更换引流袋 （45分）	• 将一次性治疗巾垫于患者引流管下方,暴露引流管及腹部 • 用止血钳夹闭引流管近端适宜处 • 打开一次性引流袋并将其固定在患者床旁 • 打开换药盘于治疗巾上 • 戴好无菌手套 • 取无菌纱布包裹住引流管的连接处,一手捏住引流管,一手捏住引流袋自接口处分离 • 上提引流袋前段使液体流入引流袋内 • 取碘伏棉球以螺旋方式消毒引流管口周围 • 与"T"管相连接 • 松开止血钳 • 观察引流液是否引流通畅 • 撤去治疗巾,脱手套 • 在引流袋上写明更换日期及时间	5 5 5 5 5 5 5 5 5 5 5 5 5		

（续表）

项目名称	操作流程	技术要求	分值	扣分及说明	备注
实施 65分	整理记录 （15分）	• 收拾用物 • 开窗,收起屏风,整理床单位 • 告知患者注意事项 • 消毒液喷手,推治疗车回治疗室 • 收拾用物(医疗垃圾、生活垃圾分类放置,由院感科统一回收处理) • 消毒液擦拭治疗车、治疗盘、治疗盘反扣晾干备用 • 洗手 • 取口罩 • 记录患者引流液的颜色、形状、量	1 1 2 2 2 2 1 1 3		
综合评价 20分	操作质量 （10分）	• 态度:严肃认真、关心患者 • 要求:稳重、轻柔、熟练、准确 • 严格遵守无菌操作规程 • 完成时间 6 min	2 2 3 3		
	提问 （10分）	• T形管拔管前夹管期间的观察内容是什么? • T形管引流不畅的常规处理方法有哪些? • 请说出 T形管引流液的观察内容。(提问一题)	10		
操作时间		_____ min			
总　　分			100		
得　　分					

（谢巧玉）

实训项目 3-3　腹膜腔穿刺术的配合

［工作情景］

患者女性,30岁,近两个月来腹部逐渐膨隆,经检查为腹水,其原因不明,现需作腹膜腔诊断性穿刺,护士应如何配合医生进行操作呢?

［实训目的］

1. 协助医生做腹水的病因诊断:癌性腹水、炎性腹水、非炎性腹水。

2. 配合医生腹腔内给药,治疗腹水。

3. 疑有腹腔内出血者,配合医生作诊断性穿刺检查。

［实训资源］

①一次性无菌腹穿包一套、针拴接有胶管的腹腔穿刺针、5 mL 和 50 mL 注射器各两个、12G 套管针和 16G 的深静脉穿刺针、血管钳、孔巾、纱布;②无菌试管、量杯;③局麻药物、手套 1 副、消毒物品 1 套;④多头腹带、皮尺、胶布和敷贴;⑤如做腹水浓缩回输应备无菌溶液瓶。

[建议学时]

2 学时。

[实训方法]

主要步骤	技术要求
术前准备	• 向患者解释穿刺的目的、方法及操作中可能会产生不适,并在治疗同意书上签字 • 评估患者病情及生命体征 • 检查所需物品:治疗车/或治疗盘、穿刺包、手套、碘伏、麻醉药、记号笔、棉签、胶布、纱布、砂轮、盛放胸腔积液的容器、注射器、必备的抢救药品 • 检查前嘱患者排尿,以免穿刺时损伤膀胱 • 放液前测量腹围、脉搏、血压和腹部体征,以观察病情的变化
术中配合	• 摆体位:患者取坐位面向椅背,两前臂置于椅背上,前额伏于前臂上。不能起床者可取半坐卧位,患侧前臂上举双手抱于枕部 • 选择适宜穿刺点:选在左侧髂前上棘与脐连线中 1/3 与外 1/3 交叉点或由 B 超定位确定 • 常规消毒:以穿刺点为中心用碘伏消毒 3 遍,直径约 15 cm • 戴无菌手套 • 打开穿刺包并铺巾:检查包内物品是否完善,铺无菌洞巾 • 固定穿刺针 • 计量或送检标本 • 术中应密切观察患者有无恶心、头晕、心悸、气短、面色苍白等,一旦出现应立即停止操作,并对症处理
术后护理	• 穿刺放液后平卧 24 h,密切观察 T、P、R、BP、神志、尿量及腹围的变化 • 密切观察穿刺部位有无渗液、渗血,有无腹部压痛反跳痛及腹肌紧张的腹膜感染征象 • 保持局部敷料清洁干燥 • 防止便秘,避免剧烈咳嗽,防止腹内压增高 • 肝功能差者要注意肝性脑病的先兆症状,如有异常,及时处理

[注意事项]

1. 术中应密切观察患者,如有头晕、心悸、恶心、气短、脉搏增快及面色苍白等,应立即停止操作,并作适当处理。

2. 放液不宜过快、过多,肝硬化患者一次放液一般不超过 3 000 mL,过多放液可诱发肝性脑病和电解质紊乱;但在维持大量输入白蛋白基础上,也可大量放液。

3. 放腹水时若流出不畅,可将穿刺稍作移动或稍变换体位。

4. 术后嘱患者平卧,并使穿刺针孔位于上方以免腹水继续漏出;对腹水量较多者,为防止漏出,在穿刺时即应注意勿使自皮到壁层腹膜的针眼位于一条直线上;方法是当针尖通过皮肤到达皮下后,即在另一手协助下,稍向周围移动一下穿刺针头,尔后再向腹腔刺入。如仍有漏出,可用蝶形胶布或火棉胶粘贴。

5. 放液前、后均应测量腹围、脉搏、血压,检查腹部体征,以观察病情变化。

6. 有肝性脑病先兆、结核性腹膜炎粘连包块、包虫病及卵巢囊肿者禁忌穿刺。

[实训评价]

项目名称	操作流程	技术要求	分值	扣分及说明	备注
术前准备 25分	评估解释（10分）	• 向患者解释穿刺的目的、方法及操作中可能会产生不适，并在治疗同意书上签字 • 评估患者病情及生命体征	5 5		
	准备（15分）	• 检查所需物品：治疗车/或治疗盘、穿刺包、手套、碘伏、麻醉药、记号笔、棉签、胶布、纱布、砂轮、盛放胸腔积液的容器、注射器、必备的抢救药品 • 检查前嘱患者排尿，以免穿刺时损伤膀胱 • 放液前测量腹围、脉搏、血压和腹部体征，以观察病情的变化	5 5 5		
术中配合 40分	摆体位（5分）	• 患者取坐位面向椅背，两前臂置于椅背上，前额伏于前臂上。不能起床者可取半坐卧位，患侧前臂上举双手抱于枕部	5		
	协助穿刺（35分）	• 选择适宜穿刺点：选在左髂前上棘与脐连线中 1/3 与外 1/3 交叉点或由 B 超定位确定 • 常规消毒：以穿刺点为中心用碘伏消毒 3 遍，直径约 15 cm • 戴无菌手套 • 打开穿刺包并铺巾：检查包内物品是否完善，铺无菌洞巾 • 固定穿刺针 • 计量或送检标本 • 术中应密切观察患者有无恶心、头晕、心悸、气短、面色苍白等，一旦出现应立即停止操作，并对症处理	5 5 5 5 5 5 5		
术后护理 25分	病情观察（15分）	• 穿刺放液后平卧 24 h，密切观察 T、P、R、BP、神志、尿量及腹围的变化 • 密切观察穿刺部位有无渗液、渗血，有无腹部压痛反跳痛及腹肌紧张的腹膜感染征象 • 保持局部敷料清洁干燥	5 5 5		
	健康教育（10分）	• 防止便秘，避免剧烈咳嗽，防止腹内压增高 • 肝功能差者要注意肝性脑病的先兆症状，如有异常，及时处理	5 5		
综合评价 10分	操作质量（10分）	• 动作轻稳、熟练、测量准确 • 患者安全、舒适，沟通有效，患者/家属对服务满意 • 时间_____min(核对—整理用物)	3 3 4		
操作时间		_____min			
总　　分			100		
得　　分					

（谢巧玉）

实训项目 3-4　三腔二囊管的护理

[工作情景]

患者,男,23 岁。既往有慢性乙肝病史 3 年,因突发呕血 1 200 mL,解黑便 10 h 入院,初步诊断为"上消化道大出血",遵医嘱予以置入三腔二囊管局部压迫止血,护士应如何进行此项操作呢?

[实训目的]

1. 抽吸尽胃内积液(血)积气,减轻胃扩张。

2. 肝硬化患者食道、胃底静脉破裂出血的压迫止血。

3. 了解胃液的量及性状,为临床上判断疾病和治疗提供依据。

[实训资源]

治疗盘、治疗巾、三腔二囊胃管、石蜡油、纱布、棉签、50 mL 注射器、血管钳二把、沙袋(0.5 kg)。胶布,治疗碗内盛开水,胃肠减压器滑车牵引固定架,绳、剪刀。

[建议学时]

2 学时。

[实训方法]

主要步骤	技术要求
评估解释	• 评估患者病情、意识、鼻腔通畅情况、呼吸状况、配合程度 • 了解患者既往有无插管经历,向患者解释,取得患者合作
准备	• 护士准备:衣帽整洁,洗手、戴口罩 • 用物准备:治疗盘、治疗巾、三腔二囊管、石蜡油、纱布、棉签、50 mL 注射器、血管钳二把、沙袋(0.5 kg)。胶布,治疗碗内盛开水,胃肠减压器滑车牵引固定架,绳、剪刀
检查气囊	• 检查三腔二囊管质量及有无漏气,检查方法有三种
留置导管	• 携用物至床旁,查对患者姓名、床号。检查吸引器。取下义齿,检查患者鼻腔,清洁鼻腔。取卧位,铺中单 • 戴手套,充分润滑食道囊以下的导管壁及气囊壁,嘱患者深呼吸,自鼻腔将 S-B 管插入 • 管端达咽喉部 14~16 cm 时,嘱患者做吞咽动作。插管 65~70 cm 时,经过检查确认以达到胃腔,用止血钳夹住管口。准确地注入气量,先向胃囊注气 200~300 mL,压迫到位,正确连接管路,如仍有出血再向食管囊注气 100~150 mL • 正确方法洗胃 • 反复冲洗,并记录颜色、性质、数量,标明日期时间及深度 • 置管后取侧卧位避免分泌物误入气管
置管后护理	• 间隔放气:每间隔一段时间应放松食管气囊及胃囊以缓解压迫压力,以防发生压迫性溃疡。具体如下: 一般初始留置后第 12 h 放气一次,继而逐渐缩短放气时间,后固定为每 6 h 放气一次。放气前需作评估,了解有无活动性出血、凝血功能情况,无异常时方可进行。放气时应缓慢抽气(过急抽气易致胃食道黏膜撕脱伤),并注意观察胃管内是否突然出血增多现象,若出现需重新打涨气囊

（续表）

主要步骤	技术要求
置管后护理	<ul><li>若置管 12 h 且放食道囊及胃囊气体 30 min 后仍无明显出血者,可向前送管 2～3 cm 后固定管道,观察 24 h,无继续出血者可考虑拔除三腔二囊管</li><li>放气完毕后再次充气需重新测压、固定,维持原态以达止血目的</li><li>生命体征监测:严密观察生命体征的变化,详细记录胃肠减压引流液及呕血的颜色、性质及数量,判断出血进展情况</li><li>防治窒息:动态观察导管置入深度,警惕发生导管脱出,若气囊破裂,导管可上滑堵塞咽喉引起严重的呼吸困难,甚至窒息。一旦有上述情况发生,应立即应用剪刀剪断两个气囊(气囊迅速排气)并拔除三腔二囊管</li><li>若超过 3 天仍不能止血,则应考虑手术治疗</li></ul>
拔管流程	<ul><li>拔管前评估:胃管内无血性胃内容抽出,无呕血,粪便转黄;12 h 内胃潜血、血常规血色素无明显变化、凝血功能正常;血压、心率等生命体征情况稳定</li><li>胃囊、食道囊放气状态下,沿绑于三腔二囊管食道囊后端的小儿吸痰管打入石蜡油 20～30 mL,向前送管 2～3 cm,10 min 后,缓慢、轻巧、连续不停顿地拔管,以免拔管时损伤黏膜再次出血</li><li>观察囊壁下的血迹,了解出血的部位,协助诊断</li><li>拔管后清洁口鼻腔,嘱患者及时吐出口咽部分泌物和咳痰或负压清除</li></ul>
整理观察记录	<ul><li>再次核对床号、姓名、执行单,询问患者感受,整理床单位</li><li>整理用物并按消毒原则处理(口述)</li><li>洗手,记录(口述)</li></ul>

[注意事项]

1. 置三腔管气囊压迫时间不超过 48 h,每隔 12 h 气囊放气 5～10 min,以防食道胃底黏膜发生糜烂、坏死。

2. 记录每日胃液吸出量及性质,以供每日补充水、电解质时参考。

3. 每日口腔护理 2～4 次,从鼻腔沿三腔管滴石蜡油数滴。

4. 防止过度牵拉或滑脱而造成食道气囊堵塞咽喉导致窒息,特别在气囊注气牵引时,如患者发生呼吸困难,要立即放松牵引和抽出食道气囊内空气,如发生严重呼吸困难或窒息,应立即剪断三腔管。

5. 胃肠减压器,负压维持在 8 kPa 以利引流,用毕按要求处理。

6. 出血停止 12 h 后,方可从胃管内注入药液,注入前要认清标记,严防灌错到食道气囊或胃气囊引起气囊破裂。

7. 肝病患者为避免诱发肝昏迷,可通过胃管注入药液,促使肠道内积血和其他含氮物质排出,同时抑制肠道细菌以减少氨的生成。

8. 出血 48～72 h 后,可考虑拔管,拔管前先完全抽去气囊内空气,继续观察 12 h,如无出血可吞服石蜡油 30～50 mL,润滑管壁后再拔管,以免因血块的黏滞拉破黏膜再次出血。

[实训评价]

项目 名称	操作流程	技术要求	分值	扣分及 说明	备注
评估与 准备 10分	评估解释 （5分）	• 评估患者病情、意识、鼻腔通畅情况、呼吸状况、配合程度 • 了解患者既往有无插管经历，向患者解释，取得患者合作	3 2		
	准备 （5分）	• 护士准备：衣帽整洁，洗手、戴口罩 • 用物准备：治疗盘、治疗巾、三腔二囊管、石蜡油、纱布、棉签、50 mL注射器、血管钳二把、沙袋（0.5 kg）。胶布，治疗碗内盛开水，胃肠减压器滑车牵引固定架、绳、剪刀	1 4		
实施 85分	检查气囊 （5分）	• 检查三腔二囊管质量及有无漏气，检查方法有三种	5		
	留置导管 （25分）	• 携用物至床旁，查对患者姓名、床号。检查吸引器。取下义齿，检查患者鼻腔，清洁鼻腔。取卧位，铺中单 • 戴手套，充分润滑食道囊以下的导管壁及气囊壁，嘱患者深呼吸，自鼻腔将S-B管插入 • 管端达咽喉部（14～16 cm）时，嘱患者做吞咽动作。插管65～70 cm时，经过检查确认已达到胃腔，用止血钳夹住管口。准确地注入气量，压迫到位，正确连接管路 • 正确方法洗胃 • 反复冲洗，并记录颜色、性质、量，标明日期时间及深度	5 5 5 5 5		
	置管护理 （30分）	• 间隔放气：每间隔一段时间应放松食管气囊及胃囊以缓解压迫压力，以防发生压迫性溃疡。具体如下： 一般初始留置后第12 h放气一次，继而逐渐缩短放气时间，后固定为每6 h放气一次。放气前需作评估，了解有无活动性出血、凝血功能情况，无异常时方可进行。放气时应缓慢抽气（过急抽气易致胃食道黏膜撕脱伤），注意放气时有无胃管内突然出血增多现象。若有出现需重新打涨气囊 • 若置管12 h且放食道囊及胃囊气体30 min后仍无明显出血者，可向前送管2～3 cm后固定管道，观察24 h，无继续出血者可考虑拔除三腔二囊管 • 放气完毕后再次充气需重新测压、固定，维持原态以达止血目的 • 生命体征监测：严密观察生命体征的变化，详细记录胃肠减压引流液及呕血的性、质及量，判断出血进展情况 • 防治窒息：动态观察导管置入深度，警惕发生导管脱出，若气囊破裂，导管可上滑堵塞咽喉引起严重的呼吸困难，甚至窒息。一旦有上述情况发生，应立即应用剪刀剪断两个气囊（气囊迅速排气）并拔除三腔二囊管 • 若超过3天仍不能止血，则应考虑手术治疗	5 5 5 5 5 5		
	拔管 （20分）	• 拔管前评估：胃管内无血性胃内容抽出，无呕血，粪便转黄；12 h内胃潜血，血常规血色素无明显变化，凝血功能正常；血压、心率等生命体征情况稳定 • 胃囊、食道囊放气状态下，沿绑于三腔二囊管食道囊后端的小儿吸痰管打入石蜡油20～30 mL，向前送管2～3 cm，10 min后，缓慢、轻巧、连续不停顿地拔管，以免拔管时损伤黏膜再次出血	5 5		

（续表）

项目名称	操作流程	技术要求	分值	扣分及说明	备注
实施85分	拔管（20分）	• 观察囊壁下的血迹,了解出血的部位,协助诊断 • 拔管后清洁口鼻腔,嘱患者及时吐出口咽部分泌物和咳痰或负压清除	5 5		
	整理记录（5分）	• 再次核对床号、姓名、执行单,询问患者感受,整理床单位。 • 整理用物并按消毒原则处理(口述) • 洗手,记录(口述)	2 2 1		
综合评价5分	操作质量（5分）	• 动作轻稳、熟练、测量准确 • 患者安全、舒适,沟通有效,患者/家属对服务满意 • 时间_____min(核对—整理用物)	1 2 2		
操作时间		_____ min			
总 分			100		
得 分					

（谢巧玉）

实训项目 3-5　胃肠减压

［工作情景］

患者,女,40岁。突发腹痛两天伴肛门停止排便,入院诊断为肠梗阻。入院后医生给予进食、胃肠减压技术,请问护士该如何进行胃肠减压技术操作呢?

［实训目的］

1. 解除或者缓解肠梗阻所致的症状。

2. 进行胃肠道手术的术前准备,以减少胃肠胀气。

3. 术后吸出胃肠内气体和胃内容物,减轻腹胀,减少缝线张力和伤口疼痛,促进伤口愈合,改善胃肠壁血液循环,促进消化功能的恢复。

4. 通过对胃肠减压吸出物的判断,可观察病情变化和协助诊断。

［实训资源］

治疗盘、治疗碗2个内盛生理盐水或凉开水、治疗巾、小药杯(内放石蜡油棉球)、弯盘;12～14号胃管、20 mL注射器、纱布、胶布、鼻贴、镊子、止血钳、弯盘、压舌板、听诊器、胃肠减压器、无菌手套、执行单。

［建议学时］

2学时。

［实训方法］

主要步骤	技术要求
评估解释	• 询问、了解患者身体状况,评估患者鼻孔是否通畅 • 向患者及家属解释目的、过程及操作中配合方法,取得患者配合

（续表）

主要步骤	技术要求
准备	• 环境准备：环境清洁、无异味 • 操作者准备：衣帽整洁，修剪指甲，洗手、戴口罩 • 用物准备：治疗盘、治疗碗 2 个内盛生理盐水或凉开水、治疗巾、小药杯（内放石蜡油棉球）、弯盘；12～14 号胃管、20 mL 注射器、纱布、胶布、镊子、止血钳、弯盘、压舌板、听诊器、胃肠减压器、无菌手套、执行单
患者安全 与舒适	• 核对医嘱及执行单，根据病情、年龄，选择合适的胃管。备齐用物携至床旁，查对床号、姓名，备胶布 • 患者取半卧位或平卧位，颌下铺治疗巾，弯盘置于口角旁，清洁鼻孔 • 戴手套
检查润滑胃管	• 检查胃管是否通畅，测量插管长度（耳垂至鼻尖再至剑突下的长度），必要时用胶布作标记 • 润滑胃管前端
插管	• 再次核对床号、姓名 • 左手以纱布托住胃管，右手持镊子夹住胃管前端，沿一侧鼻孔缓缓插入，到咽喉部时（约 15 cm），嘱患者做吞咽动作，随后迅速将胃管插入所需长度 • 插管时出现恶心不适应休息片刻，嘱患者做深呼吸，随后再插入。插入不畅时应检查胃管是否盘在口中。插管过程中如果出现呛咳、呼吸困难、发绀等情况，表示误入气管，应立即拔出，休息后重插
验证胃管 在胃内	• 验证胃管是否在胃内，证实在胃内后，脱手套，胶布固定胃管 • 调节胃肠减压器的负压，将胃管与负压装置连接，妥善固定
整理观察记录	• 再次核对床号、姓名、执行单，擦净患者口鼻，询问患者感受，整理床单位 • 注意观察和记录引流液的颜色、量、性质（口述） • 整理用物并按消毒原则处理（口述） • 洗手，记录（口述）

[注意事项]

1. 应用前应了解患者有无上消化道出血史、严重的食道静脉曲张、食管梗阻、鼻腔出血，以防发生损伤。

2. 插管时应注意胃管插入的长度是否适宜，胃肠减压管插入深度为 55～68 cm，能使胃液引流量增多，起到良好的减压效果。

3. 胃肠减压期间，患者应停止饮食和口服药物，若需从胃管内注入药物，应夹管 1～2 h，以免注入药物被吸出。中药应浓煎，每次 100 mL 左右，防止量过多引起呕吐、误吸。

4. 要随时保持胃管的通畅和持续有效的负压，经常挤压胃管，勿使管腔堵塞，胃管不通畅时，可用少量生理盐水低压冲洗并及时回抽，避免胃扩张增加吻合张力而并发吻合瘘。胃管脱出后应严密观察病情，不应再盲目插入，以免戳穿吻合口。

5. 妥善固定胃肠减压管，避免受压、扭曲，留有一定的长管，以免翻身或活动时胃管脱出。负压引流器应低于头部。

6. 观察引流液的色泽、性质和引流量，并正确记录，如引流出胃肠液过多应注意有无体液不足和电解质的平衡，结合血清电解质和血气分析合理安排输液种类和调节输液量。一般胃肠术后 6～12 h 内可由胃管引流出少量血液或咖啡样液体,以后引流液颜色将逐渐变浅。若引流出大量鲜血,患者出现烦躁、血压下降、脉搏增快、尿量减少等,应警惕有吻合口出血。对肠梗阻患者,密切观察腹胀等症状有无好转,若引流出血性液体,应考虑有绞窄性肠梗阻的可能。对有消化道出血史的患者,出现有鲜血引出时,应立即停止吸引并积极处理出血。胃肠减压的同时,还要密切观察病情变化。

7. 每日给予雾化吸入和插管鼻腔滴石腊油,以帮助痰液咳出和减少胃管对鼻黏膜的刺激,减轻患者咽喉部疼痛。鼓励患者深呼吸,有效咳嗽排痰,预防肺部并发症。

8. 做好口腔护理,防止口腔炎、腮腺炎。口腔不洁可能成为术后吻合口感染的危险因素;术后因禁食等因素,细菌容易在口腔内滋生繁殖,易引起吻合口感染,所以做好口腔护理至关重要。

9. 当病情好转,无明显腹胀,肠蠕动恢复和肛门排气后应及时停止胃肠减压。拔管时,应先将吸引装置与减压管分离,钳闭减压管,嘱患者屏气,迅速拔除减压管。若为肠内减压,使用双腔管者,腹胀消除后,将双腔气囊内空气抽尽,双腔管仍留在肠内 1～2 d,待肠梗阻解除后再拔出。

[实训评价]

项目名称	操作流程	技术要求	分值	扣分及说明	备注
评估与准备 20分	评估解释 (10分)	• 询问、了解患者身体状况,评估患者鼻孔是否通畅 • 向患者及家属解释目的、过程及操作中配合方法,取得患者配合	5 5		
	准备 (10分)	• 环境准备:环境清洁、无异味 • 操作者准备:衣帽整洁,修剪指甲,洗手、戴口罩 • 用物准备:治疗盘、治疗碗 2 个内盛生理盐水或凉开水、治疗巾、小药杯(内放石蜡油棉球)、弯盘;12～14 号胃管、20 mL 注射器、纱布、胶布、镊子、止血钳、弯盘、压舌板、听诊器、胃肠减压器,无菌手套,执行单	2 3 5		
实施 75分	患者安全与舒适 (15分)	• 核对医嘱及执行单,根据病情、年龄,选择合适的胃管。备齐用物携至床旁,查对床号、姓名,备胶布 • 患者取半卧位或平卧位,颌下铺治疗巾,弯盘置于口角旁,清洁鼻孔 • 戴手套	8 5 2		
	检查润滑胃管 (7分)	• 检查胃管是否通畅,测量插管长度(耳垂至鼻尖再至剑突下的长度),必要时用胶布作标记 • 润滑胃管前端	5 2		
	插管 (20分)	• 再次核对床号、姓名 • 左手以纱布托住胃管,右手持镊子夹住胃管前端,沿一侧鼻孔缓缓插入,到咽喉部时(约 15 cm),嘱患者做吞咽动作,随后迅速将胃管插入所需长度 • 插管时出现恶心不适应应休息片刻,嘱患者做深呼吸,随后再插入。插入不畅时应检查胃管是否盘在口中。插管过程中如果出现呛咳、呼吸困难、发绀等情况,表示误入气管,应立即拔出,休息后重插	2 10 8		

项目名称	操作流程	技术要求	分值	扣分及说明	备注
实施 75分	验证胃管 在胃内 (15分)	• 验证胃管是否在胃内,证实在胃内后,脱手套,胶布固定胃管 • 调节胃肠减压器的负压,将胃管与负压装置连接,妥善固定	10 5		
	整理观察 记录(18分)	• 再次核对床号、姓名、执行单,擦净患者口鼻,询问患者感受,整理床单位 • 注意观察和记录引流液的颜色、量、性质(口述) • 整理用物并按消毒原则处理(口述) • 洗手,记录(口述)	5 5 5 3		
综合评价 5分	操作质量 (5分)	• 动作轻稳、熟练、测量准确 • 患者安全、舒适,沟通有效,患者/家属对服务满意 • 时间6 min(核对、整理用物)	1 2 2		
操作时间		_____ min			
总　　分			100		
得　　分					

(谢巧玉)

模块四　呼吸系统疾病患者的护理

实训项目 4-1　动脉血气标本采集

[工作情景]

患者张某,男,78 岁。因不明原因的呼吸困难、发绀、意识模糊入院,请问针对这种情况,张某现在需要做什么检查?

[实训目的]

1. 判断呼吸功能。

2. 评估酸碱平衡状态。

[实训资源]

①治疗盘:碘伏、棉签、2 mL 肝素注射液、5 mL 注射器(血分析专用注射器),无菌纱布、无菌软木塞、带盖无菌治疗盘;②采血单、治疗巾、小垫枕、弯盘(必要时备手套)、耳温枪;③治疗车、免洗洗手液、锐器盒、医疗垃圾桶、生活垃圾桶。

[建议学时]

2 学时。

[实训方法]

主要步骤	技术要求
评估解释	• 询问、了解患者身体状况,了解患者吸氧状况或者呼吸机参数的设置,血红蛋白含量 • 向患者解释动脉采血的目的及穿刺方法,取得患者配合 • 评估患者穿刺部位皮肤及动脉搏动情况,选桡动脉穿刺时应先做 Allen 实验 • 六步洗手,戴口罩
核对检查	• 二人核对医嘱、采血单 • 检查无菌物品是否在有效期 • 检查药液质量
核对解释	• 备齐用物携至患者床旁,核对患者信息(床号、姓名、住院号)
测量体温	• 用耳温枪为患者测量体温
皮肤消毒	• 协助患者取舒适体位;垫小垫枕与治疗巾,并准备无菌纱布放于治疗巾上 • 先抽取少量肝素液 0.5～1 mL 湿润注射器后排尽(或者使用专用血气针) • 消毒皮肤(直径≥8 cm;2 次消毒)并消毒操作者食指和中指或者戴无菌手套
穿刺采血	• 再次核对 • 用已消毒的食指、中指摸清动脉搏动最强点,固定并绷紧皮肤,另一手持注射器,在搏动最强点处逆血流方向进针,进针角度分别为桡动脉 45°,股动脉 90°,缓慢进针 • 见回血时,保持该角度不变,固定。待动脉血自动顶入血气针 • 左手用无菌纱布按压穿刺点,右手拔针 • 迅速将针尖斜面全部插入橡皮塞内,以达到密封状态

(续表)

主要步骤	技术要求
标本处理	• 轻轻转动注射器将血摇匀(标本无凝固,严格隔绝空气)
整理记录	• 安置患者于舒适体位,放呼叫器于易取处 • 嘱患者按压 5～10 min,并告知注意事项 • 整理床单位及用物 • 六步洗手,取口罩 • 填写血气分析申请单 • 标本立即送检

[注意事项]

1. 严格注意无菌操作,预防感染,消毒面积 8～10 cm。

2. 穿刺部位按压 5～10 min 至不出血为止。

3. 有出血倾向的患者慎用(不选用深动脉穿刺,按压时间延长或行加压包扎)。

4. 若患者饮热水、洗澡、运动,休息 30 min 后再取血。

5. 吸痰后 20 min 后再取血,呼吸机参数稳定 30 min 后,FiO_2 改变 15 min 后采血。

6. 采血前向患者解释,动作轻柔,操作熟练。

7. 作血气分析时注射器内勿有空气,必须用稀释的肝素液湿润注射器,且采血前必将肝素液及空气排空,否则易引起酸碱失衡及氧浓度的判断误差。标本应立即送检,一般从标本采集至监测不超过 30 min,以免影响结果,特殊情况在冰箱冷藏(0 ℃～4 ℃)不超过 2 h,肝素比例控制在 1∶20,采血量在 1 mL 为宜。

8. 下肢静脉血栓患者,避免从股动脉及下肢动脉采血。

9. 如有特殊用药患者,应适当延长压迫止血时间,尽量避免进行股动脉穿刺。

10. 填写血气分析申请单时要注明采血时间、体温、患者吸氧方法、氧浓度、氧流量、机械呼吸的各种参数等。

[实训评价]

项目名称	操作流程	技术要求	分值	扣分及说明	备注
操作过程 65 分	评估解释 (10 分)	• 询问、了解患者身体状况,了解患者吸氧状况或者呼吸机参数的设置,血红蛋白含量 • 向患者解释动脉采血的目的及穿刺方法,取得患者配合 • 评估患者穿刺部位皮肤及动脉搏动情况,选桡动脉穿刺时应先做 Allen 实验 • 六步洗手洗手、戴口罩	2 2 4 2		
	核对检查 (8 分)	• 二人核对医嘱、采血单 • 检查无菌物品是否在有效期 • 检查药液质量	2 4 2		
	核对解释 (2 分)	• 备齐用物携至患者床旁,核对患者信息(床号、姓名、住院号)	2		
	测量体温 (5 分)	• 用耳温枪为患者测量体温	5		

（续表）

项目名称	操作流程	技术要求	分值	扣分及说明	备注
操作过程 65分	皮肤消毒（12分）	• 协助患者取舒适体位，垫小垫枕与治疗巾，并准备无菌纱布放于治疗巾上	2		
		• 先抽取少量肝素液0.5～1 mL湿润注射器后排尽（或者使用专用血气针）	4		
		• 消毒皮肤（直径≥8 cm；2次消毒）并消毒操作者食指和中指或者戴无菌手套	6		
	穿刺采血（22分）	• 再次核对	2		
		• 用已消毒的食指、中指摸清动脉搏动最强点，固定并绷紧皮肤，另一手持注射器，在搏动最强点处逆血流方向进针，进针角度分别为桡动脉45°，股动脉90°，缓慢进针	8		
		• 见回血时，保持该角度不变，固定。待动脉血自动顶入血气针	2		
		• 左手用无菌纱布按压穿刺点，右手拔针	4		
		• 充分排尽注射器内空气	4		
		• 迅速将针尖斜面全部插入橡皮塞内，以达到密封状态	2		
	标本处理（6分）	• 轻轻转动注射器将血摇匀（标本无凝固，严格隔绝空气）	6		
操作后 15分	整理记录（15分）	• 安置患者于舒适体位，放呼叫器于易取处	2		
		• 嘱患者按压5～10 min，并告知注意事项	2		
		• 整理床单位及用物	2		
		• 六步洗手，取口罩	3		
		• 记录采血执行记录卡	3		
		• 标本立即送检	3		
综合评价 20分	关键环节（18分）	• 一次穿刺成功	4		
		• 标本有效	4		
		• 严格无菌观念	4		
		• 查对到位	3		
		• 注意保护患者安全和职业防护	3		
	护患沟通（2分）	• 沟通有效、充分体现人文关怀	2		
操作时间		__5__ min			
总　　分			100		
得　　分					

（黄　莉）

实训项目 4-2　血氧饱和度监测

[工作情景]

患者王某，男，68岁，有多年慢性支气管炎病史，最近两年在体力活动后出现胸闷、呼吸困难，近段时间出现喘息、胸闷，医嘱为患者监测血氧饱和度。请问：护士如何正确为患者进行血氧饱和度监测？

［实训目的］

判断患者是否缺氧，以及缺氧程度，为诊断和治疗提供依据。

［实训资源］

①治疗盘：75％乙醇、无菌干棉签（一次性）；②血氧饱和度监护仪、治疗单；③治疗车、免洗洗手液、医疗垃圾桶、生活垃圾桶。

［建议学时］

1 学时。

［实训方法］

主要步骤	技术要求
自身准备	• 仪表端庄，着装整洁
双人核对	• 核对医嘱、治疗单
评估指导	• 患者病情，意识状态，给氧情况 • 局部皮肤及指（趾）甲情况 • 周围光照条件、是否有电磁干扰，监护仪器的性能是否良好 • 解释操作目的，取得患者配合
操作前准备	• 六步洗手，戴口罩 • 检查监护仪及导联线等是否完好
核对解释	• 携用物至患者床旁，核对床号、姓名
安全舒适	• 患者体位舒适，注意保暖
检查仪器	• 连接电源，打开电源开关，检查监护仪是否正常
皮肤准备	• 观察患者指（趾）端血液循环 • 清洁患者局部皮肤及指（趾）甲
正确连接	• 将传感器正确安放于患者手指、足趾或耳廓处，使其光源透过局部组织，保证接触良好 • 根据患者病情调整波幅及报警界限
整理记录	• 安置患者于舒适体位，放呼叫器于易取处 • 整理床单位及用物 • 告知患者注意事项 • 六步洗手，取口罩 • 记录执行单 • 定时观察并记录所测数值
用物处置	• 按消毒技术规范要求分类处理使用后物品

［操作视频］

［注意事项］

1. SpO_2 监测报警低限设置为 96％，发现异常及时通知医生。

2. 注意休克、体温过低、低血压或使用血管收缩药物、贫血、偏瘫、指甲过长。

3. 注意同侧手臂测量血压、周围环境光照太强、电磁干扰及涂抹指甲油等对监测结果的影响。

4. 注意更换传感器的位置，以免皮肤受损或血液循环受阻。

5. 怀疑 CO 中毒的患者不宜选用脉搏血氧检测仪。

[实训评价]

项目名称	操作流程	技术要求	分值	扣分及说明	备注
操作过程 67 分	自身准备（2分）	• 仪表端庄，着装整洁	2		
	核对检查（5分）	• 核对医嘱、治疗单	5		
	评估指导（8分）	• 患者病情，意识状态，给氧情况 • 局部皮肤及指(趾)甲情况 • 周围光照条件、是否有电磁干扰，监护仪器的性能是否良好 • 解释操作目的，取得患者配合	2 2 2 2		
	操作前准备（7分）	• 六步洗手，戴口罩 • 检查监护仪及导联线等是否完好	2 5		
	核对解释（4分）	• 携用物至患者床旁，核对床号、姓名	4		
	安全舒适（5分）	• 患者体位舒适，注意保暖	5		
	检查仪器（8分）	• 连接电源，打开电源开关，检查监护仪是否正常	8		
	皮肤准备（10分）	• 观察患者指(趾)端血液循环 • 清洁患者局部皮肤及指(趾)甲	5 5		
	正确连接（18分）	• 将传感器正确安放于患者手指、足趾或耳廓处，使其光源透过局部组织，保证接触良好，松紧适宜 • 根据患者病情调整波幅及报警界限	10 8		
操作后 18 分	整理记录（16分）	• 安置患者于舒适体位，放呼叫器于易取处 • 整理床单位及用物 • 告知患者注意事项 • 六步洗手，取口罩 • 记录执行单 • 定时观察并记录所测数值（口述）	2 2 5 2 2 3		
	用物处置（2分）	• 按消毒技术规范要求分类处理使用后物品	2		
综合评价 15 分	关键环节（12分）	• 严格执行查对制度 • 达到心电监护目的，波形清楚 • 设定报警界限，未关闭报警声音 • 探头放置合适 • 导线固定美观，导线未打折缠绕	2 3 3 2 2		
	护患沟通（3分）	• 沟通有效、充分体现人文关怀	3		
操作时间		_____ min			
总　　分			100		
得　　分					

（黄　莉）

实训项目 4-3　气管切开护理

[工作情景]

患者,女,55 岁。车祸后,颅脑损伤,昏迷,伴肺部感染,分泌物较多,行气管切开术保持呼吸道通畅。护士该如何为患者做好气管切开术后护理?

[实训目的]

1. 清除患者呼吸道分泌物,保持呼吸道通畅。

2. 定期更换无菌内套管,预防呼吸道感染。

3. 更换气管切口处敷料,清除切口处分泌物,保持切口清洁,预防气管切口的感染。

4. 促进创面愈合,使患者舒适。

[实训资源]

①气管切开护理盘:开口纱布、无菌纱布、无菌治疗碗(内置碘伏棉球)、血管钳、镊子;②吸痰护理盘:一次性吸痰管(内含无菌手套一只)、无菌治疗碗、镊子、无菌纱布、治疗巾;③听诊器、0.9%氯化钠(瓶装)、弯盘、记录单、标签纸、治疗车、免洗洗手液、医疗垃圾桶、生活垃圾桶;④电动吸痰器包括连接管、干燥的空瓶(均备于床头)。

[建议学时]

2 学时。

[实训方法]

主要步骤	技术要求
评估解释	• 核对患者信息,向患者解释并取得合作 • 评估患者病情、意识、生命体征、SpO₂ 等 • 评估气管切口敷料、气管套管固定情况
吸痰准备	• 给予患者高流量吸氧 3～5 min(口述) • 检查吸引器各处连接是否正确、有无漏气 • 打开吸痰器开关,翻折连接管前端,调节负压 • 六步洗手,戴口罩 • 检查药液标签、药液质量 • 打开瓶装生理盐水,倒生理盐水(瓶签向掌心,冲洗瓶口,从原处倒出) • 注明开瓶日期和时间
吸痰操作	• 协助患者取去枕仰卧位,铺治疗巾于颌下 • 取下患者气管切开口处敷料 • 检查吸痰管型号、有效期 • 打开吸痰管包装,戴无菌手套,取出吸痰管 • 连接管与吸痰管连接 • 试吸生理盐水,检查吸痰管是否通畅 • 阻断负压,将吸痰管经气管套管插入气管内,遇阻力后略上提 • 吸痰时左右旋转,自深部向上吸净痰液 • 每次吸痰<15 s • 吸痰过程中密切观察患者痰液情况、生命体征、SpO₂(口述) • 吸痰后给予患者高流量吸氧 3～5 min(口述)

（续表）

主要步骤	技术要求
吸痰操作	• 抽吸生理盐水冲洗吸痰管,将吸痰管与连接管断开 • 将吸痰管连同手套弃于污染垃圾桶内,关闭吸引器,将连接管放置妥当 • 六步洗手
更换敷料	• 取下开口纱布,评估气管切口伤口情况 • 碘伏棉球消毒擦拭气管套管周围皮肤,一次一个棉球,直径超过 8 cm,方向从内向外,消毒两遍 • 重新垫入无菌开口纱布衬于套管和皮肤中间 • 套管口覆盖湿润纱布并固定 • 检查气管套管的固定带松紧度
评价效果	• 观察患者生命体征、SpO_2 变化 • 肺部听诊判断吸痰效果(左右锁骨中线上、中、下)
整理记录	• 安置患者于舒适体位,放呼叫器于易取处 • 整理床单位及用物 • 告知注意事项 • 六步洗手,取下口罩 • 记录痰液量、色、性状、黏稠度,气管切开伤口情况
护患沟通	• 沟通有效、充分体现人文关怀
关键环节	• 无菌观念强 • 注意保护患者安全和职业防护 • 垃圾分类处理

［操作视频］

［注意事项］

1. 严格无菌操作预防感染,操作宜轻,避免套管活动引起咳嗽。减少对患者的刺激。

2. 每日 2~3 次切口护理,做好口腔护理。观察套管有无移位,切口有无感染;如敷料及切口有异常分泌物应及时送检做分泌物培养及药敏试验。金属内套管每天更换 3~4 次。长期置管遵医嘱定期更换气管套管,有污染随时更换。

3. 妥善固定防止套管滑脱,必要时约束患者双手以防止患者意外拔管。系带松紧度,以容纳一指为宜,系死结。密切观察病情及生命体征,若患者呼吸困难,气胸、皮下或纵隔气肿,气管内及切口有活动性出血、感染等情况及时报告医生并配合处理。

4. 按需及时吸痰,配合翻身、气道湿化,清醒患者指导有效咳嗽,遵医嘱予雾化吸入和排痰治疗。

5. 堵管和拔管:遵医嘱试行部分堵管 1~2 日,无呼吸困难及缺氧症状时再完全堵管 2~4 日,仍无不良反应即可拔管,拔管后 24 h 床边常规备气管切开包。

6. 使用一次性气管切开套管的患者,应保证气囊的正常压力,避免漏气。

[实训评价]

项目名称	操作流程	技术要求	分值	扣分及说明	备注
操作过程 80 分	评估解释（8分）	• 核对患者信息,向患者解释并取得合作 • 评估患者病情、意识、生命体征、SpO₂ • 评估气管切口敷料、气管套管固定情况	4 2 2		
	吸痰准备（18分）	• 给予患者高流量吸氧3～5 min(口述) • 检查吸引器各处连接是否正确、有无漏气 • 打开吸痰器开关,翻折连接管前端,调节负压 • 六步洗手,戴口罩 • 检查药液标签、药液质量 • 打开瓶装生理盐水,倒生理盐水(瓶签向掌心,冲洗瓶口,从原处倒出) • 注明开瓶日期和时间	2 2 4 2 2 4 2		
	吸痰操作（34分）	• 协助患者取去枕仰卧位,铺治疗巾于颌下 • 取下患者气管切开口处辅料 • 检查吸痰管型号、有效期 • 打开吸痰管包装,戴无菌手套,取出吸痰管 • 连接管与吸痰管连接 • 试吸生理盐水,检查吸痰管是否通畅 • 阻断负压,将吸痰管经气管套管插入气管内,遇阻力后略上提 • 吸痰时左右旋转,自深部向上吸净痰液 • 每次吸痰＜15 s • 吸痰过程中密切观察患者痰液情况、生命体征、SpO₂(口述) • 吸痰后给予患者高流量吸氧3～5 min(口述) • 抽吸生理盐水冲洗吸痰管,将吸痰管与连接管断开 • 将吸痰管连同手套弃于污染垃圾桶内,关闭吸引器,将连接管放置妥当 • 六步洗手	2 2 2 4 2 2 4 4 2 2 2 2 2 2		
	更换敷料（14分）	• 取下开口纱布,评估气管切口伤口情况 • 碘伏棉球消毒擦拭气管套管周围皮肤,一次一个棉球,直径超过8 cm,方向从内向外,消毒两遍 • 重新垫入无菌开口纱布衬于套管和皮肤中间 • 套管口覆盖湿润纱布并固定 • 检查气管套管的固定带松紧度	2 6 2 2 2		
	评价效果（6分）	• 观察患者生命体征、SpO₂ 变化 • 肺部听诊判断吸痰效果(左右锁骨中线上、中、下)	2 4		
操作后 10 分	整理记录（10分）	• 安置患者于舒适体位,放呼叫器于易取处 • 整理床单位及用物 • 告知注意事项 • 六步洗手,取下口罩 • 记录痰液量、色、性状、黏稠度,气管切开伤口情况报告操作完毕(计时结束)	2 2 2 2 2		

（续表）

项目名称	操作流程	技术要求	分值	扣分及说明	备注
综合评价 10分	护患沟通（2分）	• 沟通有效、充分体现人文关怀	2		
	关键环节（8分）	• 无菌观念强 • 注意保护患者安全和职业防护 • 垃圾分类处理	4 2 2		
操作时间		_____ min			
总　　分			100		
得　　分					

（祝　睿）

实训项目 4-4　胸腔闭式引流瓶更换

［工作情景］

患者，张某，男，30 岁。因开放性血气胸入院，入院后行胸腔闭式引流术。请问，护士如何做好该患者胸腔闭式引流的护理？

［实训目的］

1. 保持引流通畅，引流胸腔内渗液、血液及气体。

2. 重建胸膜腔内负压、维持纵隔的正常位置。

3. 防止逆行感染。

4. 便于观察引流液的颜色和引流量。

［实训资源］

①治疗盘：无菌密闭水封瓶一套、无菌纱布、无菌棉签、碘伏、胶带、无菌生理盐水；②治疗巾、大弯血管钳 2 把、弯盘；③治疗车、免洗洗手液、锐器盒、医疗垃圾桶、生活垃圾桶。

［建议学时］

2 学时。

［实训方法］

主要步骤	技术要求
评估解释	• 核对患者信息，向患者解释并取得合作 • 评估患者患者生命体征，胸痛及呼吸困难程度，呼吸频率、节律 • 观察胸腔闭式引流管局部情况，置管深度，有无皮下气肿 • 查看水封瓶密闭性，水柱波动情况（正常水柱波动 4～6 cm），引流液的颜色、性质及量，咳嗽时有无气泡溢出 • 六步洗手，戴口罩
核对检查	• 二人核对医嘱、治疗单 • 检查胸腔闭式引流瓶 • 检查无菌物品

（续表）

主要步骤	技术要求
准备引流瓶	• 逐层打开胸腔闭式引流瓶 • 用纱布包裹引流管口 • 按取倒无菌溶液的方法将生理盐水倒入引流瓶中（长管位于水下 3～4 mL 为宜） • 用胶布做好标记 • 整理用物,再次洗手
核对解释	• 备齐用物携至患者床旁,核对患者信息（床号、姓名、住院号）
再次观察	• 协助患者取半卧位 • 鼓励患者咳嗽,观察引流瓶内水柱波动情况 • 将清洁的引流瓶放在合适的位置
分离连接管	• 铺一次性治疗巾与引流管下方 • 用血管钳对向夹闭引流管 • 打开无菌纱布 • 在无菌纱布的包裹下分离连接管
消毒	• 用棉签消毒引流管 2 次
连接	• 在无菌纱布的保护下将胸腔引流管与更换的水封瓶长管连接 • 用胶带牢固固定连接处
正确安置	• 松开大弯血管钳 • 挤压胸腔引流管,同时嘱患者深吸气后咳嗽,观察水柱波动情况 • 妥善固定胸腔引流管
整理记录	• 协助患者半卧位,整理床单位 • 告知患者注意事项 • 处理用物,分类放置 • 洗手,取口罩记录引流液颜色、量
拔管	• 符合拔管指征,可考虑拔管 • 核对患者信息,向患者解释并取得合作 • 协助患者坐在床沿或躺向健侧,嘱患者深吸气后屏住呼吸 • 协助医师在患者吸气末拔管,并用凡士林纱布和厚纱布封闭创口并包扎
观察记录	• 洗手 • 拔管后 24 h 内密切观察并记录患者有无胸闷、呼吸困难、发绀,引流管口有无漏气、渗液,管口周围有无皮下气肿等

［注意事项］

1. 严格执行无菌技术操作及查对制度,预防感染、护理差错事故发生。

2. 水封瓶 24 h 更换一次,预防感染,保持术区辅料清洁、干燥,若有渗出及时更换。

3. 更换水封瓶时需要双重夹闭引流管,但应尽量减少夹闭时间。

4. 妥善固定引流管,防止牵拉、打折、扭曲、受压。

5. 在确保引流管通畅的前提下,不推荐常规挤压来预防引流管堵塞,但若观察到血凝块或碎屑堵塞引流管使引流不畅,可以挤捏堵塞处以尝试疏通引流管,若挤捏后仍不能使引流通畅,则不应继续强行挤压引流管,应将情况向医生汇报。

6. 密切观察引流液的颜色,出血量大于 100～200 mL/h 且连续 3 h,呈鲜红色有血凝块,同时伴有脉搏增快,提示有活动性出血可能,及时通知医生,观察局部伤口有无渗血、渗液及皮下气肿。

7. 如患者有气胸或者胸腔引流管不断排出大量气体时,禁止夹闭胸腔引流管。

8. 意外情况的处理:

(1)水封瓶被打破或接头滑脱时,对于引流液体的患者,应立即用血管钳夹闭或返折近胸端胸引管,再行更换。如果有气胸或者胸腔引流管不断排出大量气体时,应禁止夹闭胸腔引流管,直接立即更换水封瓶,以免造成张力性气胸。

(2)如果引流管自胸壁伤口意外脱出,对于引流液体的患者应立即用手顺纹理方向捏紧引流口周围皮肤,立即通知医生处理,对于气胸的患者,应该用密闭的无菌纱布覆盖穿刺处,同时确保气体可以溢出。

9. 一般术后 72 h,无气体、液体排出,或 24 h 内引流量在 100 mL 以下,X 线检查肺膨胀良好,即可拔管。拔管后观察患者有无呼吸困难、皮下气肿、伤口渗液及出血等症状,有异常及时通知医生。

10. 留置管路期间,做好管路固定,预防非计划性拔管的发生。

[实训评价]

项目名称	操作流程	技术要求	分值	扣分及说明	备注
操作过程60分	评估解释(10分)	• 核对患者信息,向患者解释并取得合作 • 评估患者生命体征,胸痛及呼吸困难程度,呼吸频率、节律 • 观察胸腔闭式引流管局部情况、置管深度,有无皮下气肿 • 查看水封瓶密闭性,水柱波动情况(正常水柱波动 4～6 cm),引流液的颜色、性质及量,咳嗽时有无气泡溢出 • 六步洗手,戴口罩	2 2 2 2 2		
	核对检查(6分)	• 二人核对医嘱、治疗单 • 检查胸腔闭式引流瓶 • 检查无菌物品	2 2 2		
	准备引流瓶(10分)	• 逐层打开胸腔闭式引流瓶 • 用纱布包裹引流管口 • 按取倒无菌溶液的方法将生理盐水倒入引流瓶中(长管位于水下 3～4 mL 为宜) • 用胶布做好标记 • 整理用物,再次洗手	2 2 2 2 2		
	核对解释(2分)	• 备齐用物携至患者床旁,核对患者信息(床号、姓名、住院号)	2		
	再次观察(6分)	• 协助患者取半卧位 • 鼓励患者咳嗽,观察引流瓶内水柱波动情况 • 将清洁的引流瓶放在合适的位置	2 2 2		
	分离连接管(9分)	• 铺一次性治疗巾与引流管下方 • 用血管钳双重夹闭引流管 • 打开无菌纱布 • 在无菌纱布的包裹下分离连接管	2 2 2 3		

（续表）

项目名称	操作流程	技术要求	分值	扣分及说明	备注
操作过程 58 分	消毒（2分）	• 用棉签消毒引流管 2 次	2		
	连接（5分）	• 在无菌纱布的保护下将胸腔引流管与更换的水封瓶长管连接	3		
		• 用胶带牢固固定连接处	2		
	正确安置（8分）	• 松开大弯血管钳	2		
		• 挤压胸腔引流管，同时嘱患者深吸气后咳嗽，观察水柱波动情况	2		
			2		
		• 妥善固定胸腔引流管	2		
操作后 10 分	整理记录（10分）	• 协助患者半卧位，整理床单位	2		
		• 告知患者注意事项	4		
		• 处理用物，分类放置	2		
		• 洗手、取口罩，记录引流液颜色、量	2		
拔管 12 分	拔管	• 符合拔管指征，可考虑拔管	2		
		• 核对患者信息，向患者解释并取得合作	2		
		• 协助患者坐在床沿或躺向健侧，嘱患者深吸气后屏住呼吸	2		
		• 协助医师在患者吸气末拔管，并用凡士林纱布和厚纱布封闭创口并包扎	2		
	观察记录	• 六步洗手	2		
		• 拔管后 24 h 内密切观察并记录患者有无胸闷、呼吸困难、发绀，引流管口有无漏气、渗液，管口周围有无皮下气肿等	2		
综合评价 20 分	关键环节（16分）	• 引流装置处于密闭状态，胸腔闭式引流通畅	4		
		• 更换水封瓶方法是否正确	4		
		• 严格无菌观念	4		
		• 查对到位	2		
		• 注意保护患者安全和职业防护	2		
	护患沟通（4分）	• 沟通有效、充分体现人文关怀	4		
操作时间		_____ min			
总　　分			100		
得　　分					

（黄　莉）

实训项目 4-5　有效咳嗽

[工作情景]

患者，王某，男，55 岁。因支气管肺炎入院，现喉咙有痰咳不出来。请问：作为主管护士应如何协助患者排痰呢？

［实训目的］

1. 保持呼吸道通畅。

2. 预防患者发生窒息、吸入性肺炎、肺不张等并发症。

［实训资源］

听诊器、纸巾、治疗巾、漱口杯、弯盘、按需备枕头。

［建议学时］

2 学时。

［实训方法］

主要步骤	技术要求
评估解释	• 抄写治疗单 • 检查听诊器性能 • 核对患者信息,向患者解释并取得合作 • 评估患者进食时间、肺部情况、病情、意识、合作程度 • 洗手,戴口罩
核对解释	• 备齐用物携至患者床旁,核对患者信息(床号、姓名、住院号)
安置体位	• 调节病房室温及湿度 • 询问患者需求,摇低床头、放下近侧床栏、妥善处理各种管道 • 协助患者翻身取侧卧位,面向操作者
叩背	• 检查患者背部皮肤情况 • 手掌微曲成杯状,用手腕力量,从肺底至肺尖,由外向内迅速有节奏叩击胸背部震动气道
铺治疗巾	• 将治疗巾铺与患者口旁,为患者准备纸巾
指导咳嗽	• 指导患者先深吸一口气,屏气 2~3 s,再用力咳嗽,并为患者示范,训练患者有效咳嗽 • 协助患者排痰,保护患者伤口,观察病情、呼吸情况 • 协助患者漱口 • 观察痰液的性状、量、颜色,听诊评估拍背排痰效果
整理记录	• 整理用物及患者床单位,协助患者取舒适卧位,按需使用床栏 • 向患者交代注意事项 • 将呼叫器放于患者可及位置 • 洗手、取口罩、记录

［操作视频］

［注意事项］

1. 拍背时体位合适:半坐卧位或侧卧位、屈膝、上身前倾。

2. 有伤口者,指导患者双手按压在切口部位,减轻咳嗽引起的伤口疼痛。

3. 胸部叩击时用单层薄布保护胸廓,叩击时避开乳房、心脏、骨突、拉链、纽扣处,力量适中,以患者无不适感为宜。

4. 胸部叩击每次 5～15 min,尽量安排在餐后 2 h 至餐前 30 min 完成,以免引起呕吐。

[实训评价]

项目名称	操作流程	技术要求	分值	扣分及说明	备注
操作过程 75分	评估解释 (16分)	• 抄写治疗单 • 检查听诊器性能 • 核对患者信息,向患者解释并取得合作 • 评估患者进食时间、肺部情况、病情、意识、合作程度 • 洗手,戴口罩	2 2 4 6 2		
	核对检查 (4分)	• 备齐用物携至患者床旁,核对患者信息 (床号、姓名、住院号)	4		
	安置体位 (10分)	• 调节病房室温及湿度 • 询问患者需求,摇低床头、放下近侧床栏、妥善处理各种管道 • 协助患者翻身取侧卧位,面向操作者	2 2 6		
	叩背 (14分)	• 检查患者背部皮肤情况 • 手掌微曲成杯状,用手腕力量,从肺底至肺尖,由外向内迅速有节奏叩击胸背部震动气道	2 12		
	铺治疗巾 (4分)	• 将治疗巾铺与患者口旁,为患者准备纸巾	4		
	指导咳嗽 (27分)	• 指导患者先深吸一口气,屏气 2～3 s,再用力咳嗽,并为患者示范,训练患者有效咳嗽 • 协助患者排痰,保护患者伤口,观察病情、呼吸情况 • 协助患者漱口 • 观察痰液的性状、量、颜色,听诊评估拍背排痰效果	9 9 4 5		
操作后 10分	整理记录 (10分)	• 整理用物及患者床单位,协助患者取舒适卧位,按需使用床栏 • 向患者交代注意事项 • 将呼叫器放于患者可及位置 • 洗手、取口罩、记录	2 4 2 2		
综合评价 15分	关键环节 (10分)	• 操作熟练、正确、轻稳 • 关爱患者,患者无不舒适感	5 5		
	护患沟通 (5分)	• 沟通有效、充分体现人文关怀	5		
操作时间		_____ min			
总 分			100		
得 分					

（黄 莉）

实训项目 4-6　呼吸功能锻炼

[工作情景]

患者,男,70 岁。反复咳嗽、咳痰 10 余年,每年超过 3 个月,常因感冒受凉加重。查体:双肺可闻及散在干湿啰音。诊断:慢性阻塞性肺疾病。医生嘱患者:缓解期避免受凉,坚持呼吸功能锻炼。护士该如何指导患者进行呼吸功能锻炼?

[实训目的]

1. 增加气道压力,加强胸、膈、腹肌的肌力。

2. 增大肺活量,改善心肺功能。

3. 减少发生肺部感染、肺心病、呼吸衰竭等并发症。

[实训资源]

多功能病床、床旁椅。

[建议学时]

1 学时。

[实训方法]

主要步骤	技术要求
评估	• 评估患者的年龄、病情、意识、治疗等情况,有无呼吸困难、窒息先兆等 • 评估心理反应和合作程度
核对、解释	• 核对医嘱执行单、腕带、床头卡上的床号、姓名 • 解释呼吸功能锻炼的目的、方法和注意事项,取得患者配合
缩唇呼吸	• 指导患者取立位、平卧位或半卧位,两手分别放于前胸部和上腹部 • 用鼻缓慢吸气时,膈肌最大程度下降,腹肌松弛,腹部凸出,手感到腹部上抬 • 用口呼气时,腹肌收缩,膈肌松弛,膈肌随腹腔内压增加而上抬,手感到腹部下降
腹式呼吸	• 指导患者闭口经鼻吸气,然后缩唇(吹口哨样)缓慢呼气,同时收缩腹部 • 吸气与呼气时间比为 1:2 或 1:3
缩唇腹式呼吸	• 指导患者将缩唇呼吸和腹式呼吸的动作同时进行
观察、记录	• 观察、记录患者呼吸情况

[操作视频]

[注意事项]

1. 缩唇大小程度与呼气流量,以能距口唇 15～20 cm 处,与口唇等高水平的蜡烛火焰随气流倾斜又不至于熄灭为宜。

2. 缩唇呼吸和腹式呼吸每天训练 3～4 次,每次重复 8～10 遍,以不觉疲惫为宜。

3. 腹式呼吸需要增加能量消耗,因此指导患者只能在疾病恢复期进行训练。

[实训评价]

项目名称	操作流程	技术要求	分值	扣分及说明	备注
评估 12分	患者准备 (8分)	• 评估患者病情、心理 • 核对患者,向患者解释 • 评估患者知识水平、合作程度	2 4 2		
	环境准备 (4分)	• 整洁、安静、安全 • 温湿度适宜	2 2		
计划 8分	护士准备 (4分)	• 着装规范	4		
	用物准备 (4分)	• 备物齐全 • 检查装置性能	2 2		
实施 55分	缩唇呼吸 (15分)	• 指导吸气方法正确 • 指导呼气方法正确 • 吸呼气时间比正确(1:2或1:3)	5 5 5		
	腹式呼吸 (15分)	• 指导患者取适宜体位 • 指导吸气抬腹方法正确 • 指导呼气收腹方法正确	5 5 5		
	缩唇腹式 呼吸(20分)	• 指导同时进行缩唇呼吸和腹式呼吸方法正确 • 吸呼时间比正确	10 10		
	整理 (5分)	• 整理床单位符合要求 • 整理用物。污物处理正确(符合医疗废物处理原则)	3 2		
评价 25分	操作质量 (10分)	• 操作熟练、正确、轻稳 • 关爱患者,患者无不舒适感 • 沟通技巧运用适当	3 4 3		
	操作时间 (5分)	• 10 min	5		
	知识提问 (10分)	• 回答正确、全面	10		
操作时间		_____ min			
总 分			100		
得 分					

(祝 睿)

实训项目 4-7 呼吸机的使用

[工作情景]

患者,王某,男,78岁。因呼吸困难、口唇发绀、烦躁,测得血氧饱和度85%,需要立即呼吸机辅助呼吸。请问:应如何为患者做好呼吸机的护理?

[实训目的]

1. 改善通气功能,缓解呼吸困难。

2. 提高肺通气量,改善肺换气功能。

3. 对缺氧危象者及麻醉术中、心肺复苏、术后呼吸予以支持。

[实训资源]

①无创呼吸机、一次性呼吸机管道、口鼻面罩、湿化罐、听诊器、灭菌注射用水;②治疗盘:75%的乙醇、棉签、输液器;③治疗车、免洗洗手液、锐器盒、医疗垃圾桶、生活垃圾桶;④治疗单。

[建议学时]

2学时。

[实训方法]

主要步骤	技术要求
评估解释	• 核对患者信息,向患者解释并取得合作 • 评估病情、意识、合作程度 • 六步洗手,戴口罩
核对检查	• 二人核对医嘱 • 检查无菌物品
核对解释	• 备齐用物携至患者床旁,核对患者信息(床号、姓名、住院号)
安置体位	• 协助患者取舒适体位,必要时协助患者排痰 • 将无创呼吸机安置于患者床的右侧,连接电源、氧源 • 六步洗手法洗手、戴口罩
安置湿化罐	• 将湿化罐打开安置于加湿器上
连接呼吸机	• 连接呼吸机各个管道及口鼻面罩 • 检查呼吸机管路分水器是否严密
准备湿化罐	• 打开无菌注射用水,用酒精棉签消毒 • 取输液器连接无菌注射用水 • 将连接好的无菌注射用水挂于呼吸机的固定架上 • 将输液器乳头部与湿化罐的注水端连接,注水至水位线 • 开湿化器,调节适宜温度为 32 ℃
调节呼吸机	• 打开呼吸机开关,调节呼吸机工作参数 • 确认呼吸机正常工作,按暂停送气键
固定面罩	• 再次核对患者 • 将呼吸机与患者正确连接 • 调节面罩松紧度,打开呼吸机送气键
整理记录	• 安置患者于舒适体位,放呼叫器于易取处 • 指导呼吸技巧,告知注意事项 • 整理床单位及用物 • 六步洗手,取口罩 • 记录

［注意事项］

1. 患者自主呼吸达不到 12 次/min、神志不清、烦躁不合作是绝对禁忌证。
2. 吃饭喝水时一定暂停通气,以免引起呛咳导致窒息。
3. 停电或机器故障时迅速解下头带,打开面罩。
4. 及时添加灭菌注射用水,以利痰液湿化。
5. 管道内冷凝水不可倒流入湿化器内。
6. 注意卧位合适,气道处于打开状态。
7. 上机撤机时一定先保证面罩和机器断开连接再上机和撤机,以免引起患者不适。
8. 及时评估上机后患者病情改善状况,若无改善及时通知医生准备有创机械通气。

［实训评价］

项目 名称	操作流程	技术要求	分值	扣分及 说明	备注
操作 过程 73 分	评估解释 (8 分)	• 核对患者信息,向患者解释并取得合作 • 评估病情、意识、合作程度 • 六步洗手、戴口罩	4 2 2		
	核对检查 (6 分)	• 二人核对医嘱 • 检查无菌物品	2 4		
	核对解释 (2 分)	• 备齐用物携至患者床旁,核对患者信息(床号、姓名、住院号)	2		
	安置体位 (8 分)	• 协助患者取舒适体位,必要时协助患者排痰 • 将无创呼吸机安置于患者床的右侧,连接电源、氧源 • 六步洗手、戴口罩	4 2 2		
	安置湿化罐 (2 分)	• 将湿化罐打开安置于加湿器上	2		
	连接呼吸机 (10 分)	• 连接呼吸机各个管道及口鼻面罩 • 检查呼吸机管路分水器是否严密	8 2		
	准备湿化罐 (14 分)	• 打开无菌注射用水,用酒精棉签消毒 • 取输液器连接无菌注射用水 • 将连接好的无菌注射用水挂于呼吸机的固定架上 • 将输液器乳头部与湿化罐的注水端连接,注水至水位线 • 开湿化器,调节适宜温度为 32 ℃	2 2 2 4 4		
	调节呼吸机 (13 分)	• 打开呼吸机开关,调节呼吸机工作参数 • 确认呼吸机正常工作,按暂停送气键	8 5		
	固定面罩 (10 分)	• 再次核对患者 • 将呼吸机与患者正确连接 • 调节面罩松紧度,打开呼吸机送气键	2 4 4		
操作后 12 分	整理记录 (12 分)	• 安置患者于舒适体位,放呼叫器于易取处 • 指导呼吸技巧,告知注意事项 • 整理床单位及用物 • 六步洗手,取口罩 • 记录	2 4 2 2 2		

（续表）

项目名称	操作流程	技术要求	分值	扣分及说明	备注
综合评价15分	关键环节（13分）	• 呼吸机管道连接正确、严密 • 呼吸机参数设置合理 • 面罩松紧度适宜 • 查对到位 • 注意呼吸机报警,并及时排除	3 3 3 2 2		
	护患沟通（2分）	• 沟通有效、充分体现人文关怀	2		
操作时间		_____ min			
总　　分			100		
得　　分					

（黄　莉）

模块五 传染病患者的护理

实训项目 5-1 穿脱隔离衣、防护服

[工作情景]

患者,男,9岁。因细菌性痢疾住感染科,现在患者需输液治疗。请问针对这种情况,护士该采取哪种防护方法呢?

[实训目的]

1. 保护工作人员和患者,防止病原微生物播散。

2. 避免交叉感染。

[实训资源]

①消毒液、流水洗手设备、干手设备、避污纸;②隔离衣、一次性防护服(图5-1)、一次性医用橡胶手套(图5-2);③挂衣架、医疗垃圾袋;④实训室。

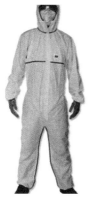
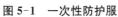

图5-1 一次性防护服

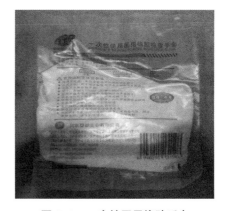

图5-2 一次性医用橡胶手套

[建议学时]

2学时。

[实训评价]

项目名称	操作流程	技术要求	分值	扣分及说明	备注
操作过程90分	核对(6分)	• 二人核对医嘱 • 核对患者信息,向患者解释并取得合作 • 六步洗手,戴口罩	2 2 2		
	用物准备(3分)	• 输液物品 • 隔离衣、一次性医用橡胶手套	2 1		

(续表)

项目名称	操作流程	技术要求	分值	扣分及说明	备注
操作过程 90分	穿隔离衣（43分）（口诀：一左二右三抖袖，四系领子五扣袖，七拉左来八拉右，带子系在腰前头）	• 工作服、帽子穿戴整齐 • 取下手表等首饰 • 卷袖过肘	2 1 2		
		• 手持衣领取下隔离衣，清洁面向自己 • 将衣领两端向外翻折，露出肩袖内口	3 3		
		• 右手持衣领，左手伸入袖内 • 右手将衣领向上拉，使左手露出 • 换手持衣领，依上法穿好另一袖 • 举起双手将衣袖向上抖	2 2 2 2		
		• 两手持衣领，由前向后理顺领边，扣上领扣 • 再扣肩扣、袖扣	5 2		
		• 两手分别从腰部自一侧衣缝向下约5 cm处渐向前拉 • 见到衣边后自衣外2 cm处捏住边缘，手不可触隔离衣内面	3 3		
		• 两手在背后对齐边缘向后下方拉直，多余部分向一边卷好，以一手按住卷折处，一手解松腰带活结 • 将带拉至背后交叉，绕至前侧打一活结 • 戴一次性手套，手套包裹隔离衣袖口	5 3 3		
	脱隔离衣（38分）	• 治疗结束，脱一次性手套。离手套边缘2 cm处捏起手套污染面，翻转脱下第一只手套 • 清洁手插入第二只手套内面翻转脱下第二只手套，放入医疗垃圾袋内	3 2		
		• 解开腰带，在前面打一活结	3		
		• 解开肩扣、袖扣，在肘部将部分衣袖塞入工作服衣袖下	6		
		• 六步洗手，干手 • 解开领扣	5 2		
		• 右手食、中指伸入左袖内拉下衣袖过手，用遮盖着的左手在外面拉下右侧衣袖 • 两手在衣袖内使衣袖对齐，双臂逐渐退出	7 3		
		• 两手持领，将隔离衣两边对齐，挂在衣钩上（如挂在潜在污染区，清洁面向外；挂在污染区，清洁面向内） • 需更换的隔离衣，脱下后清洁面向外，卷好投入污物袋中报告操作完毕（计时结束）	5 2		
综合评价 10分	关键环节（7分）	• 一次穿成功 • 一次脱成功 • 职业防护观念强	2 2 3		
	护患沟通（3分）	• 沟通有效、充分体现人文关怀	3		

(续表)

项目名称	操作流程	技术要求	分值	扣分及说明	备注
	操作时间	_____ min			5 min
总　　分			100		
得　　分					

［操作视频］

［注意事项］

1. 严格执行标准预防：在接触患者的血液、分泌物、体液、排泄物、黏膜与非完整皮肤时必须采取相应的隔离措施。

2. 门外设立隔离衣悬挂架（柜或壁橱），备消毒液、流水洗手设备、干手设备、一次性医用橡胶手套、避污纸。

3. 工作人员进入隔离室应按规定戴口罩、帽子、穿隔离衣或者防护服，只能在规定范围内活动。一切操作要严格遵守隔离规程，接触患者或污染物品后必须消毒双手。

4. 护理人员穿隔离衣或者防护服进隔离室前，必须备齐所需的物品，并集中执行各种护理操作，以减少穿脱隔离衣或者防护服的次数和洗手的频率。

5. 凡患者接触过的物品或落地的物品应视为污染，消毒后方可给他人使用；患者的衣物、信件、钱币等经熏蒸消毒后才能交家人带回；患者的排泄物、分泌物、呕吐物须经消毒处理后方可排放入公共下水道；需送出病区处理的物品，置污物袋内，袋外应有明显标记。

6. 穿一次性防护服的原则是从下到上的顺序，脱则相反。

实训项目 5-2　结核菌素试验

［工作情景］

患者，女，18岁。因咳嗽、低热、乏力1周，现在患者需结核菌素试验协助诊断。请问针对这种情况，护士该如何操作呢？

［实训目的］

1. 为接种卡介苗提供依据，如结核菌素试验阳性时，表明体内已感染过结核菌，无须再接种卡介苗。

2. 为测定免疫效果提供依据：一般在接种卡介苗3个月以后，应做结核菌素试验，了解机体对卡介苗是否产生免疫力。假如结核菌素阳性，表示卡介苗接种成功，反之需重新再进行卡介苗接种。

3. 用于诊断与鉴别诊断：结核菌素试验对青少年儿童及老年人的结核病的诊断和鉴别有重要作用，是普遍运用的辅助检查手段。

[实训资源]

①治疗盘:皮肤消毒液(75%乙醇)、无菌干棉签(一次性)、结核菌素纯蛋白衍化物(图 5-3)、0.9%氯化钠 10 mL、5 mL 注射器 1 具、1 mL 注射器(蓝芯)、小标签、急救药品;②一次性医用橡胶手套、治疗巾、小垫枕、弯盘、注射执行单、注射执行记录卡、计时器;③治疗车、免洗洗手液、锐器盒、医疗垃圾桶、生活垃圾桶;④测量尺。

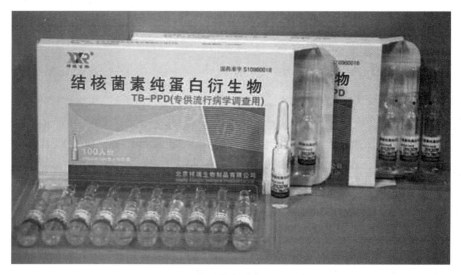

图 5-3　结核菌素纯蛋白衍化物

[建议学时]

2 学时。

[实训评价]

项目名称	操作流程	技术要求	分值	扣分及说明	备注
操作过程79 分	评估解释(7 分)	• 二人核对医嘱 • 核对患者信息,向患者解释并取得合作 • 六步洗手,戴口罩	2 3 2		
	核对检查(5 分)	• 二人核对医嘱、注射卡 • 核对药液标签 • 检查药液质量	2 1 2		
	准备药液(12 分)	• 启瓶盖 • 两次消毒瓶塞至瓶颈 • 检查注射器包装、有效期与质量 • 将 5 mL 注射器吸取 1 mL 0.9%氯化钠注入 PPD 瓶内,标准剂量是 5 结核菌素单位(0.1 mL) • 1 mL 注射器吸取 1 mL,贴床号小标签	1 2 2 5 2		
	核对解释(5 分)	• 备齐用物携至患者床旁,核对患者信息(床号、姓名、住院号) • 戴一次性手套	2 3		

（续表）

项目 名称	操作流程	技术要求	分值	扣分及 说明	备注
操作 过程 79 分	皮肤消毒 （6 分）	• 协助患者取舒适体位；垫小垫枕与治疗巾 • 选择前臂掌侧下 1/3 处 • 消毒皮肤（直径≥8 cm；2 次消毒）	2 2 2		
	皮内注射 （20 分）	• 再次核对 • 左手绷紧注射部位皮肤 • 右手持注射器，针头斜面向上与皮肤呈 5°刺入皮内 • 待针尖斜面全部进入皮内后以左手拇指固定针栓，右手推注药液 0.1 mL 可见圆形隆起的皮丘，并显露毛孔 • 注射完毕拔出针头，切勿按压	2 5 5 5 3		
	整理床单位 （12 分）	• 注射后再次核对 • 向患者解释注意事项，清理用物 • 整理床单位，安置患者于舒适体位，放呼叫器于易取处	2 5 5		
	分类处理 用物（12 分）	• 分类处理用物 • 脱一次性手套，离手套边缘 2 cm 捏起手套污染面，翻转脱下第一只手套 • 清洁手插入第二只手套内面翻转脱下第二只手套，放入医疗垃圾袋内 • 六步洗手	3 3 3 3		
操作后 11 分	观察、记录 （4 分）	• 记录注射执行记录卡 • 15～30 min 巡视病房一次（口述）	2 2		
	判断结果 （6 分）	• 阴性。在 48～72 h 后观察结果，无硬结或硬结平均直径 ＜5 mm 者，无全身反应 • 阳性。硬结平均直径≥5 mm 为阳性，其中 5～9 mm 为一般阳性，10～19 mm 为中度阳性，20 mm 及以上局部有水泡、出血、坏死及淋巴管炎者均为强阳性 • 记录。我国规定以 72 h 为观察反应时间，72 h 测量反应，记录方法是将测得的硬结横径（mm）×纵径（mm）表示，如有水泡、硬结、坏死和淋巴结炎时，应作记录	2 2 2		
	洗手（1 分）	• 六步洗手，干手 报告操作完毕（计时结束）	1		
综合 评价 10 分	关键环节 （7 分）	• 一次皮内注射成功 • 皮试液要现用现配，剂量要准确 • 严格无菌技术操作 • 职业防护观念强	2 2 2 1		
	护患沟通 （3 分）	• 沟通有效、充分体现人文关怀	3		
操作时间		_____ min			
总　　分			100		
得　　分					

[操作视频]

[注意事项]

1. 做 PPD 试验前必须询问患者的过敏史、用药史、家族史,如所用药物过敏,严禁做试验并与医生联系。

2. 严格遵守注射原则,防止交叉感染。

3. 药物过敏试验禁用碘酊消毒。

4. 注射完毕,嘱患者勿揉局部。

5. 试验结果二人同时在场判断。

实训项目 5-3　咽拭子标本采集

[工作情景]

患者,男,15 岁。因流涕、咽痛、咳嗽、发热 2 天,现在需要采集咽拭子标本以确诊。请问针对这种情况,护士该如何操作呢?

[实训目的]

从咽部和扁桃体取分泌物作细菌培养或病毒分离。

[实训资源]

①治疗盘:化验单、咽拭子培养管(图 5-4)、压舌板、生理盐水、手电筒、无菌生理盐水、火柴、酒精灯、小标签或者条形码等;②一次性医用橡胶手套;③治疗车、免洗洗手液、锐器盒、医疗垃圾桶、生活垃圾桶。

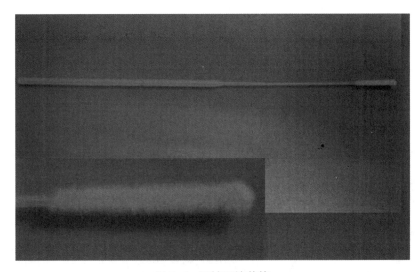

图 5-4　咽拭子培养管

[建议学时]

1学时。

[实训评价]

项目名称	操作流程	技术要求	分值	扣分及说明	备注
操作过程62分	核对医嘱（2分）	• 二人核对医嘱	2		
	评估解释（10分）	• 核对患者信息（床号、姓名、住院号），了解患者病情，口腔黏膜和咽部感染情况 • 向患者解释，取得合作	5 5		
	操作准备（10分）	• 护士准备：衣帽整洁，洗手，戴口罩 • 用物准备：化验单、咽拭子培养管、火柴、压舌板、生理盐水、手电筒、无菌生理盐水、酒精灯、小标签等	5 5		
	标本采集（40分）	• 备齐用物携至患者床旁，再次核对患者信息 • 戴一次性手套 • 协助患者取舒适体位，协助患者用清水漱口 • 点燃酒精灯，然后让患者张口发"啊"音，暴露咽喉（必要时用压舌板将舌头下压） • 取出培养管中的拭子，轻柔、迅速地擦拭两腭弓、咽及腭扁桃体上的分泌物（作真菌培养时应在口腔溃疡面取分泌物） • 取毕，将试管在酒精灯上火焰上消毒 • 将拭子插入试管中，紧塞瓶塞 • 贴小标签或者条形码，注明标本留取时间，及时送检	3 2 5 5 10 5 5 5		
操作后28分	整理床单位（12分）	• 操作结束后再次核对 • 向患者解释注意事项，清理用物 • 整理床单位，安置患者于舒适体位，放呼叫器于易取处	2 5 5		
	洗手、记录（16分）	• 分类处理用物 • 脱一次性手套，离手套边缘2 cm捏起手套污染面，翻转脱下第一只手套 • 清洁手插入第二只手套内面翻转脱下第二只手套，放入医疗垃圾袋内 • 六步洗手，干手 • 记录	4 3 3 4 2		
综合评价10分	关键环节（7分）	• 采集标本一次成功 • 严格无菌技术操作 • 职业防护观念强	3 2 2		
	护患沟通（3分）	• 沟通有效、充分体现人文关怀	3		
操作时间		_____ min			
总　　分			100		
得　　分					

［注意事项］

1. 采集标本时,方法应正确,注意培养瓶口消毒,保持容器无菌,以免影响检验结果。

2. 采集动作应轻柔,以免刺激患者咽部引起呕吐或不适。

3. 标本用于真菌培养时,应在口腔溃疡面上取分泌物。

4. 最好在使用抗菌药物治疗前采集标本。

5. 避免在进食后 2 h 内留取咽拭子标本,以防呕吐。棉签不要触及其他部位以免影响检验结果。

实训项目 5-4　常规痰标本采集

［工作情景］

患者,男,61 岁,咳嗽、咳痰、发热 5 天,现在需要采集痰标本,以确诊和协助治疗。请问针对这种情况,护士该如何操作呢?

［实训目的］

1. 明确致病菌或者癌细胞,为诊断治疗提供依据。

2. 病情追踪,减少细菌耐药性。

［实训资源］

①治疗盘:化验单、痰标本容器(图 5-5)、漱口液、小标签或者条形码等;②一次性医用橡胶手套;③治疗车、免洗洗手液、锐器盒、医疗垃圾桶、生活垃圾桶;④必要时备吸痰装置。

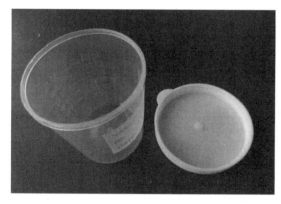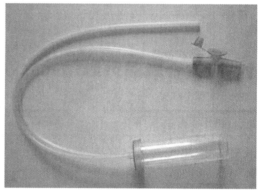

图 5-5　痰标本容器

［建议学时］

2 学时。

[实训评价]

项目名称	操作流程	技术要求	分值	扣分及说明	备注
操作过程 62分	核对医嘱 (2分)	• 二人核对医嘱	2		
	评估解释 (10分)	• 核对患者信息(床号、姓名、住院号) • 向患者解释,取得合作	5 5		
	操作准备 (10分)	• 护士准备:衣帽整洁,洗手,戴口罩 • 用物准备:化验单、痰标本容器、漱口液、小标签或条形码等。必要时备吸痰装置	5 5		
	标本采集 (40分)	• 备齐用物携至患者床旁,再次核对患者信息 • 贴小标签或者条形码于容器上 ① 能自行留痰者: • 戴一次性手套。嘱患者用温开水漱口,观察有无食物残渣 • 帮助患者拍背 • 嘱患者深呼吸数次后用力咳出气管深处的痰液于无菌痰液收集器内,盖好瓶盖 ② 人工辅助呼吸者: • 戴无菌手套 • 将痰液收集器连接在负压吸引器上 • 打开吸引器开关,将导管插入咽喉深部,留取痰液标本5～10 mL后加盖 • 擦净患者口唇 • 注明标本留取时间,及时送检	3 2 3 5 5 2 5 10 3 2		
操作后 28分	整理床单位 (12分)	• 操作结束后再次核对 • 向患者解释注意事项,清理用物 • 整理床单位,安置患者于舒适体位,放呼叫器于易取处	2 5 5		
	洗手、记录 (16分)	• 分类处理用物 • 脱手套,离手套边缘2 cm捏起手套污染面,翻转脱下第一只手套 • 清洁手插入第二只手套内面翻转脱下第二只手套,放入医疗垃圾袋内 • 六步洗手,干手 • 记录	4 3 3 4 2		
综合评价 10分	关键环节 (7分)	• 采集标本一次成功 • 严格无菌技术操作 • 职业防护观念强	3 2 2		
	护患沟通 (3分)	• 沟通有效、充分体现人文关怀	3		
操作时间		_____ min			
总　　分			100		
得　　分					

[注意事项]

1. 采集标本时,方法应正确,注意培养瓶口消毒,保持容器无菌,以免影响检验结果。

2. 标本容器加盖,避免痰中微生物播散。避免将唾液、漱口水、鼻涕等混入痰中。

3. 留取 24 h 痰液时,要注明起止时间。除 24 h 痰标本外,痰液收集时间宜选择在清晨。

4. 查痰培养及肿瘤细胞的标本应立即送检。

5. 遵循无菌原则,每次吸痰时均须更换吸痰管,应先吸气管内,再吸口鼻处;吸痰前整理呼吸机管路,倾倒冷凝水。

6. 掌握适宜的吸痰时间。注意吸痰管插入是否顺利,遇有阻力时,应分析原因,不得粗暴操作。选择型号适宜的吸痰管,吸痰管外径应小于等于气管插管内径的 1/2。

7. 保护胸部、腹部有伤口者,防止咳嗽时伤口疼痛、裂开。

(王正银)

模块六　妊娠、分娩和产褥期妇女的护理

实训项目 6-1　听胎心音技术

[工作情景]

孕妇,女,25 岁,足月临产入院,为了解胎儿在宫内的情况,护士可采取哪种快速便捷的检查方法呢?

[实训目的]

1. 能使用听筒或超声多普勒正确监测胎儿心音。

2. 学会判断胎心与胎动、胎心与宫缩之间的关系,评估胎儿宫内安危情况。

[实训资源]

①治疗盘:多普勒胎心仪,听筒或听诊器,耦合剂或湿棉棒、弯盘;②带秒针的钟(表),清洁纸巾、护理记录单;③治疗车、免洗洗手液、医疗垃圾桶、生活垃圾桶;④检查床;⑤屏风。

[建议学时]

2 学时。

[实训方法]

主要步骤	技术要求
核对解释	• 核对孕妇信息,向孕妇解释并取得合作 • 告知孕妇/家属胎心音的机器所发出胎心音的特征;正常胎心音的频率范围
评估	• 评估孕妇孕周是否达到 16 周以上、胎方位、胎动、自理能力、合作程度、耐受力、腹部皮肤是否完整,耦合剂避开破损处 • 确定听胎心音的时机:新入院时、交班前和接班时、潜伏期每隔 1～2 h 听一次,进入活跃期后每隔 15～30 min 听一次,第二产程每 5～10 min 听一次,在宫缩间歇期听胎心音 • 嘱孕妇排空膀胱 • 六步洗手,戴口罩
核对解释	• 备齐用物携至孕妇床旁,核对孕妇信息(床号、姓名、住院号)
胎心听诊	• 展开屏风,抬高床头 15°～30°,协助孕妇摆体位,取仰卧位,两腿屈曲略分开、协助孕妇解松裤带、将上衣拉至剑突处,裤子下拉至耻骨联合上方,充分暴露腹部 • 利用四步触诊法判断胎儿胎背、胎头位置 • 听筒听胎心音 　① 将木质听筒或听诊器放置于孕妇腹部上,且为胎儿胎背位置 　② 使听筒与腹壁成垂直且密切接触不留空隙,漏斗端靠近腹壁,圆筒端靠近操作者耳朵,手离开听筒 　③ 测量 1 min,计算胎心次数 • 多普勒听诊胎心音 　① 听诊位置与听筒一样

（续表）

主要步骤	技术要求
胎心听诊	② 在多普勒探头涂少许耦合剂,置于胎心最清楚部,调整音量。妊娠 24 周前,胎心音多在脐下正中或稍偏左或右听到;妊娠 24 周后胎心音多在胎儿背侧听得最清楚。胎背位置:枕先露,位于孕妇脐部下方(左或右);臀先露,位于脐部上方(左或右);横位,位于肚脐周围 ③ 听诊时间≥1 min,观察胎心率和心律的变化 ④ 帮助孕妇用卫生纸擦去耦合剂
整理记录	• 安置孕妇于舒适体位,放呼叫器于易取处 • 擦净多普勒探头上的耦合剂,把机器放在固定位置(多普勒听诊胎心音) • 整理床单位及用物 • 六步洗手,取口罩 • 记录胎心率,告知孕妇检查结果 • 清理治疗用物,分类放置

［注意事项］

1. 室内环境要安静,孕妇积极配合,不宜过度暴露孕妇的身体,注意保暖。

2. 触诊的力量要适度,手法要正确,切忌使用暴力。临产产妇在宫缩间歇听胎心音。

3. 听胎心音时,要注意与腹主动脉音、子宫杂音、脐带杂音相鉴别。①胎心音:呈双音,似钟表的滴答声,速度稍快。②子宫杂音:为血流流过扩大的子宫血管时出现的柔和的、吹风样的低音响。③腹主动脉音:为单调的咚咚样强音,与孕妇脉搏一致。④脐带杂音:为脐带血流受阻出现的、胎心音抑制的吹风样低音响,改变体位可消失。

4. 若胎心音小于 120 次/min 或大于 160 次/min,需立即触诊孕妇脉搏作对比鉴别,必要时吸氧,左侧卧位,进行胎心监护,通知医师。

5. 教会孕妇自我监测胎动方法,告知孕妇自我监测胎动的重要性。嘱孕妇每日早、中、晚各数一次胎动,3 次相加乘以 4 得 12 h 胎动次数,若胎动小于 3 次/h,12 h 胎动小于 10 次,或较前下降超过 50%且不能恢复者,提示胎儿缺氧。

［实训评价］

项目名称	操作流程	技术要求	分值	扣分及说明	备注
操作过程 60分	核对解释 (8分)	• 核对孕妇信息,向孕妇解释并取得合作 • 告知孕妇/家属胎心音的机器所发出胎心音的特征;正常胎心音的频率范围	3 5		
	评估 (19分)	• 评估孕妇孕周大小、胎方位、胎动、自理能力、合作程度、耐受力、腹部皮肤情况、膀胱情况 • 确定听胎心音的时机 • 嘱孕妇排空膀胱 • 六步洗手,戴口罩	8 4 4 3		
	核对解释 (3分)	• 备齐用物携至孕妇床旁,核对孕妇信息(床号、姓名、住院号)	3		

（续表）

项目名称	操作流程	技术要求	分值	扣分及说明	备注
操作过程 60分	胎心听诊（30分）	• 展开屏风,抬高床头 15°～30°,协助孕妇摆体位,取仰卧位,两腿屈曲略分开,协助孕妇解松裤带,将上衣拉至剑突处,裤子下拉至耻骨联合上方,充分暴露腹部 • 利用四步触诊法判断胎心音位置 • 在腹壁正确听诊部位涂上适量耦合剂 • 用多普勒胎心仪听诊胎心音,数 1 min 以上 • 用卫生纸擦净耦合剂	5 8 6 8 3		
操作后 20分	整理记录（20分）	• 安置孕妇于舒适体位,放呼叫器于易取处 • 擦净多普勒探头上的耦合剂,把机器放在固定位置 • 整理床单位及用物 • 六步洗手,取口罩 • 记录胎心率,告知孕妇检查结果 • 清理治疗用物,分类放置 报告操作完毕(计时结束)	3 3 3 3 5 3		
综合评价 20分	关键环节（12分）	• 评估全面 • 四步触诊方法正确 • 正确辨别胎心音 • 注意保护孕妇安全和隐私	3 3 3 3		
	护患沟通（8分）	• 沟通有效、充分体现人文关怀	8		
操作时间		_____ min			
总　　分			100		
得　　分					

（乔　珺）

实训项目 6-2　会阴湿热敷

［工作情景］

产妇,女,25 岁,产后三天诉会阴部疼痛难忍。查体:会阴部左侧切口红肿、触痛。请问针对这种情况,护士可以怎样帮助产妇减轻疼痛,促进会阴伤口尽快恢复呢?

［实训目的］

1. 理解会阴湿热敷的作用原理。

2. 能对会阴水肿、血肿、切口硬结及早期感染的产妇进行会阴湿热敷。

［实训资源］

①治疗盘:手套、医用凡士林、棉签、治疗碗(内置碘伏棉球若干)、治疗碗(内盛 50％硫酸镁,温度 41 ℃～48 ℃)、镊子 4 个、棉垫 1 块、无菌干棉球 1 包、无菌干纱布数块、弯盘 2 个;②消毒会阴垫、热水袋、护理记录单;③治疗车、免洗洗手液、医疗垃圾桶、生活垃圾桶;⑤屏风、浴巾等。

[建议学时]

2 学时。

[实训方法]

主要步骤	技术要求
核对解释	• 核对产妇信息,向产妇解释并取得合作 • 告知产妇操作的目的,可能出现的不适,并发症及注意事项;产妇配合的方法
评估	• 了解产妇疾病诊断、病情会阴湿热敷的目的、产妇对会阴湿热敷的认知程度及心理反应、外阴部伤口情况及阴道出血量,有无水肿、血肿、伤口硬结或感染 • 嘱产妇排空膀胱 • 六步洗手,戴口罩
核对解释	• 备齐用物携至产妇床旁,核对产妇信息(床号、姓名、住院号)
会阴擦洗	• 展开屏风,脱去对侧裤腿,盖在近侧腿部,并盖上浴巾,对侧腿用盖被遮盖 • 协助产妇取屈膝仰卧位,双膝屈曲向外分开,暴露会阴部 • 铺消毒会阴垫于臀下,将弯盘、无菌治疗碗置于产妇两腿间 • 戴手套,持物镊夹持碘伏棉球按顺序擦拭 • 擦洗三遍,顺序相同,每遍范围不超过上一遍。顺序由内向外,自上而下,先对侧后近侧进行:前庭正中→小阴唇→大阴唇→伤口→会阴体→两侧臀部→肛周。每擦一个部位要更换一块药液棉球,以防交叉感染
会阴湿热敷	• 无菌干纱布擦干,在湿热敷部位涂一薄层凡士林(或石蜡油),盖一层无菌干纱布 • 将敷布浸入热水或药液(如硫酸镁)中,取出拧至不滴水,抖开敷布敷在患处,外盖棉垫保暖 • 每3~5 min更换热敷纱布一次,治疗时间为15~20 min/次或在棉垫外用热水袋,可延长更换热敷时间
观察安置	• 撤下敷布,擦去凡士林或石蜡油 • 观察局部皮肤情况,询问产妇感觉 • 更换消毒会阴垫,穿好裤子 • 安置产妇于舒适体位,放呼叫器于易取处
整理记录	• 整理床单位及用物 • 六步洗手,取口罩 • 记录局部皮肤情况,记录热湿敷部位、时间、药液名称、浓度、温度、治疗效果、异常情况及处理措施和效果 • 清理治疗用物,分类放置

[注意事项]

1. 操作时注意保暖和遮挡,严格无菌操作。

2. 会阴擦洗时注意观察分泌物的性状及气味,观察会阴有无红肿,擦洗时有无疼痛等情况,有异常及时报告医生,协助处理并记录。

3. 湿热敷过程中要注意观察会阴切口及会阴肿胀情况,发现异常,应及时告知医生,遵医嘱给予相应处理。

4. 热敷面积应是病损范围的 2 倍,湿热敷的温度一般为 41 ℃～48 ℃或以自我感觉舒适为宜,防止烫伤。湿热敷时间为 30 min。

5. 对休克、虚脱、昏迷及术后感觉不敏感的产妇尤应警惕烫伤。

[实训评价]

项目名称	操作流程	技术要求	分值	扣分及说明	备注
操作过程64分	核对解释（8分）	• 核对产妇信息,向产妇解释并取得合作 • 告知产妇操作的目的,可能出现的不适,并发症及注意事项;产妇配合的方法	3 5		
	评估（12分）	• 了解产妇病情及诊断、会阴湿热敷的目的、产妇对会阴湿热敷的认知程度及心理反应、外阴部伤口情况及阴道出血量,有无水肿、血肿、伤口硬结或感染 • 嘱产妇排空膀胱 • 六步洗手,戴口罩	5 4 3		
	核对解释（3分）	• 备齐用物携至产妇床旁,核对产妇信息(床号、姓名、住院号)	3		
	会阴擦洗（19分）	• 展开屏风,脱去对侧裤腿,盖在近侧腿部,并盖上浴巾,对侧腿用盖被遮盖 • 协助产妇取屈膝仰卧位,双膝屈曲向外分开,暴露会阴部 • 铺消毒会阴垫于臀下,将弯盘、无菌治疗碗置于产妇两腿间 • 戴手套,持物镊夹持碘伏棉球按顺序擦拭 • 擦洗三遍,顺序相同,每遍范围不超过上一遍。顺序由内向外,自上而下,先对侧后近侧进行:前庭正中→小阴唇→大阴唇→伤口→会阴体→两侧臀部→肛周。每擦一个部位要更换一块药液棉球,以防交叉感染	2 3 2 2 10		
	会阴湿热敷（22分）	• 干纱布擦干,在湿热敷部位涂一薄层凡士林(或石蜡油),盖一层无菌干纱布 • 将敷布浸入热水或药液(如硫酸镁)中,取出拧至不滴水,抖开敷布敷在患处,外盖棉垫保暖 • 每3~5 min更换热敷纱布一次,治疗时间为15~20 min/次或在棉垫外用热水袋,可延长更换热敷时间	6 6 10		
操作后21分	观察安置（11分）	• 撤下敷布,擦去凡士林或石蜡油 • 观察局部皮肤情况,询问产妇感觉 • 更换消毒会阴垫,穿好裤子 • 安置产妇于舒适体位,放呼叫器于易取处	3 3 3 2		
	整理记录（10分）	• 整理床单位及用物 • 六步洗手,取口罩 • 记录局部皮肤情况,记录热湿敷部位、时间、药液名称、浓度、温度、治疗效果、异常情况及处理措施和效果 • 清理治疗用物,分类放置 　报告操作完毕(计时结束)	2 2 4 2		
综合评价15分	关键环节（12分）	• 严格无菌操作 • 注意观察伤口情况,了解产妇感受 • 正确指导产妇保持会阴清洁,预防感染 • 注意保暖和保护产妇隐私	3 3 3 3		
	护患沟通（3分）	• 沟通有效、充分体现人文关怀	3		

（续表）

项目名称	操作流程	技术要求	分值	扣分及说明	备注
	操作时间	_____ min			
	总　　分		100		
	得　　分				

（乔　珺）

实训项目 6-3　四步触诊法

［工作情景］

孕妇，女，25 岁，足月临产入院，为能了解胎先露、胎方位等基本情况，护士可采取哪种简单便捷的检查方法呢？

［实训目的］

1. 能准确测量出宫高、腹围。

2. 判断胎产式、胎先露、胎方位，评估子宫大小与妊娠周数是否相符。

［实训资源］

①治疗车、免洗洗手液、医疗垃圾桶、生活垃圾桶；②一次性垫单、卷尺、护理记录单；③检查床；④屏风等。

［建议学时］

2 学时。

［实训方法］

主要步骤	技术要求
核对解释	• 核对孕妇信息，向孕妇解释并取得合作 • 告知孕妇及家属四步触诊的目的和配合检查的方法
评估	• 评估孕妇妊娠周数 • 孕妇心理状态及合作程度 • 评估腹部皮肤情况及膀胱情况 • 协助孕妇排空膀胱 • 六步洗手，戴口罩
核对解释	• 备齐用物携至孕妇床旁，核对孕妇信息（床号、姓名、住院号）
腹部触诊	• 展开屏风，抬高床头 15°～30°，协助孕妇摆体位，取仰卧位，两腿屈曲略分开、协助孕妇解松裤带、将上衣拉至剑突处，裤子下拉至耻骨联合上方，充分暴露腹部 • 操作者位于孕妇右侧，面向孕妇，观察腹部形状及大小，腹壁紧张度，有无水肿、妊娠纹、手术疤痕以及有无悬垂腹等 • 测量宫高 ① 手测法（妊娠 16 周前） 　操作者左手五指并拢，用指腹及手掌尺侧面置于子宫底部并轻轻下压，了解子宫外形及子宫底高度

(续表)

主要步骤	技术要求
腹部触诊	② 尺测法(妊娠 20 周以后) 　用卷尺一端固定在耻骨联合上缘,沿腹部的弧度经肚脐量至子宫底的部位,测量宫高 • 测量腹围 　协助孕妇抬高腹部,快速将软尺用孕妇背部穿过,调整软尺松紧,将软尺经肚脐绕腹部一周,测量腹围 • 四步触诊 第一步:确定宫底胎儿部分 ① 操作者面向孕妇头端,四指并拢,拇指自然分开,两手略成杯状,双手置于子宫底部。了解子宫外形并摸清子宫底高度,估计胎儿大小与妊娠周数是否相符 ② 用指腹及手掌贴紧腹壁,以两手指腹相对交替轻推,判断宫底部的胎儿部分,若为胎头则硬而圆且有浮球感;若为胎臀则软而宽且形状略不规则 第二步:确定子宫两侧的胎背及胎儿肢体 ① 操作者两手分别置于腹部左右侧,一手固定一侧腹部,另一手轻轻向对侧按压 ② 触到平坦饱满部分为胎背,并确定胎背向前、向侧方或向后 ③ 触到可变形的高低不分部分为胎儿肢体,有时感到胎儿肢体在活动 第三步:确定胎儿先露部及衔接情况 ① 操作者左手扶住子宫底部,右手置于耻骨联合上方,拇指与其余 4 指分开,握住胎先露部,进一步查清是胎头还是胎臀,再轻轻深按并左右移动以确定是否衔接 ② 若胎先露部仍高浮,表示尚未入盆。若已衔接,则先露部不能被推动 第四步:确定胎先露衔接程度 操作者面向孕妇足端,两手分别置于耻骨联合上方胎先露部的两侧,指腹贴紧先露部,以手指向骨盆入口方向深按,再次判断胎先露为何部,并确定胎先露衔接程度。如果无法触摸到完整先露部位,表示胎儿已下降至骨盆
整理记录	• 安置孕妇于舒适体位,放呼叫器于易取处 • 整理床单位及用物 • 六步洗手,取口罩 • 记录检查结果,告知孕妇检查情况 • 清理治疗用物,分类放置

[注意事项]

1. 检查前温暖双手,动作轻柔,用指腹检查,禁忌抓、捏。

2. 孕妇体位选择合适。

3. 检查中注意与孕妇沟通,询问孕妇的感受。

4. 注意保护孕妇的隐私,交代注意事项。

[实训评价]

项目名称	操作流程	技术要求	分值	扣分及说明	备注
操作过程 71 分	核对解释 (6 分)	• 核对孕妇信息,向孕妇解释并取得合作 • 告知孕妇及家属四部触诊的目的和配合检查的方法	2 4		
	评估 (13 分)	• 评估孕妇妊娠周数 • 孕妇心理状态及合作程度 • 评估腹部皮肤情况及膀胱情况	2 2 4		

（续表）

项目名称	操作流程	技术要求	分值	扣分及说明	备注
操作过程71分	评估（13分）	• 协助孕妇排空膀胱 • 六步洗手，戴口罩	3 2		
	核对解释（2分）	• 备齐用物携至孕妇床旁，核对孕妇信息（床号、姓名、住院号）	2		
	视检（8分）	• 展开屏风，抬高床头15°～30°，协助孕妇摆体位，取仰卧位，两腿屈曲略分开、协助孕妇解松裤带、暴露腹部 • 操作者位于孕妇右侧，面向孕妇，观察腹部形状及大小，有无妊娠纹及疤痕	4 4		
	测量宫高腹围（16分）	• 找到耻骨联合上缘中点位置 • 用软皮尺测量耻骨联合上缘中点至宫底的距离（宫高__cm） • 测量平脐部环腰腹部一周的周长（腹围__cm）	4 6 6		
	腹部触诊（26分）	• 第一步：操作者面向孕妇头面部，双手置于子宫底部，指腹紧贴腹壁，交替轻推，判断子宫底胎儿的部位 • 第二步：双手分别置于孕妇腹部左右两侧，一手固定，一手轻推按压，双手交替，辨别胎背与四肢 • 第三步：右手置于耻骨联合上方，拇指与其余四指分开，握住胎先露，左右轻推，判断胎先露有无衔接 • 第四步：操作者面向产妇足端，双手分别置于耻骨联合上方胎先露两侧，以手指向骨盆入口方向深按，再次判断并明确先露部及入盆程度	6 8 6 6		
操作后14分	整理记录（14分）	• 安置孕妇于舒适体位，放呼叫器于易取处 • 整理床单位及用物 • 六步洗手，取口罩 • 记录检查结果，告知孕妇检查情况，孕期宣教 • 清理治疗用物，分类放置 　报告操作完毕（计时结束）	2 2 2 6 2		
综合评价15分	关键环节（12分）	• 操作者评估准确全面，操作步骤正确，动作规范、熟练 • 各测量数值准确，胎产式、胎先露、胎方位及胎先露衔接判断正确 • 操作过程中注意与孕妇交流，及时告之检查结果，并适时开展健康宣教 • 爱护孕妇，注意保护隐私和保暖	3 3 3 3		
	护患沟通（3分）	• 沟通有效、充分体现人文关怀	3		
操作时间		_____ min			
总　分			100		
得　分					

（乔　珺）

实训项目 6-4　导乐镇痛仪的使用

[工作情景]

患者,女,28 岁。孕期 40 周,宫口开大 3 cm 产程进入活跃期,无妊娠并发症及禁忌证,可自然分娩。产妇现疼痛难忍,迫切需要镇痛,请对该产妇使用导乐镇痛仪。

[实训目的]

缓解产妇的宫缩痛,加快产程,利于自然分娩。

[实训资源]

导乐镇痛仪,专用电极片、75％乙醇、纱布、弯盘、笔,记录单,必要时备屏风。

[建议学时]

2 学时。

[实训方法]

主要步骤	技术要求
准备	• 环境:室温适宜,遮挡患者,环境安静 • 护士:着装规范、洗手、戴口罩 • 用物:齐全、有序摆放 • 查对:知情同意书、患者、腕带
评估	• 询问、了解孕妇产程进展 • 询问、了解孕妇自理能力、合作程度及耐受力 • 询问、了解孕妇局部皮肤情况
告知	• 向孕妇及家属解释目的和注意事项及相关知识,得到孕妇配合
实施	• 注意保护孕妇隐私,必要时用屏风遮挡 • 协助孕妇取侧卧位或坐位,露出骶尾部 • 接通电源,打开导乐镇痛仪电源开关,校准监护仪上的时间,输入患者的基本情况,如姓名、性别、住院号、孕周等 • 将电极片包装袋贴近刷卡区完成认证 • 将电极片与导联线连接 • 解开衣扣,用 75％乙醇清洁电极片相应粘贴部位皮肤,将电极片贴于患者相应部位。腰骶部粘贴两组:分为腰部上(脊柱中心线,T10～L1 区域)、腰部下(脊柱中心线,L5～S4 区域);左右手分别各粘贴一组:分别粘贴在两手的合谷穴和内关穴 • 整理固定导联线 • 启动镇痛模式,根据患者情况,调节输出强度至产妇能够耐受的最大值 • 一般产妇腰部的承受强度值为 30～70,手部承受强度为 30～50
观察	• 观察导乐镇痛仪工作状态 • 观察产妇及胎儿情况 • 交代注意事项
整理记录	• 协助患者取舒适体位 • 洗手、取口罩,详细记录患者各项监测指标于临产记录单上

[注意事项]

1. 使用本仪器时不能同时使用其他高频治疗仪,不可靠近短波或微波治疗设备(至少远离 1 m),例如手机,否则影响镇痛效果。

2. 密切观察宫缩及患者感受,即时根据宫缩调节强度,及时处理干扰和电极脱落。

3. 调节镇痛强度时,应充分考虑产妇的耐受力,过量的电流密度刺激,可能会对产妇造成危险。

4. 佩带心脏起搏器、心肺功能不全及妊娠高血压疾病等产科并发症禁用。

5. 使用过程中,如 3 min 内疼痛无缓解,可换另一种处方,同时适当调节镇痛输出,也可根据产妇舒适感来选择处方。

6. 宫口开全后应停止使用。

7. 使用过程中如电极下皮肤出现红肿等反应,需暂停使用。

8. 粘贴在同一手上的两片电极片必须连接在同一输出电极线端,以免穿越心脏。

[实训评价]

项目名称	操作流程	技术要求	分值	扣分及说明	备注
操作过程 75分	准备(10分)	• 环境:室温适宜,遮挡患者,环境安静 • 护士:着装规范、洗手、戴口罩 • 用物:齐全、有序摆放 • 查对:知情同意书、患者、腕带	2 2 3 3		
	评估(10分)	• 询问、了解孕妇产程进展 • 询问、了解孕妇自理能力、合作程度及耐受力 • 询问、了解孕妇局部皮肤情况	3 4 3		
	告知(5分)	• 向孕妇及家属解释目的和注意事项及相关知识,得到孕妇配合	5		
	实施(40分)	• 注意保护孕妇隐私,必要时用屏风遮挡 • 协助孕妇取侧卧位或坐位,露出骶尾部 • 接通电源,打开导乐镇痛仪电源开关,校准监护仪上的时间,输入患者的基本情况,如姓名、性别、住院号、孕周等 • 将电极片包装袋贴近刷卡区完成认证 • 将电极片与导联线连接 • 解开衣扣,用75%乙醇清洁电极片相应粘贴部位皮肤,将电极片贴于患者相应部位。腰骶部粘贴两组:分为腰部上(脊柱中心线,T10~L1 区域)、腰部下(脊柱中心线,L5~S4 区域);左右手分别各粘贴一组:分别粘贴在两手的合谷穴和内关穴 • 整理固定导联线 • 启动镇痛模式,根据患者情况,调节输出强度至产妇能够耐受的最大值 • 一般产妇腰部的承受强度值为 30~70,手部承受强度为 30~50	2 3 5 5 5 10 2 3 5		
	观察(10分)	• 观察导乐镇痛仪工作状态 • 观察产妇及胎儿情况 • 交代注意事项	3 3 4		

（续表）

项目名称	操作流程	技术要求	分值	扣分及说明	备注
操作后10分	整理记录（10分）	• 协助患者取舒适体位 • 洗手、取口罩,详细记录患者各项监测指标于临产记录单上	2 8		
综合评价15分	关键环节（12分）	• 动作轻柔,注意保暖 • 查对到位 • 防止过度暴露患者,注意保护患者隐私	4 4 4		
	护患沟通（3分）	• 沟通有效、充分体现人文关怀	3		
操作时间		_____ min			
总　　分			100		
得　　分					

（祝　睿）

实训项目 6-5　会阴消毒技术

[工作情景]

患者,女,35 岁。因"子宫内膜息肉"入院,拟行宫腔镜手术。遵医嘱需行术前准备,请对该产妇行会阴消毒技术。

[实训目的]

为阴道操作、自然分娩、妇产科手术做准备。

[实训资源]

治疗碗、一次性备皮刀、治疗巾、0.5%碘伏棉球、治疗碗、无菌镊子、手套、手消毒液、污物桶。

[建议学时]

1 学时。

[实训方法]

主要步骤	技术要求
准备	• 环境:室温适宜,遮挡患者,环境安静 • 护士:着装规范、洗手、戴口罩 • 用物:齐全、有序摆放 • 查对:医嘱、患者、腕带
评估	• 患者病情、会阴有无水肿、阴道有无出血 • 患者的意识状态及合作程度
告知	• 向患者及家属解释目的和注意事项及相关知识

（续表）

主要步骤	技术要求
实施	• 协助患者取膀胱截石位或外展屈膝位 • 戴手套,用一次性备皮刀剃去阴毛 • 第一遍消毒:用镊子夹取 0.5％碘伏棉球依次消毒大小阴唇—阴阜—大腿内侧上1/3—会阴—肛门周围—肛门 • 第二遍消毒:更换持物钳,消毒同上
整理	• 撤除治疗巾 • 清理用物 • 脱手套,洗手,取口罩

［注意事项］

1. 消毒原则从内向外,自上而下。
2. 操作过程中注意遮挡产妇,给予保暖,避免受凉。
3. 进行第二遍外阴消毒时,消毒范围不能超过第一遍范围。
4. 操作中遵守无菌原则。

［实训评价］

项目名称	操作流程	技术要求	分值	扣分及说明	备注
操作过程75分	准备 (10分)	• 环境:室温适宜,遮挡患者,环境安静 • 护士:着装规范、洗手、戴口罩 • 用物:齐全、有序摆放 • 查对:医嘱、患者、腕带	2 2 3 3		
	评估 (15分)	• 患者病情、会阴有无水肿、阴道有无出血 • 患者的意识状态及合作程度	10 5		
	告知 (10分)	• 向患者及家属解释目的和注意事项及相关知识	10		
	实施 (40分)	• 协助患者取膀胱截石位或外展屈膝位 • 戴手套,用一次性备皮刀剃去阴毛 • 第一遍消毒:用镊子夹取 0.5％碘伏棉球依次消毒大小阴唇—阴阜—大腿内侧上 1/3—会阴—肛门周围—肛门 • 第二遍消毒:更换持物钳,消毒同上	10 10 10 10		
操作后10分	整理 (10分)	• 撤除治疗巾 • 清理用物 • 脱手套,洗手,取口罩	3 3 4		
综合评价15分	关键环节 (12分)	• 动作轻柔,注意保暖 • 查对到位 • 防止过度暴露患者,注意保护患者隐私	4 4 4		
	护患沟通 (3分)	• 沟通有效、充分体现人文关怀	3		

（续表）

项目名称	操作流程	技术要求	分值	扣分及说明	备注
操作时间	_____ min				
总　　分			100		
得　　分					

（祝　睿）

模块七 新生儿和新生儿患者的护理

实训项目 7-1 新生儿抚触

[工作情景]

新生儿,男,孕36W+4D后剖腹产出,2.9 kg,生后1天,纯母乳喂养,面色红润,哭声响亮,四肢肌张力良好,排泄正常。如何对该新生儿进行抚触操作?

[实训目的]

1. 刺激淋巴系统,增强免疫力。

2. 改善消化系统,增进食物的消化和吸收,促进新生儿的生长发育。

3. 减少新生儿哭闹,平复新生儿情绪,促进规律睡眠的形成。

4. 使紧缩的肌肉得到舒展,促使屈肌和伸肌得到平衡。

5. 增强新生儿与父母的交流,帮助新生儿获得安全感,发展对父母的信任感。

[实训资源]

①大毛巾;②尿布;③润肤霜(油);④干净衣服;⑤环境准备(温度、湿度、背景音乐)。

[建议学时]

2学时。

[实训方法]

主要步骤	技术要求
评估	• 一般情况:孕周、出生时间、出生体重、日龄、生命体征、有无并发症 • 评估进食时间、睡眠情况
计划	• 环境:室温26 ℃、操作台温度36 ℃~37 ℃、柔和背景音乐和灯光 • 操作者:仪表符合要求、脱下戒指和手表、修剪指甲、六步洗手,温暖双手,在掌心倒一些润肤油 • 用物:大毛巾;尿片;润肤霜(油);干净衣服 • 新生儿:换尿布、取体位舒适、选择抚触时间(①沐浴前后、午睡及晚上睡觉前;②两次进食中间;③新生儿不疲倦、不饥饿、不烦躁时;④新生儿清醒时)
准备操作	• 核对新生儿信息(床号、姓名、住院号),抱新生儿至抚触室 • 操作区域铺柔软大毛巾,裸露新生儿置操作台上用大毛巾包裹,操作者双手涂润肤油,摩擦搓热双手,开始抚触。抚触的开始时要轻,逐渐增加力量。在抚触的过程中,应与新生儿不间断地交流
抚触顺序	• 头面部:前额,双手拇指放在眉心,其余四指放在新生儿头两侧,拇指由眉心至太阳穴,6次;下颌,两拇指放在下颌中央向,其余四指放在新生儿脸颊两侧,双手拇指向外上方按摩至耳后下方,划出微笑状,6次;头部,两手指尖相对,手心向下放在前额上,食指与发际相平,双手同时抚过头顶至脑后,6次

（续表）

主要步骤	技术要求
抚触顺序	• 胸部:(顺畅呼吸循环)双手放在新生儿胸前两侧肋缘,右手向上滑向新生儿的右肩,避开乳腺结节,复原,左手以同样的方法进行,在胸部一个大交义为1次,共6次 • 腹部:(有助于肠胃活动)双手交替横放在新生儿右下腹,按升结肠—横结肠—降结肠方向,顺时针从右下腹—右上腹—左上腹—左下腹轻轻施压按摩,反复按摩多次,每次保持有一只手接触新生儿的腹部。重复6次(或画出I—L—U,右手指腹从新生儿右下腹滑向右上腹划一个英文字母"I";右手指腹从新生儿右上腹经左上腹滑向左下腹划一个倒"L";右手指腹从新生儿右下腹经右上腹、左上腹滑向左下腹划一个倒"U")。脐带未脱落前,腹部不可进行按摩 • 四肢抚触: 捏挤扭转、搓滚四肢 双手呈"C"字形交替握住上肢近端,自近端至远端,轻轻挤捏肌肉和关节;双手夹住小手臂,上下搓滚。用同样的方法按摩下肢 • 手足抚触: 操作者双手拇指指腹依次从掌面根部滑向指(趾)尖,伸展新生儿的手掌(足底)。轻抚手(足)背,然后依次从拇指、食指、中指、无名指、小指指根到指尖揉捏每一个手指(脚趾),并提捏各手指(脚趾)关节 • 背部:舒缓背部肌肉,新生儿成俯卧位,涂上润肤油后,双手掌分别从脊柱向两侧滑动按摩。双手横放在新生儿背的上方靠近肩部,从上往下交叉滑动到臀部。将一手掌放于新生儿的臀部正上方的骶尾凹陷处,顺时针方向按摩数次。可将手放在新生儿足底部,做辅助爬行动作 • 活动四肢:在做完全身抚触、新生儿肌肉已完全放松时,可帮助新生儿活动各关节。伸展新生儿的四肢。主要动作为上肢的伸展和交叉,下肢的伸展和交叉(被动操)
整理	• 新生儿:穿衣,置于舒适体位 • 用物:还原 • 操作台:整齐、清洁 • 六步洗手 • 记录
评价	• 新生儿:无哭闹,舒适 • 操作效果:亲情体验、与新生儿心的交流、传递爱与关怀

［操作视频］

［注意事项］

1. 注意保暖,以防着凉。

2. 抚触后抱新生儿时,防止手上的润滑油打滑而使新生儿滑脱。

3. 不宜在刚喂乳后或新生儿饥饿的情况下抚触。每次抚触不一定要做整套动作,根据新生儿情况选择进行抚触的部位。

4. 抚触时间一般5～15 min/次。

5. 进行抚触时不断与新生儿交流。

6. 发热或疾病发展期时,未明确原因之前暂不进行抚触。

7. 背部抚触取俯卧位时,注意保持呼吸道通畅,可将新生儿头偏向一侧,注意观察避免窒息。

[实训评价]

项目名称	操作流程	技术要求	分值	扣分及说明	备注
操作前10分	评估（4分）	• 新生儿的基本情况 • 告知相关事项	2 2		
	计划（6分）	• 操作者着装规范 • 洗手,脱戒指、手表 • 用物准备齐全,放置有条理 • 环境适宜,柔和灯光音乐	1 1 2 2		
操作中70分	准备（8分）	• 操作区域铺大毛巾 • 裸露新生儿置操作床上 • 新生儿卧位合适 • 操作者双手涂适量润肤油搓热	2 2 2 2		
	头面部（9分）	• 前额(部位、方向、手法准确) • 下颌(部位、方向、手法准确) • 头部(部位、方向、手法准确)	3 3 3		
	胸部（11分）	• 胸部(部位、方向、手法准确) • 避开乳头	9 2		
	腹部（11分）	• 胸部(部位、方向、手法准确) • 避开肚脐	9 2		
	四肢（12分）	• 上肢(部位、方向、手法准确) • 下肢(部位、方向、手法准确)	6 6		
	背部（12分）	• 背部(部位、方向、手法准确) • 骶尾凹陷处,顺时针方向按摩 • 爬行动作	6 3 3		
	整理（7分）	• 新生儿体位舒适 • 整理床单位,用物还原	3 4		
操作后8分	整理记录（8分）	• 抱新生儿回母亲身边 • 整理用物、床单位整齐 • 六步洗手 • 记录 报告操作完毕(计时结束)	2 2 2 2		
综合评价12分	操作质量（10分）	• 关心新生儿,沟通技巧良好 • 新生儿舒适 • 操作熟练 • 时间 5~15 min	4 3 2 1		
	相关知识（2分）	• 沟通有效、充分体现人文关怀	2		
操作时间		_____ min			
总　　分			100		
得　　分					

（何　琼）

实训项目 7-2　新生儿沐浴

[工作情景]

某产妇,昨日经剖宫产一女婴,出生时体重 3.4 kg,身长 49 cm,一般情况良好,现需进行沐浴。护士应如何对女婴进行沐浴操作?

[实训目的]

1. 保持新生儿皮肤清洁,舒适。

2. 协助皮肤排泄和散热,促进血液循环。

3. 便于观察全身情况,特别是皮肤情况有无异常等,预防尿布疹和脐部感染。

4. 改善睡眠、调节睡眠节律。

5. 促进神经系统发育。

[实训资源]

大毛巾、小毛巾、婴儿衣服、纸尿裤、沐浴露、包被、护臀霜、润肤油、梳子、指甲剪、酌情准备抗生素眼液、75%酒精、棉签、水温计;室温:26 ℃～28 ℃、湿度:55%～65%、水温:37 ℃～42 ℃;必要时备床单、磅秤、沐浴玩具等物。

[建议学时]

2 学时。

[实训方法]

主要步骤	技术要求
评估	• 一般情况:观察新生儿全身、四肢活动、皮肤情况、生命体征、有无并发症 • 评估进食时间、睡眠情况
计划	• 环境:关门窗,温度适宜(26 ℃～28 ℃) • 操作者:仪表符合要求、剪短指甲,脱下戒指和手表、六步洗手,温暖双手 • 用物:备齐用物,合理放置 • 新生儿:了解身体情况,选择沐浴时间(①午睡及晚上睡觉前;②两次进食中间;③新生儿不疲倦、不饥饿、不烦躁、新生儿清醒时)
准备操作	• 核对新生儿信息(床号、姓名、住院号),抱新生儿置沐浴室 • 操作区域铺大毛巾,脱衣,保留尿布,用大毛巾包裹全身,必要时测体重
操作顺序	• 洗脸:抱起新生儿,放入护理人员大腿上,或者直接放在操作台上,用面巾(对折再对折,每擦一个部位换一个干净的角),先洗眼(不要反复擦,由内眦至外眦),然后依次擦拭鼻唇、面部、下颌、耳、鼻,然后洗面部
	• 洗头:左手托住新生儿枕部,将其躯干挟于护理人员腋下。左手拇指和中指分别将新生儿耳廓折向前方,压住双侧外耳道口,右手取适量洗发露在手心打出均匀的泡沫,涂抹在头、颈、耳后,然后用清水冲洗擦干 • 盆底铺垫一块毛巾,以免新生儿滑入盆内 • 解开大毛巾,去掉尿布,左手握住新生儿上臂靠近肩处,使其颈部枕入护理者手腕处,再用右手握住新生儿左腿靠近腹股沟处,使其臀部位于操作者手掌上,轻轻放入水中 • 右手抹沐浴露依次洗颈下、前胸、上肢、腹部、生殖器、背、臀部、下肢。边洗边冲净。在清洗过程中,护理者左手始终握牢新生儿左肩处,以免新生儿滑入水中(洗背部时,可左、右手交接新生儿,使新生儿头靠在护士的右手臂上)

（续表）

主要步骤	技术要求
操作顺序	• 洗毕,将新生儿抱起,用大毛巾包裹全身并吸干水分,检查全身各部位,尤其注意皮肤褶皱处擦干及脐部护理 • 酌情使用护臀霜,垫尿不湿,穿好衣服,酌情在脸上涂少量滋润油,必要时剪指甲,更换床单、枕套、被套等。可进行新生儿抚触
整理	• 新生儿:穿衣,舒适体位 • 用物:还原 • 操作台:整齐、清洁 • 六步洗手 • 记录
评价	• 新生儿:无哭闹,舒适 • 操作效果:亲情体验、与新生儿心的交流、传递爱与关怀

［操作视频］

［注意事项］

1. 沐浴前先调节好室温(26 ℃～28 ℃)及水温(38 ℃～42 ℃),保持室温恒定,动作轻快,减少暴露,避免着凉。全程 5～10 min 完成。沐浴时要避免阵风的正面吹袭,以防着凉生病。

2. 操作中注意安全,防止跌伤和烫伤。操作途中不可离开新生儿,动作要轻柔,避免损伤。

3. 颈部、腋下、外生殖器等部位要注意清洗,头顶部有皮脂痂时,可涂液体石蜡浸润,次日轻轻梳去结痂,再清洗。

4. 防止水或沐浴露泡沫流入新生儿口腔、耳、鼻、眼内;严防浴水污染脐部。

5. 勿在喂奶后立即沐浴,容易引起吐奶。

6. 沐浴时注意观察五官、皮肤、脐部等,有异常报告医生。

7. 做好核对,并记录好新生儿的体重,大小便等情况。

8. 脐部有渗出物可涂碘伏,尿布皮炎使用护臀霜或鞣酸软膏。

［实训评价］

项目名称	操作流程	技术要求	分值	扣分及说明	备注
操作前 10分	评估 (4分)	• 核对新生儿信息,评估基本情况 • 告知相关事项	3 1		
	计划 (6分)	• 操作者着装规范 • 取下手表戒指、修剪指甲、洗手 • 用物准备齐全,放置有条理 • 水温、室温适宜,柔和灯光音乐	1 1 2 2		
操作中 70分	准备 (8分)	• 操作区域铺大毛巾 • 松解新生儿衣服 • 用大毛巾包裹	2 4 2		

（续表）

项目 名称	操作流程	技术要求	分值	扣分及 说明	备注
操作中 70分	洗脸 （8分）	• 眼睛（部位、方向、手法准确） • 鼻唇（部位、手法准确） • 面颊、耳朵（部位、手法准确）	4 2 2		
	抱新生儿 （6分）	• 手法正确、安全	4		
	洗头 （10分）	• 洗头手法准确 • 双耳、眼睛未进水	6 4		
	躯干、双上肢 （8分）	• 洗干净躯干处，顺序准确 • 洗干净上肢及褶皱处，顺序准确	4 4		
	下肢、臀部 （10分）	• 洗干净下肢及褶皱处，顺序准确 • 洗干净臀部及褶皱处，顺序准确	4 6		
	沐浴后整理 （20分）	• 擦干全身 • 眼部护理 • 臀部护理 • 穿尿不湿，整理衣服	4 2 8 6		
操作后 8分	整理记录 （8分）	• 抱新生儿回婴儿车上，送至母亲身边 • 整理用物，单位整洁 • 六步洗手 • 记录 报告操作完毕（计时结束）	2 2 2 2		
综合 评价 12分	操作质量 （10分）	• 关心新生儿，沟通技巧良好 • 擦洗干净，新生儿舒适 • 操作熟练 • 时间15 min	4 3 2 1		
	相关知识 （2分）	• 沟通有效、充分体现人文关怀	2		
操作时间		_____ min			
总　　分			100		
得　　分					

（何　琼）

实训项目 7-3　新生儿脐部护理

[工作情景]

新生儿,女,孕39W+6D。剖宫产出,3.9 kg,生后3天,脐带残端尚未脱落,根部发红,略有潮湿、渗液,体温及食欲均正常。如何对该新生儿进行脐部护理?

[实训目的]

1. 保持脐部清洁、干燥,预防感染。

2. 了解脐部愈合情况,观察脐部有无红肿、渗出物及异味等情况。

［实训资源］

75％酒精、棉签、无菌纱布、护脐带、治疗巾、弯盘、需要时备 3％过氧化氢、2％碘酊、5％～10％硝酸银、生理盐水、清洁衣物、尿不湿。

［建议学时］

2 学时。

［实训方法］

主要步骤	技术要求
评估	• 一般情况:孕周、出生时间、出生体重、日龄、生命体征、有无并发症 • 评估脐部愈合情况及用药情况
核对、解释	• 核对新生儿床头卡、胸牌、手腕带 • 解释操作目的、方法和注意事项,取得新生儿家属的配合 • 环境:室温 26 ℃,操作台温度 36 ℃～37 ℃
操作	• 脐部护理一般在沐浴后进行 • 穿衣,暴露脐部 • 观察脐部情况,根据脐部情况选择合适的消毒方法。顺时针方向,从脐带断端—脐根—脐窝—脐周围皮肤
整理、记录	• 待自然干燥后覆盖护脐带 • 包好尿布 • 新生儿穿衣,安置舒适体位 • 用物:还原 • 操作台:整齐、清洁 • 六步洗手 • 记录
评价	• 新生儿:无哭闹,舒适 • 操作效果:亲情体验、与新生儿心的交流、传递爱与关怀

［操作视频］

［注意事项］

1. 操作过程中注意保暖,不要过多暴露以防着凉。

2. 严格执行无菌操作,一根棉签只能使用一次。

3. 保持脐部干燥,勿使衣服或尿不湿(尿布)摩擦脐带残端。

4. 断脐时要严格无菌操作。生后注意保持脐部清洁、干燥,新生儿脐残端脱落以前,沐浴时间不要过长,每次沐浴后用 0.5％碘伏消毒。

5. 预防感染,勤换尿布,避免尿液污染脐部。

6. 不可用不洁物品覆盖脐部,并要保持脐部干燥。如脐部潮湿、渗液或脐带脱落后伤口延迟不愈,则应作脐局部消炎处理,必要时静脉使用抗生素,以防败血症的发生。

7. 感染后处理:

（1）局部有脓性分泌物时，可用3%过氧化氢局部清洗2～3次后用0.5%碘伏消毒，或用龙胆紫涂2～3次/日。

（2）遵医嘱应用抗生素。如有脓肿形成，需切开引流。

［实训评价］

项目名称	操作流程	技术要求	分值	扣分及说明	备注
操作前20分	评估（10分）	• 新生儿的日龄、脐部情况 • 向家属解释，告知相关事项	4 6		
	计划（10分）	• 操作者着装规范 • 洗手，脱戒指、手表 • 用物准备齐全，放置有条理 • 环境整洁、安静、温湿度适宜	3 2 3 2		
操作中60分	暴露脐部（10分）	• 沐浴后，暴露脐部方法正确	10		
	消毒（40分）	• 干棉签擦干脐部方法正确 • 消毒脐部顺序正确 • 自然干燥后穿尿不湿（尿布）	10 20 10		
	整理（10分）	• 整理衣服 • 新生儿体位舒适	8 2		
操作后8分	整理记录（8分）	• 抱新生儿回母亲身边 • 整理用物、床单位整齐 • 六步洗手 • 记录 报告操作完毕（计时结束）	2 2 2 2		
综合评价12分	操作质量（10分）	• 关心新生儿，沟通技巧良好 • 新生儿舒适 • 操作熟练 • 时间5～15 min	4 3 2 1		
	相关知识（2分）	• 沟通有效、充分体现人文关怀	2		
操作时间		_____ min			
总　　分			100		
得　　分					

（何　琼）

实训项目 7-4　更换尿布

［工作情景］

患儿，日龄14天，人工喂养。腹泻、呕吐2天，每日大便10余次，量多，呈水样黏液便，应该如何为患儿更换尿布？

[实训目的]

1. 保持新生儿臀部皮肤清洁、干燥,促使新生儿感觉舒适。

2. 预防臀红(尿布性皮炎)的发生或使原有的尿布炎逐步痊愈。

3. 观察尿液、大便性状及臀部皮肤情况,协助诊断和治疗。

[实训资源]

清洁尿布或尿不湿、毛巾、湿纸巾、盆、温水(有尿布皮炎时备1∶5 000高锰酸钾溶液)、污物桶、棉签、鞣酸软膏或护臀霜、烤灯、清洁衣服。

[建议学时]

2学时。

[实训方法]

主要步骤	技术要求
评估解释	• 核对患儿信息,向患儿家属解释并取得合作 • 评估患儿距上一次哺乳的间隔时间,一般不在哺乳后立即更换尿布,以免翻动患儿引起吐奶。同时评估患儿臀部皮肤情况 • 六步洗手,戴口罩
暴露臀部	• 打开包被或衣裤,暴露臀部,解开污染的尿布
提臀	• 一手握住患儿的双脚轻轻提起,使臀部稍抬高,若有粪便,另一手用尿布洁净的上端轻擦会阴部及臀部(女婴由前向后擦)
清洗、擦干	• 对折盖上污湿部分垫入臀下,再用小毛巾沾温水洗净臀部后轻轻用软毛巾吸干水分 • 取出污湿尿布卷折污湿部分于内面,放入尿布桶内
更换尿布、涂抹药物	• 将清洁尿布的一端垫于患儿腰骶部,视臀部皮肤情况酌情使用鞣酸软膏或护臀霜 • 放下双脚,由两腿间拉出尿布另一端并覆盖于下腹部,系上尿布带
整理观察	• 整理衣服,盖好被子,拉好床栏 • 取走污湿的尿布
洗手、记录	• 洗手、记录更换尿布时间,大便颜色、量、气味等

[操作视频]

[注意事项]

1. 选择质地柔软、透气性好、吸水性强的棉质尿布或一次性尿布,以减少对臀部皮肤的刺激。

2. 动作应轻、快,避免过度暴露,以免受凉。

3. 尿布包扎应松紧适宜,防止因过紧而影响患儿活动或擦伤皮肤,过松而造成大便外溢。

4. 若患儿较胖或尿量较多,可在尿布上再垫一长方形尿布增加厚度,女婴将加厚层垫于臀下,男婴则将加厚层放于会阴部。

5. 不在哺乳后立即更换尿布,以免呕吐和溢奶。

[实训评价]

项目名称	操作流程	技术要求	分值	扣分及说明	备注
操作前22分	评估(6分)	• 核对患儿信息 • 向患儿家属解释并取得合作 • 评估患儿上一次哺乳时间、臀部皮肤情况	1 1 4		
	计划(16分)	• 操作者着装规范、洗手、脱戒指、手表 • 用物准备齐全,放置有条理 • 环境适宜,柔和灯光音乐	8 4 4		
操作中63分	暴露臀部(10分)	• 将用物携至床旁 • 拉下一侧床挡,打开污湿尿布	4 6		
	清洗(24分)	• 用一手轻轻提起双足,使臀部略抬高 • 另一手先用尿布上端清洁患儿会阴部及臀部,再用湿纸巾清洁后,放下双足 • 注意观察臀部皮肤情况,如有尿布炎,根据情况处理	6 10 8		
	更换清洁尿布(15分)	• 打开清洁尿布,一手轻轻提起双足,使臀部略抬高,另一手取出污湿尿布 • 再将清洁尿布垫于腰下,放下双足,尿布的底边两角贴到腹部,松紧适宜	9 6		
	整理(6分)	• 拉平衣服,整理床单位	6		
	观察(8分)	• 打开污湿尿布,观察大便性质(必要时留取标本送检)后放入尿布桶内	8		
操作后5分	整理记录(5分)	• 整理用物、床单位整齐 • 六步洗手 • 记录 报告操作完毕(计时结束)	1 2 2		
综合评价10分	操作质量(8分)	• 物品准备齐全、环境准备符合要求 • 关心患儿,沟通技巧良好 • 患儿臀部皮肤清洁、舒适,单位整洁 • 操作熟练、敏捷,防止过多暴露患儿 • 时间 5～15 min	2 2 2 2		
	相关知识(2分)	• 沟通有效、充分体现人文关怀	2		
操作时间		_____ min			
总　　分			100		
得　　分					

（何　　琼）

实训项目 7-5　新生儿光照疗法

[工作情景]

男婴,日龄 2 天,皮肤、巩膜出现黄染,精神、食欲尚好,大便黄色糊状,血清胆红素浓度

126 umol/L，血常规无异常，患儿血型为 O 型，其母为 A 型。诊断为新生儿黄疸，如何对该患儿进行光照疗法操作？

[实训目的]

通过荧光照射治疗新生儿高胆红素血症，使原本不溶于水的胆红素转变为可溶于水的异构体，从而易于从胆汁和尿液中排出体外，辅助治疗新生儿高胆红素血症。

[实训资源]

①光疗箱：一般采用波长 420～470 nm 的蓝色荧光灯最为有效，还可用绿光或白光照射，光亮度以 160～320 W 为宜，分单面和双面光疗箱，单面光疗可用 20 W 灯管 6～8 支，平列或排列成弧形，双面光疗时，上下各装 20 W 灯管 5～6 支，灯管与皮肤距离为 33～50 cm；②遮光眼罩、长条尿布/尿布、胶布、温湿度计、纱块、消毒用物等。

[建议学时]

2 学时。

[实训方法]

主要步骤	技术要求
评估	• 核对患儿信息，向患儿家属解释并取得合作 • 评估患儿孕周、出生体重、日龄、生命体征、有无并发症、黄疸的范围和程度、胆红素检查结果 • 六步洗手，戴口罩、防护眼罩
计划	• 环境：室温 24 ℃～26 ℃，箱温 30 ℃～32 ℃，湿度 55%～65% • 操作者：仪表符合要求，洗手、戴口罩及防护眼罩 • 用物：按需备齐用物，开启蓝光箱进行预热 • 患儿：核对信息，做好准备进行光疗
准备操作	• 核对患儿信息（床号、姓名、住院号） • 光疗前准备： 开启蓝光箱：检查电插头有无漏电、松脱，→接电源、打开开关→检查灯管的亮度 预热温箱，设置光疗箱温度 30 ℃～32 ℃，相对湿度 55%～65% 患儿全身裸露，更换尿不湿，佩戴遮光眼罩（光疗时患儿皮肤不宜扑粉）
操作过程	• 入箱：将患儿裸体置于预热好的光疗箱中，头偏向一侧，进行光疗。记录入箱时间 • 光疗：使患儿皮肤均匀受光，单面光照射每 2 h 更换体位 1 次；可仰卧、侧卧、俯卧交替照射；俯卧时要专人巡视，防止口鼻受压影响呼吸，光疗中注意观察：黄疸进展情况，是否出现光疗副作间，脱水情况，并记录入箱时间，每 4 h 测体温一次，并记录箱温 • 出箱：出箱前先将衣物预热，再给患儿穿好，切断电源，除去护眼罩，抱回病床
整理	• 患儿：穿衣，舒适体位，取下眼置，擦净痕迹 • 用物：患儿用物妥善整理 • 光疗箱：蓝光箱常规消毒 • 六步洗手 • 记录
评价	• 患儿：无哭闹，舒适 • 操作效果：患儿良好，无出现护理不当所致并发症，达到蓝光照射目的

[注意事项]

1. 严格交接班。

2. 患儿入箱前身上不宜擦润肤油及爽身粉。患儿洗浴后也不要擦抹爽身粉，防止降低光疗效果。

3. 光疗时随时观察患儿眼罩、会阴遮盖物有无脱落,注意皮肤有无破损。

4. 检查光疗箱性能完好,保证安全,用前清洁消毒。注意光疗床的维护与保养。

5. 保证水分及营养供给。严密观察病情。

6. 保持灯管及反射板清洁,每日擦拭,防止灰尘影响光照强度。及时更换灯管,灯管使用
300 h 后光能量输出减弱 20％,900 h 后减弱 35％,因此灯管使用 1 000 h 必须更换。

7. 患儿光疗时,如体温高于 37.8 ℃或者低于 35 ℃,应暂时停止光疗。

8. 光疗不良反应有发热、腹泻、皮疹、维生素 B_2 缺乏、低血钙、贫血、青铜症等,注意监护。

9. 夏季为避免箱温过高,光疗箱最好放于空调病室内。

[实训评价]

项目名称	操作流程	技术要求	分值	扣分及说明	备注
操作前 25分	评估 (12分)	• 核对患儿信息,评估基本情况:患儿的孕周、出生体重、日龄、生命体征、有无并发症等 • 黄疸情况:黄疸的范围和程度、胆红素检查结果 • 告知相关事项	6 3 3		
	计划 (13分)	• 操作者着装规范、洗手、戴口罩、遮光眼罩 • 用物准备齐全,放置有条理,开启蓝光箱预热 • 患儿做好准备 • 温湿度适宜	4 3 3 3		
操作中 55分	开启蓝光箱 (10分)	• 检查电插头有无漏电、松脱 • 接电源、打开开关 • 检查灯管亮度 • 预热温箱,设置光疗箱温度 30 ℃～32 ℃,相对湿度 55％～65％	3 1 3 3		
	患儿保护 (8分)	• 患儿全身裸露 • 酌情更换尿不湿 • 佩戴遮光眼罩 • (光疗时患儿皮肤不宜扑粉)	4 1 2 1		
	入箱 (7分)	• 入箱:将患儿裸体置于预热好的光疗箱中 • 头偏向一侧,进行光疗	4 3		
	观察 (15分)	• 光疗:使患儿皮肤均匀受光,单面光照射每 2 h 更换体位 1 次 • 可仰卧、侧卧、俯卧交替照射;俯卧时要专人巡视,防止口鼻受压影响呼吸 • 光疗中注意观察:黄疸进展情况,是否出现光疗副作间,脱水情况,并记录入箱时间,每 4 h 测体温一次,并记录箱温	6 4 5		
	记录(5分)	• 记录入箱时间	5		
	停止光疗 (10分)	• 出箱:出箱前先将衣物预热,再给患儿穿好 • 切断电源,除去护眼罩,抱回病床	4 6		

（续表）

项目 名称	操作流程	技术要求	分值	扣分及 说明	备注
操作后 8分	整理记录 （8分）	• 抱患儿回婴儿车上,送至母亲身边 • 整理用物,蓝光箱常规消毒,保持整洁 • 六步洗手 • 记录 　报告操作完毕(计时结束)	2 2 2 2		
综合 评价 12分	操作质量 （10分）	• 患儿安全,无出现护理不当所致并发症 • 达到蓝光照射目的 • 操作熟练 • 时间 15 min	4 3 2 1		
	相关知识 （2分）	• 沟通有效、充分体现人文关怀	2		
操作时间		_____ min			
总　　分			100		
得　　分					

（何　琼）

实训项目 7-6　新生儿暖箱的使用

[工作情景]

患儿,男,35 周,早产。出生体重 1.9 kg,出生时体温偏低,吸吮无力。出生后应立即采取哪种治疗方法呢?

[实训目的]

1. 以科学的方法,创造一个温度和湿度相适宜的环境,使患儿体温保持稳定。

2. 用以提高未成熟儿的成活率。

3. 利于高危新生儿的成长发育。

[实训资源]

①已消毒的暖箱;②温度计;③蒸馏水;④治疗卡(姓名、日龄、病情);⑤新生儿单衣尿裤;⑥床褥、床单。

[建议学时]

2 学时。

[实训方法]

主要步骤	技术要求
评估解释	• 二人核对患儿信息,向患儿家长解释并取得合作 • 评估患儿病情,了解患儿情况(生命体征、出生体重、胎龄、日龄等)
核对检查	• 二人核对医嘱、治疗卡 • 检查暖箱是否处于备用状态

（续表）

主要步骤	技术要求
入箱前准备	• 检查电线接头有无漏电、松脱 • 将蒸馏水加入暖箱水槽中至水位指示线 • 接通电源,暖箱预热至 33 ℃～35 ℃,湿度 55%～65% • 根据患儿孕周、日龄、体重,调节暖箱温度 • 调节室温到 24 ℃～26 ℃,湿度 55%～65% • 六步洗手,戴口罩 • 铺好包被,待暖箱温度升高至所需温度
核对解释	• 备齐用物携至患儿床旁,二人核对患儿信息(床号、姓名、性别、日龄、住院号)
放入暖箱	• 将患儿穿单衣或仅穿尿布裸体放置暖箱内 • 根据病情选择合适的体位 • 将皮肤温度传感器固定在患儿的上腹部,根据需要调节床位倾斜度
观察记录	• 安置好患儿,注意保持患儿体温及维持暖箱的湿度 • 密切观察患儿面色、呼吸、心率、体温变化,患儿体温未升前,每 1 h 巡视记录,正常后每 2～4 h 测量并记录一次,根据体温变化调节暖箱温度 • 根据病情,每日固定时间测量患儿体重一次
整理记录	• 清理治疗用物,分类处置 • 六步洗手,取口罩 • 记录患儿入箱时间、体温、暖箱温度、水温、湿度
暖箱保养 (口述)	• 使用期间每天用消毒液将箱内外擦拭,然后清水擦拭,使用时间达到一周应更换暖箱 • 湿化器水箱的蒸馏水每日更换一次,以免细菌滋生 • 检查暖箱功能,如有异常及时保修
出暖箱	• 再次二人核对医嘱及患儿信息(床号、姓名、性别、日龄、住院号) • 为患儿穿好单衣,包好棉被 • 放入小床,并加被保暖
暖箱消毒	• 切断电源,排尽水槽内蒸馏水 • 进行终末消毒 • 处于备用状态
洗手记录	• 六步洗手,取口罩 • 记录患儿出箱时间、体重、生命体征

［操作视频］

［注意事项］

1. 严格执行操作规程,定期检查暖箱功能,保证安全使用。

2. 室温保持在 24 ℃～26 ℃,避免阳光直射或有对流风的位置,以免影响箱内温度。

3. 保持箱体的清洁卫生,每天用消毒液擦拭一遍,每周更换一次暖箱,用过的暖箱用消毒液擦洗后,再用紫外线照射 30 min,湿化器水箱用水每天更换一次,机箱下面的空气净化垫每月清洗一次。定期进行暖箱细菌监测。

4. 治疗、护理操作应在箱内进行,避免过多开启箱门而影响箱温。

5. 工作人员入箱操作、检查、接触患儿前,必须洗手,预防院内感染。

[实训评价]

项目名称	操作流程	技术要求	分值	扣分及说明	备注
操作过程 60分	评估解释（6分）	• 二人核对患儿信息,向患儿家长解释并取得合作 • 评估患儿病情,了解患儿情况（生命体征、出生体重、胎龄、日龄等） • 六步洗手,戴口罩	2 2 2		
	核对检查（5分）	• 二人核对医嘱、治疗卡 • 检查暖箱是否处于备用状态	2 3		
	入箱前准备（22分）	• 检查电线接头有无漏电、松脱 • 将蒸馏水加入暖箱水槽中至水位指示线 • 接通电源,暖箱预热至33 ℃～35 ℃,湿度55%～65% • 根据患儿孕周、日龄、体重调节暖箱温度 • 调节室温到24 ℃～26 ℃,湿度55%～65% • 六步洗手,戴口罩 • 铺好包被,待暖箱温度升高至所需温度	2 4 4 6 2 2 2		
	核对解释（2分）	• 备齐用物携至患儿床旁,二人核对患儿信息（床号、姓名、日龄、性别、住院号）	2		
	放入暖箱（10分）	• 将患儿穿单衣或仅穿尿布裸体放置暖箱内 • 根据病情选择合适的体位 • 将皮肤温度传感器固定在患儿的上腹部,根据需要调节床位倾斜度	5 2 3		
	观察记录（15分）	• 安置好患儿,注意保持患儿体温及维持暖箱的湿度 • 密切观察患儿面色、呼吸、心率、体温变化,患儿体温未升之前每一小时巡视记录,正常后每2～4 h测量并记录一次,根据体温变化调节暖箱温度 • 根据病情,每日固定时间测量患儿体重一次	3 7 5		
操作后 15分	整理记录（5分）	• 清理治疗用物,分类放置 • 六步洗手,取口罩 • 记录患儿入箱时间、体温、暖箱温度、水温、湿度	1 1 3		
	暖箱保养（10分）（口述）	• 使用期间每天用消毒液将箱内外擦拭,然后清水擦拭,使用时间达到一周应更换暖箱 • 湿化器水箱的蒸馏水每日更换一次,以免细菌滋生 • 检查暖箱功能,如有异常及时保修	5 3 2		
出箱操作 10分	出暖箱（6分）	• 再次二人核对医嘱及患儿信息（床号、姓名、性别、日龄、住院号） • 为患儿穿好单衣,包好棉被 • 放入小床,并加被保暖	2 2 2		
	暖箱消毒（4分）	• 切断电源,排尽水槽内蒸馏水 • 进行终末消毒 • 处于备用状态	1 2 1		

（续表）

项目名称	操作流程	技术要求	分值	扣分及说明	备注
综合评价 15分	关键环节（12分）	• 根据患儿体重及出生日龄调节适中温度 • 一切操作尽量在箱内进行,以免箱内温度波动 • 加强巡视,做好记录(患儿体温、暖箱温度、水温、湿度) • 做好清洁卫生,预防感染 • 确保患儿安全	2 2 3 3 2		
	护患沟通（3分）	• 沟通有效、充分体现人文关怀	3		
操作时间		8 min			
总　　分			100		
得　　分					

（王冉然）

实训项目 7-7　新生儿外周静脉同步换血法的护理

［工作情景］

患儿,女,出生3天。因皮肤黄染进行性加重,以"新生儿溶血病"住院,拟行新生儿外周静脉同步换血法。请配合医生开展新生儿外周静脉同步换血法的护理。

［实训目的］

主要用于重症母婴血型不合的溶血病,可及时换出抗体和致敏红细胞,减轻溶血,降低血清胆红素浓度,防止胆红素脑病,同时纠正贫血,防止心力衰竭。

［实训资源］

①新生儿辐射台一台,检查其性能完好,保证安全,检查消毒日期;已消毒床单;②物品:三通3个,延长管2~3个,50 mL注射器10个,10 mL注射器,输血器2个,手套2双,心电监护,24 g留置针2个,小中单2个,微量泵2台,采血针,血气针,血培养瓶2个,生化:凝血及常规试管;③药物准备:100 mL生理盐水2袋,1 u/mL肝素生理盐水,10%葡萄糖酸钙,10 mL生理盐水,肝素钠盐水100 mL,急救复苏药品等;④血液准备:血浆,洗涤红细胞。

［建议学时］

2学时。

［实训方法］

主要步骤	技术要求
准备	• 环境:室温适宜,24 ℃~26 ℃,遮挡患者,环境安静 • 护士:着装规范、洗手、戴口罩 • 用物:齐全、有序摆放 • 查对:医嘱、患儿、腕带、床头卡

（续表）

主要步骤	技术要求
评估	• 评估患儿血管条件 • 同患儿家属解释目的,取得家长的理解与配合,签换血知情同意书
记录	• 记录换血开始的时间,入量和出量的动态平衡
摆放体位	• 患儿仰卧于温箱或辐射台内,固定好手脚并安置心电监护;术前暂停喂养,并抽出胃内容物防止呕吐
换血前	• 准备一间严格消毒后的房间 • 选取好外周动静脉并常规消毒,用套管针穿刺进入血管后连选取静脉血管并常规消毒,用套管针穿刺进入血管后连接上三通管,胶布固定后接生理盐水
换血中	• 将输血器用盐水冲管后连接血浆和洗涤红细胞。与静脉三通连接好,用 50 mL 注射器在三通连接好,用 50 mL 注射器在三通的另一通道抽取血液和血浆,关闭注射器与血液和血浆通道。连接延长管于微量泵上,调节速度 200 mL/h • 换血量通常为新生儿血容量的 2 倍,新生儿血容量一般为 80 mL/kg • 换血中保持进出的动态平衡,相差不超过 20 mL
换血后	• 换血完毕后,留取血标本,血常规,血培养,生化,血气 • 换血后继续蓝光治疗并检测血胆红素水平 • 整理用物

[注意事项]

1. 严格无菌操作,防止感染。

2. 换血过程中切忌有空气或血凝块注入。

3. 静脉导管不可开口放置在空气中。患儿哭闹或深喘气可吸入空气,造成空气栓子。

4. 换血的血尽量使用新鲜血液,库血未经复温可致心功能障碍。

5. 换血结束后密切观察患儿黄疸程度及有无嗜睡、拒食、烦躁、抽搐、呼吸、心率等变化。

[实训评价]

项目名称	操作流程	技术要求	分值	扣分及说明	备注
操作过程75分	准备（10分）	• 环境:室温适宜,24 ℃～26 ℃,遮挡患者,环境安静 • 护士:着装规范、洗手、戴口罩 • 用物:齐全、有序摆放 • 查对:医嘱、患儿、腕带、床头卡	2 2 3 3		
	评估（10分）	• 评估患儿血管条件 • 同患儿家属解释目的,取得家长的理解与配合,签换血知情同意书	5 5		
	记录（5分）	• 记录换血开始的时间,入量和出量的动态平衡	5		
	摆放体位（10分）	• 患儿仰卧于温箱或辐射台内,固定好手脚并安置心电监护;术前暂停喂养,并抽出胃内容物防止呕吐	10		

（续表）

项目名称	操作流程	技术要求	分值	扣分及说明	备注
操作过程75分	换血前（20分）	• 准备一间严格消毒后的房间 • 选取好外周动静脉并常规消毒，用套管针穿刺进入血管后连选取静脉血管并常规消毒，用套管针穿刺进入血管后连接上三通管，胶布固定后接生理盐水	5 15		
	换血中（20分）	• 将输血器用盐水冲管后连接血浆和洗涤红细胞。与静脉三通连接好，用50 mL注射器在三通连接好，用50 mL注射器在三通的另一通道抽取血液和血浆，关闭注射器与血液和血浆通道。连接延长管置于微量泵上，调节速度200 mL/h • 换血量通常为新生儿血容量的2倍，新生儿血容量一般为80 mL/kg • 换血中保持进出的动态平衡，相差不超过20 mL	10 5 5		
操作后10分	换血后（10分）	• 换血完毕后，留取血标本，血常规，血培养，生化，血气 • 换血后继续蓝光治疗并检测血胆红素水平 • 整理用物	4 3 3		
综合评价15分	关键环节（12分）	• 动作轻柔，注意保暖 • 查对到位 • 防止过度暴露患者，注意保护患者隐私	4 4 4		
	护患沟通（3分）	• 沟通有效、充分体现人文关怀	3		
操作时间		_____ min			
总　分			100		
得　分					

（祝　睿）

模块八 泌尿生殖系统疾病患者的护理

实训项目 8-1 密闭式膀胱冲洗

[工作情景]

患者,男,55 岁。因尿失禁留置导尿管 6 天,今晨护士更换集尿袋时发现尿液浑浊。

[实训目的]

1. 保持尿液引流通畅,防止尿道阻塞。

2. 消除膀胱内的血凝块、黏液、细菌等异物,预防泌尿系感染。

3. 治疗某些膀胱疾病。

[实训资源]

①治疗盘:碘伏、无菌棉签、弯盘、胶布、输液器、治疗巾、0.9%氯化钠溶液 250 mL;②医嘱执行单、笔。

[建议学时]

1 学时。

[实训方法]

主要步骤	技术要求
评估	• 评估患者病情、生命体征、自理能力 • 评估心理反应和合作程度 • 排空集尿袋
核对、解释	• 核对医嘱执行单、腕带、床头卡上的床号、姓名 • 核对膀胱冲洗的目的、方法和注意事项,取得患者的配合 • 备齐用物,携至患者床边
准备冲洗液	• 核对医嘱及药液瓶签,检查药液质量,消毒瓶口,插入输液器,排气 • 备胶贴
卧位	• 协助患者取舒适卧位,并用隔帘遮挡患者 • 暴露尿管,铺治疗巾于患者会阴处(使尿管分叉位于治疗巾区域内)
膀胱冲洗	• 关闭尿管调节器 • 消毒尿管分叉口处输入端 • 再次核对患者信息及冲洗液信息,在导尿管输入端距交叉口 2 cm 处穿刺,进尿管后平行进针,打开输液调节器(打开冲洗液管),根据医嘱调节速度、量及保留时间 • 关闭冲洗管,打开尿袋,排出冲洗液,如此反复进行。同时观察量及颜色
冲洗完毕	• 冲洗毕,关闭输液器,拔针 • 30 min 后打开尿管调节器
安置患者	• 协助患者取舒适卧位 • 整理床单位,观察尿量、尿色、性状

（续表）

主要步骤	技术要求
整理物品	• 整理和处置用物 • 六步洗手和记录

［操作视频］

［注意事项］

1. 严格执行无菌操作原则及查对制度。

2. 冲洗液温度 38 ℃～40 ℃为宜,冲洗速度 60～80 滴/min,不宜过快,以防患者尿意强烈,尿液外溢。

3. 膀胱冲洗过程中患者若血压升高、腹胀、腹痛、尿液外溢,应暂停冲洗,排空尿液。

4. 观察引流液量(引流液量≥冲洗液)。

5. 准确记录尿量(尿量＝排出量－冲洗量)

［实训评价］

项目名称	操作流程	技术要求	分值	扣分及说明	备注
操作过程85分	评估（20分）	患者准备: • 评估患者病情、心理 • 向患者解释 • 评估患者排尿情况 • 评估患者的知识水平、合作程度	2 2 1 2		
		环境准备: • 整洁、安静 • 安全、温湿度适宜	1 2		
		护士准备: • 着装规范 • 洗手、戴口罩	2 2		
		用物准备: • 备物齐全 • 冲洗液无污染、剂量准确 • 放置合理	2 2 2		
	准备冲洗液（8分）	• 核对医嘱及药液瓶签,检查药液质量,消毒瓶口,插入输液器 • 备胶贴	6 2		
	卧位（8分）	• 协助患者取舒适卧位,并用隔帘遮挡患者 • 暴露尿管,铺治疗巾于患者会阴处(使尿管分叉位于治疗巾区域内)	4 4		
	膀胱冲洗（33分）	• 关闭尿管调节器 • 消毒尿管分叉口处输入端	4 4		

（续表）

项目名称	操作流程	技术要求	分值	扣分及说明	备注
操作过程 85分	膀胱冲洗（33分）	• 再次核对患者信息及冲洗液信息，在导尿管输入端距交叉口2 cm处穿刺，进尿管后平行进针，打开输液调节器（打开冲洗液管），根据医嘱调节速度、量及保留时间 • 关闭冲洗管，打开尿袋，排出冲洗液，如此反复进行。同时观察量及颜色	15 10		
	冲洗完毕（9分）	• 冲洗毕，关闭输液器，拔针 • 30 min后打开尿管调节器	5 4		
	安置患者（7分）	• 协助患者取舒适卧位 • 整理床单位，观察尿量、尿色、性状	3 4		
综合评价 15分	关键环节（12分）	• 操作熟练、正确、轻稳 • 关爱患者，患者无不舒适感 • 沟通技巧运用恰当	4 4 4		
	操作时间（3分）	• 15 min	3		
操作时间		_____ min			
总　　分			100		
得　　分					

（胡蓉芳）

实训项目 8-2　血液透析护理

[工作情景]

患者，男，65岁。高血压20年，现因"肾功能衰竭"每周进行三次血液透析。

[实训目的]

1. 清除体内的代谢废物、毒素、水分，维持水、电解质和酸碱平衡。

2. 治疗疾病，如急、慢性肾衰竭和某些药物中毒。

[实训资源]

①治疗车上层：治疗盘、弯盘、皮肤消毒液、棉签、治疗巾、止血带1根、冲洗管1根、网套2个、透析导管1套、穿刺针2个、血管钳、一次性注射器（20 mL）、胶贴、无菌纱布、弹力绷带、无菌生理盐水、抗凝药（肝素）、A、B透析液、记录单、笔、表、备好急救药品；②治疗车下层：医疗废物桶、生活垃圾桶、锐器盒；③透析机、透析器。

[建议学时]

1学时。

[实训方法]

主要步骤	技术要求
评估	• 评估患者的病情、治疗情况 • 评估心理反应和合作程度
核对解释	• 备齐用物、携至患者床边 • 核对医嘱执行单、腕带、床头(尾)卡上的床号、姓名 • 解释血液透析的目的、方法、原理及注意事项,取得患者和家属配合,测体重
开机、调试	• 打开透析机,连接 A、B 透析液,调试机器备用 • 连接透析器及透析管路,使用生理盐水预冲管路、透析器,排气,检查管路连接严密性
内瘘穿刺	• 协助患者采取仰卧位 • 选择内瘘穿刺点,铺巾、消毒、穿刺、固定,遵医嘱给予适量抗凝剂
连接、设置	• 连接动脉穿刺针、固定,开夹、开泵,血液通过透析器至静脉壶时,关泵,使用止血钳将静脉管夹住 • 连接静脉穿刺针,开夹、固定,打开检测器,开泵;遵医嘱将血液流速由小到大逐渐调至患者所需数值,根据患者病情遵医嘱设置治疗数据,再次核对,透析开始
安置患者	• 协助患者取舒适卧位,询问患者感受,告知注意事项 • 整理用物,洗手、记录
观察	• 治疗过程中,加强巡视,观察患者病情,记录每小时血压、脉搏等生命体征及机器参数
回血	• 治疗结束,关闭血泵,分离引流通路并与生理盐水连接 • 打开血泵,通过回血通路将体外循环血液回输给患者(血流量 100 mL/min)
整理、记录	• 遵医嘱拔出穿刺针,消毒并用胶贴覆盖动静脉穿刺点,上压纱布,辅以弹力绷带加压固定 • 测血压、体重,统计、记录出入量 • 告知患者保护内瘘及透析的相关知识 • 清理用物,污物处理,拆除管路及透析器,机器消毒后关闭

[注意事项]

1. 严格执行查对制度,严格遵守无菌技术操作原则。

2. 严密观察病情变化,每间隔 1 h 应仔细询问患者自我感觉,测量血压、脉搏并准确记录。

3. 观察穿刺部位有无渗血、血肿,穿刺针头有无脱出移位;观察透析器及管路有无凝血、漏血。无肝素透析的患者,每隔 20~30 min 须用 100~200 mL 生理盐水冲洗管路,如凝血严重,需要立即结束透析。除特殊治疗的原因外,不宜输入血制品及黏稠度较高的液体,防止透析管路阻塞而发生凝血。

4. 透析结束,须用生理盐水回血,为防止空气进入体内,严禁打开气泡监测夹。

5. 指导患者学会监测并记录每日尿量、体重、血压等情况,保持大便通畅。

6. 教会患者每日判断内瘘是否通畅,可用手触摸吻合口的静脉端,若扪及震颤,则提示通畅。透析结束当日,应保持穿刺部位皮肤干燥;避免内瘘侧肢体受压、负重、不可穿紧袖衣服、不可佩戴手表。

7. 指导患者控制液体摄入,每日饮水量一般以前 1 日尿量加 500 mL 来计算。教会患者食物含量的判断,限制钠、钾和磷的摄入,合理补充维生素和矿物质。透析期间体重增长不超过体重的 5%,或每日体重增长不超过 1 kg。

[实训评价]

项目名称	操作流程	技术要求	分值	扣分及说明	备注
操作过程 85 分	评估（20 分）	患者准备: • 核对患者、向患者解释 • 评估患者病情、治疗情况 • 评估患者心理、知识水平、合作程度	1 2 1		
		环境准备: • 整洁、安静、安全 • 温湿度适宜,光线适中,空气清洁,减少人员走动	2 4		
		护士准备: • 着装规范 • 洗手、戴口罩	2 3		
		用物准备: • 用物齐全、准确 • 放置合理	3 2		
	核对解释（7 分）	• 备齐用物、携至患者床边 • 核对医嘱执行单、腕带、床头(尾)卡上的床号、姓名 • 解释血液透析的目的、方法、原理及注意事项,取得患者和家属配合,测体重	2 3 2		
	开机、调试（8 分）	• 打开透析机,连接 A、B 透析液,调试机器备用 • 连接透析器及透析管路,使用生理盐水预冲管路、透析器,排气,检查管路连接严密性	4 4		
	内瘘穿刺（10 分）	• 协助患者采取仰卧位 • 选择内瘘穿刺点,铺巾、消毒、穿刺、固定,遵医嘱给予适量抗凝剂	2 8		
	连接、设置（8 分）	• 连接动脉穿刺针、固定、开夹、开泵,血液通过透析器至静脉壶时,关泵,使用止血钳将静脉管夹住 • 连接静脉穿刺针,开夹、固定,打开检测器,开泵;遵医嘱将血液流速由小到大逐渐调至患者所需数值,根据患者病情遵医嘱设置治疗数据,再次核对,透析开始	4 4		
	安置患者（5 分）	• 协助患者取舒适卧位,询问患者感受,告知注意事项 • 整理用物,洗手、记录	2 3		
	观察（4 分）	• 治疗过程中,加强巡视,观察患者病情,记录每小时血压、脉搏等生命体征及机器参数	4		
	回血（8 分）	• 治疗结束,关闭血泵,分离引流通路并与生理盐水连接 • 打开血泵,通过回血通路将体外循环血液回输给患者(血流量 100 mL/min)	4 4		

（续表）

项目名称	操作流程	技术要求	分值	扣分及说明	备注
操作过程85分	整理、记录（15分）	• 遵医嘱拔出穿刺针，消毒并用胶贴覆盖动静脉穿刺点，上压纱布，辅以弹力绷带加压固定 • 测血压、体重，统计、记录出入量 • 告知患者保护内瘘及透析的相关知识 • 清理用物，污物处理，拆除管路及透析器，机器消毒后关闭	4 5 2 4		
综合评价15分	关键环节（12分）	• 操作熟练、正确、轻稳 • 态度认真、关爱患者、严格无菌操作 • 沟通技巧运用恰当	4 4 4		
	操作时间（3分）	• 时间 30 min（每一次透析上机时间为 4 h）	3		
操作时间		_____ min			
总　　分			100		
得　　分					

（胡蓉芳）

实训项目 8-3　膀胱造瘘护理

［工作情景］

患者，男，85 岁，前列腺增生 20 年，尿道严重狭窄，接受了膀胱造瘘术。

［实训目的］

1. 保持膀胱造瘘口清洁，无异味，预防感染。

2. 观察造瘘口周围皮肤及尿液颜色、性质。

［实训资源］

①治疗盘、碘伏棉签、弯盘、治疗巾、无菌纱布、手套、无菌止血钳、一次性引流袋；②标识贴、速干手消毒液。

［建议学时］

1 学时。

［实训方法］

主要步骤	技术要求
评估	• 评估患者病情、生命体征、自理能力 • 评估心理反应和合作程度 • 评估造瘘口皮肤情况；挤捏引流管；查看引流管是否通畅；观察尿液颜色、性状、量
核对解释	• 核对医嘱执行单、腕带、床头卡上的床号、姓名 • 解释膀胱造瘘口护理的目的、方法和注意事项，取得患者配合 • 备齐用品，携至患者床边

（续表）

主要步骤	技术要求
卧位	• 协助患者取舒适卧位 • 铺治疗巾于患者臂下,置引流管连接处于治疗巾上,暴露膀胱造瘘口,注意保暖
造瘘口消毒	• 置弯盘于患者身侧;洗手,戴口罩,戴手套 • 取碘伏棉签,以造瘘口为中心螺旋式消毒2遍,范围大于5 cm×5 cm,造瘘管消毒方向自造瘘管近端向远端至少5 cm
引流袋更换	• 用血管钳夹闭引流管,距尾端至少6 cm • 分离引流袋,置于医疗垃圾桶,脱手套(翻折引流袋管口,包于手套内) • 碘伏棉签消毒引流管连接处,第一根棉签以接口为中心,平行环形消毒,第二根棉签从接口至于环形消毒至少5 cm • 检查无菌引流袋包装是否完整,取出并关闭引流袋下方出口,左手持无菌纱布,连接无菌引流袋,松开止血钳
观察	• 挤捏引流管,查看引流管是否通畅 • 再次观察尿液颜色、性状、量 • 再次观察造瘘口皮肤情况 • 标识引流管,引流袋 • 将引流管妥善固定于床边
安置患者	• 撤去治疗巾、弯盘 • 脱手套,洗手 • 协助患者取舒适卧位 • 标识造瘘管及引流袋;妥善固定膀胱造瘘管于床边 • 整理床单位
整理物品	• 整理和处理用物 • 洗手和记录

[注意事项]

1. 严格遵守无菌操作原则。

2. 妥善固定,造瘘管固定不宜太短,引流袋用别针固定。严防翻身、搬动、起床时牵拉引起造瘘管脱落。

3. 保证有效引流,随时检查引流管通畅,避免受压、打折、扭曲,应经常挤捏引流管,引流袋位置始终要低于造瘘口。

4. 引流袋每7日更换1次。

[实训评价]

项目名称	操作流程	技术要求	分值	扣分及说明	备注
操作过程85分	评估（20分）	患者准备: • 评估患者病情、心理 • 评估患者造瘘口皮肤情况、引流情况 • 评估患者知识水平、合作程度	2 2 2		
		环境准备: • 整洁、安静 • 安全、舒适度适宜	2 2		

（续表）

项目名称	操作流程	技术要求	分值	扣分及说明	备注
操作过程 85分	评估（20分）	护士准备： • 着装规范 • 洗手、戴口罩	2 3		
		用物准备： • 备物齐全 • 放置合理	3 2		
	核对解释（9分）	• 核对医嘱执行单、腕带、床头卡上的床号、姓名 • 解释膀胱造瘘口护理的目的、方法和注意事项，取得患者配合 • 备齐用品，携至患者床边	4 2 3		
	卧位（6分）	• 协助患者取舒适卧位 • 铺治疗巾于患者臂下，置引流管连接处于治疗巾上，暴露膀胱造瘘口，注意保暖	2 4		
	造瘘口消毒（10分）	• 置弯盘于患者身侧；洗手，戴口罩，戴手套 • 取碘伏棉签，以造瘘口为中心螺旋式消毒 2 遍，范围大于 5 cm×5 cm，造瘘管消毒方向自造瘘管近端向远端至少 5 cm	4 6		
	引流袋更换（20分）	• 用血管钳夹闭引流管，距尾端至少 6 cm • 分离引流袋，置于医疗垃圾桶，脱手套（翻折引流袋管口，包于手套内） • 碘伏棉签消毒引流管连接处，第一根棉签以接口为中心，平行环形消毒，第二根棉签从接口至于环形消毒至少 5 cm • 检查无菌引流袋包装是否完整，取出并关闭引流袋下方出口，左手持无菌纱布，连接无菌引流袋，松开止血钳	3 5 6 6		
	观察（6分）	• 挤捏引流管，查看引流管是否通畅 • 再次观察尿液颜色、性状、量 • 再次观察造瘘口皮肤情况 • 标识引流管，引流袋 • 将引流管妥善固定于床边	1 2 1 1 1		
	整理记录（14分）	• 撤去治疗巾、弯盘 • 脱手套，洗手 • 协助患者取舒适卧位 • 标识造瘘管及引流袋，妥善固定膀胱造瘘管于床边 • 整理床单位 • 整理和处理用物 • 六步洗手和记录	2 2 2 2 2 2 2		
综合评价 15分	关键环节（12分）	• 操作熟练、正确、轻稳 • 关爱患者，患者无不舒适感 • 关爱技巧运用恰当	4 4 4		
	操作时间（3分）	• 时间 10 min	3		

（续表）

项目 名称	操作流程	技术要求	分值	扣分及 说明	备注
操作时间	_____ min				
总　　分			100		
得　　分					

（胡蓉芳）

实训项目 8-4　动静脉内瘘穿刺技术护理

[工作情景]

患者,男,65岁。因"肾功能衰竭"需要长期血液透析,现需通过建立动静脉内瘘,便于穿刺进行透析治疗。请对该患者实施动静脉内瘘穿刺技术护理。

[实训目的]

通过无菌穿刺技术将穿刺针刺入内瘘的动静脉血管,为血液透析提供足够的血流量和允许的静脉压,为患者达到充分透析提供保障,同时保护患者的血管,延长内瘘使用寿命。

[实训资源]

穿刺针、一次性护理包、胶布、止血带、纱布、手套、手消毒液、污物桶。

[建议学时]

2学时。

[实训方法]

主要步骤	技术要求
准备	• 环境:室温适宜,遮挡患者,环境安静 • 护士:着装规范、洗手、戴口罩 • 用物:齐全、有序摆放 • 查对:核对医嘱及设置的各项治疗参数,一次性物品的有效期及包装是否完好
评估	• 携用物至患者床旁 • 核对医嘱(姓名、机器号、透析器、透析模式、治疗参数) • 解释目的,告知配合事项 • 评估穿刺部位及动静脉内瘘情况 • 确定穿刺点,并征得患者同意
告知	• 向患者及家属解释目的和注意事项及相关知识
消毒	• 协助患者取合适体位,并整理好衣袖 • 打开一次性护理包,取出无菌治疗巾铺在穿刺手臂下 • 用无菌镊子夹取消毒棉球以穿刺点为中心由内向外螺旋式消毒 • 消毒范围:56 cm×6 cm,待干 • 备胶布待用 • 换药包内剩余物品妥善放置,待用

（续表）

主要步骤	技术要求
穿刺固定	• 动脉穿刺.左手绷紧皮肤,右手持针柄,针尖斜面与皮肤呈 15°~30°(建议 30°~40°,疼痛较轻)直刺血管,见回血,再沿血管走行适当平行进针,打开穿刺针无菌帽,待穿刺针内注满血液时关闭夹子并旋紧无菌帽(干针);湿针则穿刺成功后固定即可 • 固定:先用胶布固定针柄,然后将穿刺针及管路妥善固定 • 同法穿刺静脉 • 动静脉血肿按应急预案处理并重新穿刺 • 根据医嘱设定治疗参数,动脉穿刺针连接管路动脉端,开泵引血,待面板上静脉压等键闪烁,关泵,管路静脉端连接静脉穿刺针,开泵进行正常透析,注意各个小夹子闭合情况
查对	• 再次查对透析模式及治疗参数,并确认穿刺针及管路固定良好,各连接口确认拧紧,取手套 • 协助患者取舒适体位,整理衣袖 • 做健康宣教,并交代注意事项
整理记录	• 整理床单位及用物 • 按要求将污物分类处理 • 洗手,记录

［注意事项］

1. 严格执行无菌技术操作原则和三查七对制度。

2. 严格执行二人核对治疗参数。

3. 检查内瘘功能良好后方可进行穿刺。

［实训评价］

项目名称	操作流程	技术要求	分值	扣分及说明	备注
操作过程 75分	准备 (10分)	• 环境:室温适宜,遮挡患者,环境安静 • 护士:着装规范、洗手、戴口罩 • 用物:齐全、有序摆放 • 查对:核对医嘱及设置的各项治疗参数,一次性物品的有效期及包装是否完好	2 2 3 3		
	评估 (10分)	• 携用物至患者床旁 • 核对医嘱(姓名、机器号、透析器、透析模式、治疗参数) • 解释目的,告知配合事项 • 评估穿刺部位及动静脉内瘘情况 • 确定穿刺点,并征得患者同意	2 2 2 2 2		
	告知 (5分)	• 向患者及家属解释目的和注意事项及相关知识	5		

（续表）

项目 名称	操作流程	技术要求	分值	扣分及 说明	备注
操作 过程 75分	消毒 （20分）	• 协助患者取合适体位，并整理好衣袖 • 打开一次性护理包，取出无菌治疗巾铺在穿刺手臂下 • 用无菌镊子夹取消毒棉球以穿刺点为中心由内向外螺旋式消毒 • 消毒范围：56 cm×6 cm，待干 • 备胶布待用 • 换药包内剩余物品妥善放置，待用	3 2 5 5 2 3		
	穿刺固定 （20分）	• 动脉穿刺：左手绷紧皮肤，右手持针柄，针尖斜面与皮肤呈15°～30°（建议 30°～40°，疼痛较轻）直刺血管，见回血，再沿血管走行适当平行进针，打开穿刺针无菌帽，待穿刺针内注满血液时关闭夹子并旋紧无菌帽（干针）；湿针则穿刺成功后固定即可 • 固定：先用胶布固定针柄，然后将穿刺针及管路妥善固定 • 同法穿刺静脉 • 动静脉血肿按应急预案处理并重新穿刺 • 根据医嘱设定治疗参数，动脉穿刺针连接管路动脉端，开泵引血，待面板上静脉压等键闪烁，关泵，管路静脉端连接静脉穿刺针，开泵进行正常透析，注意各个小夹子闭合情况	5 3 2 5 5		
	查对 （10分）	• 再次查对透析模式及治疗参数，并确认穿刺针及管路固定良好，各连接口确认拧紧，取手套 • 协助患者取舒适体位，整理衣袖 • 做健康宣教，并交代注意事项	4 3 3		
操作后 10分	整理记录 （10分）	• 整理床单位及用物 • 按要求将污物分类处理 • 洗手，记录	3 4 3		
综合 评价 15分	关键环节 （12分）	• 动作轻柔，注意保暖 • 查对到位 • 防止过度暴露患者，注意保护患者隐私	4 4 4		
	护患沟通 （3分）	• 沟通有效、充分体现人文关怀	3		
操作时间		_____ min			
总　　分			100		
得　　分					

（祝　睿）

模块九　精神障碍患者的护理

实训项目 9-1　约束带使用

[工作情景]

患者,女,36 岁。患者 2 天前以"偏执型精神分裂症"收入院,今天早上起来自言自语、发呆发愣,询问患者,患者说同病室的病友在监视她,想要毒害她,护士多次和患者解释无果,患者于 10:00 与他人发生冲突,护士上前劝解,患者认为护士是同伙,奋起反抗,打骂医护人员,难以控制。作为责任护士,该如何护理?

[实训目的]

1. 控制患者危险行为的发生(如自杀、自伤、极度兴奋冲动、毁物及明显攻击行为),避免患者伤害他人或自伤。

2. 对意识障碍、谵妄、躁动的患者,防止坠床。

3. 对治疗护理不合作的患者,保证治疗得以实施。

[实训资源]

约束带 2~4 条,衬垫 2~4 块,必要时备大单或是胸带一条。

[建议学时]

1 学时。

[实训方法]

主要步骤	技术要求
评估	<ul><li>评估患者病情</li><li>评估患者意识状态、肢体活动度、自知力</li><li>评估患者对治疗的依从性</li></ul>
核对解释	<ul><li>将患者安置在单间</li><li>二人核对医嘱无误</li><li>携用物至患者床边,核对患者腕带、床头卡上的床号、姓名、住院号</li><li>解释使用约束带的目的、方法,尽量争取患者配合,必要时签署家属知情同意书</li></ul>
选择部位	<ul><li>护士站于患者两侧</li><li>选择合适的约束部位,常用部位为腕、踝关节,其次为肩关节</li></ul>
腕关节约束	<ul><li>放置衬垫于患者手腕上方约 6 cm</li><li>将约束带于中点处对折,并以对折端环于患者手腕上方约 6 cm 处,将另一端约束带自远心端从对折约束带形成的环中穿出,呈套索状</li><li>将近手腕侧的约束带自近心端向远心端穿过套索以使其固定,同时调节套索松紧度,以伸入 1~2 根手指为宜</li><li>将远手腕侧的约束带沿穿出的近侧端为轴打一结,并收紧</li><li>将近手腕侧的约束带沿远侧端为轴打一结,并收紧</li><li>将远近两端的约束带缚于床底,打两次固定结,打结处以患者摸不到为宜</li></ul>

（续表）

主要步骤	技术要求
肩部约束	• 暴露患者双肩 • 将约束带环绕患者双肩 • 将约束带绕至床头栏板后系紧,将双侧肩带在胸前系带固定
膝关节约束	• 暴露患者膝部 • 将胸部约束带分别扣紧患者两腿膝关节 • 将约束带分别系于两侧床沿
整理记录	• 整理床单位,注意保暖 • 洗手,记录患者约束带使用原因、时间、根数、使用部位、肢体情况 • 操作者签名
观察	• 加强巡视,观察约束部位皮肤及肢体血液循环情况 • 动态评估患者病情、意识状况、自知力 • 严格交接班

［操作视频］

［注意事项］

1. 约束带的使用一定要在护士的监护之下,并保证患者不受其他患者的伤害,防止患者自行解开或被其他患者解开约束带而发生危险。

2. 加强巡视,每 15 min 巡视 1～2 次,观察患者约束部位血液循环情况及松紧度,定时更换体位,夜间患者入睡时解除肩部、膝部、踝部约束带。

3. 约束肢体位置应处于功能位,禁止将患者的上肢翻至头部方向。

4. 肩部约束时腋下要填棉垫,必须打固定结,勿使其松动,以免臂丛神经损伤。

5. 做好被约束患者的生活护理,保证入量,协助大小便,保持床单清洁干燥。

6. 对被约束患者应进行床边交接班,清点约束带,观察约束带松紧度和患者皮肤情况,交班记录完整(包括约束的原因、时间、约束带的数目、约束的部位肢体情况、解除约束时间、进食、饮水及排泄情况等)。

［实训评价］

项目名称	操作流程	技术要求	分值	扣分及说明	备注
操作过程 60 分	评估 (16 分)	• 评估患者病情、对治疗的依从性 • 评估患者对治疗的依从性 • 评估患者意识状态、肢体活动度、自知力、合作程度 • 护士着装规范 • 备物齐全 • 放置合理	2 2 2 4 4 2		
	核对解释 (4 分)	• 二人核对医嘱,核对患者信息(床号、姓名、住院号) • 向患者及家属解释	2 2		

（续表）

项目名称	操作流程	技术要求	分值	扣分及说明	备注
操作过程 60分	选择部位 （4分）	• 选择部位适宜	4		
	腕关节约束 （12分）	• 约束带打结手法正确 • 约束带松紧适宜 • 肢体处于功能位	6 4 2		
	肩部约束 （12分）	• 约束带打结手法正确 • 约束带松紧适宜 • 肢体处于功能位	6 4 2		
	膝关节约束 （12分）	• 约束带打结手法正确 • 约束带松紧适宜 • 肢体处于功能位	6 4 2		
操作后 15分	整理记录 （15分）	• 安置患者于舒适体位,放呼叫器于易取处 • 整理床单位及用物 • 六步洗手 • 记录约束带使用情况方法正确 • 每15 min巡视病房一次（口述） • 正确观察病情变化 • 正确交接班	2 2 2 2 2 3 2		
综合评价 25分	关键环节 （20分）	• 操作熟练,在10 min内完成 • 操作正确、轻稳 • 注意事项回答正确、全面 • 患者约束部位皮肤完整,无勒痕、破溃、发绀	5 3 4 8		
	护患沟通 （5分）	• 沟通有效、充分体现人文关怀	5		
操作时间		_____ min			
总　　分			100		
得　　分					

（陈　未）

实训项目 9-2　噎食急救

［工作情景］

患者,刘某,女,76岁。以"重度阿尔茨海默"收治入院,患者生活不能自理,近期出现吞咽障碍,今晨进食时,患者出现不能言语、窒息的痛苦表情。针对这种情形,护士该如何急救?

［实训目的］

清除梗塞于咽部的食物,缓解呼吸困难,保持呼吸道通畅。

［实训资源］

必要时备氧气、抢救车、吸引器、大针头、喉镜、异物钳、抢救药品等。

［建议学时］

1学时。

［实训方法］

主要步骤	技术要求
评估解释	• 核对患者信息,向患者解释并取得合作 • 评估患者的病情、精神科药物副作用的知晓程度 • 评估患者进食能力、方式和安全性 • 评估患者进食过程中有无面色涨红、呛咳反射、胸闷、窒息感
判断呼叫	• 轻拍双肩并大声呼唤患者,判断意识 • 呼叫其他工作人员,通知医师 • 计时
疏通气道 (意识清楚者)	• 一抠、二置方法:一抠——用中指、食指从患者口腔抠出异物或用食管钳取出异物;二置——将患者倒置,用掌拍其后背,借助于震动,使食物松动,向喉部移动而掏之 • Heimlic手法:患者取立位或坐位,护士站在患者身后,双手环绕患者腰间,左手握拳并用拇指突起部顶住患者上腹部。右手握住左拳,向后上方用力冲击、挤压 • 查看口腔有无食物排出,用手指抠出食物
疏通气道 (昏迷者)	• 协助患者取仰卧位 • 面对患者跪姿跨于患者髋部,双手掌根放在胸廓下脐上的腹部,快速冲击压迫患者腹部,促使食物排出
气管穿 刺、切开	• 如仍不能排出食物,立即用环甲膜穿刺针或12～18号无菌针头在甲状软骨下缘与环状软骨上缘的中间部位(喉结最突出的正下方),消毒皮肤后刺入气管,改善呼吸道受阻情况 • 必要时协助医师行气管切开
心肺复苏	• 如有心脏骤停,立即实施心肺复苏操作 • 开放静脉通道,遵医嘱给予药物治疗 • 高流量吸氧,保持气道通畅,缺氧状态缓解后改为低流量持续给氧,直至完全恢复
安置整理	• 协助患者取舒适体位,询问需要 • 清理用物,分类放置
洗手记录	• 六步洗手,取下口罩 • 记录

［操作视频］

［注意事项］

1. 遇到噎食患者,就地抢救。

2. 吞咽困难患者要在护士看护下进流质或半流质食物,防止发生意外。

3. 行腹部冲击挤压时注意力度适宜,压迫部位准确,防止压住胸骨剑突导致胸骨骨折。

4. 对突然发生噎食的患者,护士需用手指将食物从口中抠出,当手指伸入患者口腔时,应注意不要被患者反射性咬合动作咬伤手指,可在伸手指之前,用随手可及的物品如筷子、勺子等垫在患者上下牙齿之间。

[实训评价]

项目名称	操作流程	技术要求	分值	扣分及说明	备注
操作过程60分	核对解释（4分）	• 备齐用物携至患者床旁，核对患者信息，向患者解释并取得合作	4		
	评估患者（6分）	• 评估患者病情、用药知识水平 • 评估患者进食能力和方式 • 评估患者噎食情况	2 2 2		
	判断呼叫（8分）	• 判断意识 • 呼叫医生及其他工作人员 • 计时	4 2 2		
	疏通气道（意识清楚者）（10分）	• 一抠、二置方法正确 • Heimlic 手法正确 • 查看口腔有无食物排出，用手指抠出食物	4 4 2		
	疏通气道（昏迷者）（10分）	• 患者体位适宜 • 跪姿正确 • 冲击压迫手法正确	4 2 4		
	气管穿刺、切开（10分）	• 选择环甲膜穿刺部位 • 消毒皮肤 • 协助医师行气管切开	4 4 2		
	心肺复苏（12分）	• 行心肺复苏 • 开放静脉通路 • 高流量氧气吸入	5 5 2		
操作后15分	整理记录（15分）	• 安置患者于舒适体位，放呼叫器于易取处 • 整理床单位及用物 • 六步洗手 • 填写护理记录单	4 3 3 5		
综合评价25分	关键环节（20分）	• 判断呼叫正确 • 疏通气道方法正确 • 心肺复苏成功 • 操作熟练，在 20 min 内完成 • 注意保护患者安全和职业防护	2 5 5 5 3		
	护患沟通（5分）	• 沟通有效、充分体现人文关怀	5		
操作时间		_____ min			
总　　分			100		
得　　分					

（陈　未）

实训项目 9-3　无抽搐电休克治疗护理

[工作情景]

患者张某,男,40岁。以"重度抑郁症"收治入院,患者曾多次自杀未遂,医生拟给予无抽搐电休克治疗。针对这种情况,护士该如何护理?

[实训目的]

1. 应用肌肉松弛剂和麻醉剂,然后利用适量的电流短暂刺激大脑,引起患者短暂的意识丧失,以达到无抽搐发作而控制精神障碍症状。

2. 配合医师完成无抽搐电休克治疗。

[实训资源]

①物品:头枕及胸枕各1个,生理盐水或导电冻胶、纱布、棉签、牙垫及约束带、导丝、一次性电极、通电用电极片2个,头带1条,压舌板、开口器、舌钳、注射器、输液器、常规消毒物品等;②器械:MECT治疗机、治疗床、心电监护仪、麻醉机、中心负压吸氧吸痰装置、喉镜、气管插管包等;③药物:硫酸阿托品1 mg、丙泊酚注射液200 mg、氯化琥珀酰胆碱100 mg、0.9%氯化钠500 mL、抢救用药等;④护士:着装规范,洗手,戴口罩。

[建议学时]

1学时。

[实训方法]

主要步骤	技术要求
评估	<ul><li>核对患者信息,向患者解释并取得合作</li><li>评估患者躯体状况,有无心血管及呼吸系统疾病</li><li>评估患者生命体征</li><li>评估患者心理反应和合作程度</li></ul>
核对解释	<ul><li>二人核对医嘱执行单、床头卡、腕带、姓名</li><li>向家属告知进行治疗的必要性、疗效及不良反应和风险,取得家属的知情同意</li><li>对自知力较完整的患者解释治疗意义、方法和效果,必要时可安排与已做过MECT治疗的患者见面,以消除患者的顾虑,尽量取得患者的合作</li></ul>
治疗前护理	<ul><li>详细了解病史,进行全面体格检查</li><li>治疗前6~8 h禁食、水</li><li>治疗当天早晨测生命体征,延服晨间药物,嘱排空大小便</li><li>由病区医护人员护送患者至MECT室</li></ul>
治疗前准备	<ul><li>病区护士与MECT治疗工作人员,做好患者交接</li><li>患者进入MECT治疗室,取下患者的义齿、眼镜、发卡等</li><li>MECT治疗室麻醉医师、治疗医师、护士三方核查患者,询问患者禁食禁饮情况,保障患者治疗安全</li><li>护士备好牙垫、麻醉药品、无抽搐电休克、心电监护仪、麻醉机和各种急救药品和器械</li><li>检查电疗机性能是否完好</li><li>协助医师调节电流,一般电流为90~130 mA</li></ul>
治疗中护理	<ul><li>协助患者仰卧于治疗床上,四肢自然伸直,松解衣扣裤带,自然呼吸,尽量放松</li><li>安抚患者,减轻焦虑、恐惧</li></ul>

（续表）

主要步骤	技术要求
治疗中护理	• 安置心电监护,监测患者 P,BP,SpO$_2$,不稳定者需考虑是否取消本次治疗 • 0.9%氯化钠建立静脉通路,确定穿刺成功,遵医嘱依次推注硫酸阿托品 1 mg、丙泊酚注射液 5 mL 左右给氧气吸入,至患者睫毛反射迟钝或消失,呼之不应,推之不动为止 • 静脉滴注 0.9%氯化钠 2 mL 后,氯化琥珀酰胆碱 1 mL(50 mg)稀释后,遵医嘱快速静注(10 s 完成),约 3 min 后全身肌张力下降,腱反射消失,自主呼吸停止 • 将牙垫置于患者上、下臼齿之间 • 将涂有导电膏的电极紧贴在患者头部两颞侧,或单侧大脑非优势半球的顶颞侧 • 协助医师通电治疗,通电时间为 2~4 s,紧托患者下颌,头后仰 • 治疗结束时加压人工呼吸、供氧,直至自主呼吸回复,拔出静脉针头,将患者移至观察室,专人监护 • 患者完全清醒(半小时)后,通知病区护士前来接患者回病房,双方完成书面交接双签字后,病区护士接患者回病房休息
治疗后护理	• 保持呼吸道通畅,协助患者平卧头偏向一侧 • 监测 R、P、SpO$_2$,直至意识完全恢复 • 观察呼吸道梗阻或呼吸困难 • 监测患者精神症状、静脉注射部位及其他症状如头痛、恶心、呕吐等,出现异常及时处理 • 专人监护,防止坠床和跌倒 • 意识恢复 2 h 后,协助患者服药,并进食流质或半流质食物 • 协助患者取舒适体位,询问需要
整理、记录	• 清理和处置用物 • 六步洗手,记录电休克治疗情况及患者反应

[注意事项]

1. 治疗前 6~8 h 禁食、水、药。

2. 治疗前心患者排空大小便,穿宽松内衣,取下眼镜、活动义齿、发卡。

3. 严格执行查对制度、无菌操作,配合抢救。

4. 遵医嘱用药,静脉给药时严防药液外漏,以免造成局部组织坏死。

5. 密切观察患者的生命体征。

6. 治疗后患者会出现记忆力减退的不良反应,此时尽量不要要求患者回忆,以免引起患者不安。

7. 治疗期间保证患者营养,提高患者对治疗的耐受性。

[实训评价]

项目名称	操作流程	技术要求	分值	扣分及说明	备注
操作过程70 分	评估解释 (6 分)	• 核对患者,向患者解释 • 评估患者病情、意识、身体状况 • 评估患者自知力、合作程度	2 2 2		
	治疗前护理 (8 分)	• 了解病史,进行体检 • 禁食水时间适宜,延服晨间药物 • 由病区护士送患者至治疗室	2 4 2		

（续表）

项目名称	操作流程	技术要求	分值	扣分及说明	备注
操作过程 70分	治疗前准备（15分）	• 二人交接签字 • 协助患者取下身上异物 • 麻醉医师、治疗医师、护士三方再次核查患者 • 备物齐全，放置合理，MECT治疗机处于备用状态，协助医生调节电流适宜	3 3 4 5		
	治疗中护理（25分）	• 协助患者取适宜体位 • 松解衣扣和裤带 • 监测 P、BP、SpO_2 • 成功建立静脉通路 • 静脉给药方法、剂量、顺序正确 • 放置牙垫 • 协助通电治疗 • 治疗结束时加压人工呼吸、给氧、拔针，送至观察室	2 2 2 5 5 2 2 5		
	治疗后护理（16分）	• 协助患者取舒适体位 • 监测患者 P、BP、SpO_2 • 观察患者注射部位皮肤情况 • 协助清醒后患者进食、服药 • 正确观察并发症并及时处理	3 3 3 4 3		
操作后 10分	整理记录（10分）	• 安置患者于舒适体位，放呼叫器于易取处 • 整理床单位及用物 • 六步洗手 • 记录电休克治疗情况及患者反应	3 2 2 3		
综合评价 20分	关键环节（15分）	• 禁食水时间适宜，延服晨间药物 • 静脉输液一次穿刺成功 • 查对到位 • 协助医生调节电流适宜 • 注意保护患者安全和职业防护	3 3 3 3 3		
	护患沟通（5分）	• 沟通有效、充分体现人文关怀	5		
操作时间		_____ min			
总　　分			100		
得　　分					

（陈　未）

实训项目 9-4　木僵患者的护理

[工作情景]

患者张某，女，50岁。以"紧张型精神分裂症"收治入院，今天患者晨起后呆坐于病床上，面无表情，对于护士的问话不予应答，不吃不喝，口涎外溢，意识清楚。作为张某的责任护士，该如何护理张某？

[实训目的]

1. 保持患者生命体征稳定，不发生并发症。
2. 防止患者发生受伤或伤人的情况。
3. 协助患者恢复生活自理能力。
4. 协助患者恢复心理社会功能。

[实训资源]

①物品：口腔护理包（内含治疗盘、治疗碗、水杯、吸管、压舌板、棉球、纱布、持物钳、棉签、治疗巾、弯盘、止血钳等）、毛巾、盛有温开水的盆，根据病情准备漱口液、液体石蜡、外用药等；②器械：多功能病床。

[建议学时]

1学时。

[实训方法]

主要步骤	技术要求
评估解释	• 六步洗手，戴口罩 • 核对患者，向患者解释操作的目的、注意事项，尽量取得配合 • 评估患者木僵原因、木僵程度，有无伴随症状 • 评估患者生命体征、饮食、睡眠、排泄、皮肤口腔等清洁情况 • 评估患者情绪反应、合作程度
安置患者	• 将患者安排在隔离室和护士易于观察的床位 • 协助患者取舒适体位 • 保持病室环境安静，光线柔和，温湿度适宜
配合检查和治疗	• 配合医生做好相关治疗和检查
基础护理	• 皮肤护理：定时翻身按摩，保持皮肤和床单的清洁、干燥，预防压疮 • 口腔护理：及时清除口腔分泌物；每日用生理盐水或清水清洗口腔3次，保持口腔清洁 • 排泄护理：密切观察患者大小便情况，定时给便盆，训练规律排便，减少大小便失禁；对于便秘、尿潴留及时处理，必要时遵医嘱导尿和灌肠 • 饮食护理：病情轻者可喂食；病情重者给予鼻饲流质饮食 • 功能锻炼：定时为患者按摩肢体、活动关节，按摩后将患者肢体置于功能位置
安全护理	• 密切观察患者病情变化，避免任何不良刺激，防止患者自伤和他伤 • 当患者发生冲突、攻击行为时，采取措施约束患者，控制暴力行为
心理护理	• 定时与患者交流，语言亲切，态度和蔼 • 做好解释说明，取得患者合作，减少患者的焦虑、恐惧情绪 • 避免在患者面前谈论病情及其他不利于患者的事情 • 多给予患者正性的鼓励，帮助其树立战胜疾病的信心
整理记录	• 安置患者于舒适体位，放呼叫器于易取处 • 整理床单位及用物，分类处置用物 • 六步洗手和记录

[注意事项]

1. 口腔护理每日至少2次，保持患者口腔清洁。

2. 夏季每日沐浴更衣 1 次,冬季每周沐浴更衣 1 次,保持患者皮肤清洁干燥。

3. 喂食或鼻饲时,饮食要合理调配,营养丰富均衡。

4. 注意大小便情况,必要时给予导尿或灌肠。

5. 注意防止突然冲动的患者自伤或他伤。

[实训评价]

项目名称	操作流程	技术要求	分值	扣分及说明	备注
操作过程 60 分	核对解释 (4分)	• 备齐用物携至患者床旁,核对患者信息,向患者解释并取得合作	4		
	评估患者 (6分)	• 评估患者木僵原因、伴随症状 • 评估患者生命体征、饮食、睡眠、排泄、卫生、治疗情况 • 评估患者自知力、合作程度	2 2 2		
	安置患者 (6分)	• 安置患者于单间病室,易于护士观察 • 协助患者取适宜体位	4 2		
	配合检查和治疗(4分)	• 配合相关检查和治疗及时正确	4		
	基础护理 (20分)	• 正确实施皮肤护理 • 正确实施口腔护理 • 正确实施排泄护理 • 正确实施饮食护理 • 正确实施功能锻炼	4 4 4 4 4		
	安全护理 (10分)	• 密切观察患者病情变化 • 对有暴力行为者处理得当	5 5		
	心理护理 (10分)	• 态度和蔼、语言亲切 • 注意保护患者的隐私 • 正性鼓励患者方法正确	3 3 4		
操作后 15 分	整理记录 (15分)	• 安置患者于舒适体位,放呼叫器于易取处 • 整理床单位及用物 • 六步洗手 • 填写护理记录单	4 3 3 5		
综合评价 25 分	关键环节 (20分)	• 操作熟练、正确,在 15 min 内完成 • 注意保护患者隐私 • 关爱患者 • 注意保护患者安全和职业防护	5 5 5 5		
	护患沟通 (5分)	• 沟通有效、充分体现人文关怀	5		
操作时间		_____ min			
总　　分			100		
得　　分					

(陈　　未)

模块十 创伤、中毒、手术患者的护理

实训项目 10-1 单人徒手心肺复苏术

[工作情景]

患者,男,46岁,突然意识丧失,呼之不应,颈动脉未触及,请你迅速判断并对患者实施抢救。

[实训目的]

1. 保持呼吸道通畅。

2. 建立有效的人工呼吸,人工循环,迅速有效地恢复生命器官的血液供应和供氧。

3. 为挽救患者生命争取时间,提高存活率。

[实训资源]

①心肺复苏模型(可检测型)、踏脚凳(15 cm 高、18 cm 高各一个);②治疗车、免洗洗手液、治疗盘(纱布、弯盘、听诊器、血压计、电筒)、记录单、笔、挂表、医疗垃圾桶、生活垃圾桶。

[建议学时]

4～6学时。

[实训方法]

主要步骤	技术要求
判断与呼救	• 判断意识,5 s 内完成,报告结果 • 同时判断呼吸、大动脉搏动,5～10 s 完成,报告结果 • 立即呼叫
安置体位	• 将患者安置于硬板床,取仰卧位 • 去枕,头、颈、躯干在同一轴线上 • 双手放于两侧,身体无扭曲(口述)
心脏按压	• 抢救者立于患者右侧 • 解开衣领、腰带,暴露患者胸腹部 • 按压部位:胸骨中下 1/3 交界处 • 按压方法:两手掌根部重叠,手指翘起不接触胸壁,上半身前倾,两臂伸直,垂直向下用力 • 按压幅度:胸骨下陷 5～6 cm • 按压频率:100～120 次/min
开放气道	• 检查口腔,清除口腔异物 • 取出活动义齿(口述) • 检查颈部有无损伤,根据不同情况采取合适方法开放气道

（续表）

主要步骤	技术要求
人工呼吸	• 捏住患者鼻孔 • 用力吹气,直至患者胸廓抬起 • 吹气同时,观察胸廓情况 • 连续 2 次 • 按压与人工呼吸之比 30∶2,连续 5 个循环
判断复苏效果	• 操作 5 个循环后,判断并报告复苏效果 • 颈动脉恢复搏动 • 自主呼吸恢复 • 散大的瞳孔缩小,对光反射存在 • 收缩压大于 60 mmHg(体现测血压动作) • 面色、口唇、甲床和皮肤色泽转红
整理记录	• 整理用物,分类放置 • 六步洗手 • 记录患者病情变化和抢救情况

［操作视频］

［注意事项］

1. 心肺复苏的操作顺序为 C-A-B,即:C 胸外按压→A 开放气道→B 人工呼吸,尽量不中断按压。

2. 口对口吹气量不宜过大,一般为 500～600 mL,胸廓稍起伏即可。吹气时间不宜过长,过长会引起急性胃扩张、胃胀气和呕吐。吹气过程要注意观察患(伤)者气道是否通畅,胸廓是否被吹起。

3. 胸外心脏按压术只能在患(伤)者心脏停止跳动下才能施行。

4. 口对口吹气和胸外心脏按压应同时进行,严格按吹气和按压的比例操作,吹气和按压的次数过多和过少均会影响复苏的成败。

5. 胸外心脏按压的位置必须准确。不准确容易损伤其他脏器。按压的力度要适宜,过大过猛容易使胸骨骨折,引起气胸血胸;按压的力度过轻,胸腔压力小,不足以推动血液循环。

6. 施行心肺复苏术时应将患(伤)者的衣扣及裤带解松,以免引起内脏损伤。

7. 当只有一个急救者给患者进行心肺复苏术时,应每做 30 次胸外心脏按压,交替进行 2 次人工呼吸。

8. 当有两个急救者给患者进行心肺复苏术时,首先两个人应呈对称位置,以便于互相交换。此时,一个人做胸外心脏按压;另一个人做人工呼吸。两人可以数着 1、2、3 进行配合,每按压心脏 30 次,口对口或口对鼻人工呼吸 2 次。

[实训评价]

项目名称	操作流程	技术要求	分值	扣分及说明	备注
操作前5分	准备（5分）	• 仪表规范 • 用物准备齐全： ① 心肺复苏模型（可检测型）、踏脚凳（15 cm 高、18 cm 高各一个） ② 治疗车、免洗洗手液、治疗盘（纱布、弯盘、听诊器、血压计、电筒）、记录单、笔、挂表、医疗垃圾桶、生活垃圾桶	2 3		
操作过程76分	判断与呼救（7分）	• 判断意识，5 s 内完成，报告结果 • 同时判断呼吸、大动脉搏动，5～10 s 完成，报告结果 • 立即呼叫	3 2 2		
	安置体位（6分）	• 将患者安置于硬板床，取仰卧位 • 去枕，头、颈、躯干在同一轴线上 • 双手放于两侧，身体无扭曲（口述）	2 2 2		
	心脏按压（25分）	• 抢救者立于患者右侧 • 解开衣领、腰带，暴露患者胸腹部 • 按压部位：胸骨中下 1/3 交界处 • 按压方法：两手掌根部重叠，手指翘起不接触胸壁，上半身前倾，两臂伸直，垂直向下用力 • 按压幅度：胸骨下陷 5～6 cm • 按压频率：100～120 次/min	2 3 5 5 5 5		
	开放气道（10分）	• 检查口腔，清除口腔异物 • 取出活动义齿（口述） • 检查颈部有无损伤，根据不同情况采取合适方法开放气道	3 3 4		
	人工呼吸（13分）	• 捏住患者鼻孔 • 用力吹气，直至患者胸廓抬起 • 吹气同时，观察胸廓情况 • 连续 2 次 • 按压与人工呼吸之比 30：2，连续 5 个循环	2 3 3 3 2		
	判断复苏效果（15分）	• 操作 5 个循环后，判断并报告复苏效果 • 颈动脉恢复搏动 • 自主呼吸恢复 • 散大的瞳孔缩小，对光反射存在 • 收缩压大于 60 mmHg（体现测血压动作） • 面色、口唇、甲床和皮肤色泽转红	2 2 2 2 5 2		
操作后6分	整理记录（6分）	• 整理用物，分类放置 • 六步洗手 • 记录患者病情变化和抢救情况 报告操作完毕（计时结束）	2 2 2		
综合评价13分	复苏评价（6分）	• 正确完成 5 个循环复苏，人工呼吸与心脏按压指标显示有效（以打印单为准）	6		
	规范熟练（7分）	• 抢救及时，程序正确，操作规范，动作迅速 • 注意保护患者安全和职业防护 • 按时完成	3 2 2		

（续表）

项目名称	操作流程	技术要求	分值	扣分及说明	备注
操作时间	10　　min				
总　　分			100		
得　　分					

（徐凤英）

实训项目 10-2　绷带包扎法

[工作情景]

患者，男，56 岁，在病房不慎摔倒，伤及踝关节，诉疼痛难忍，无法行走。请你迅速到现场为患者做好初步的急救处理。

[实训目的]

1. 保护伤口，减少污染。

2. 固定敷料、夹板或骨折部位。

3. 压迫止血、减轻肿胀、疼痛。

4. 限制活动、防止二次损伤。

[实训资源]

①治疗盘：纱布绷带或弹力绷带两卷、无菌纱布、剪刀、胶布、别针、弯盘，必要时备夹板、三角巾；②治疗车、生活垃圾桶、医疗垃圾桶。

[建议学时]

4 学时。

[实训方法]

主要步骤	技术要求
评估检查	• 判断意识，确认患者意识清楚能够配合护士工作 • 迅速评估患者伤情：受伤部位、有无肿胀、触痛、有无畸形等，报告结果 • 评估周围环境是否安全 • 向患者解释并取得合作
安置体位	• 协助患者取坐位、患肢抬高 • 六步法洗手
包扎固定	• 绷带自患肢足背至足弓缠绕 2 圈 • 经足背—足踝骨内侧、外侧—足背—足弓行 8 字形缠绕，如此再重复缠绕 2 次，每一圈覆盖前一圈的 1/2～2/3 • 于足踝骨上方、足腕部做环绕 2 圈（注意不要压住足踝骨） • 用绷带扣固定 • 检查确保包扎牢固且松紧适宜
安置整理	• 撤除用物，安置好患者（患肢抬高）并交代注意事项 • 六步洗手 • 记录伤肢情况及包扎日期和时间

[操作视频]

[注意事项]

1. 维持患者舒适体位,扶托肢体并保持其功能位置。

2. 选择干燥、清洁、宽度适宜的卷轴带,潮湿、污染的卷轴带均不能使用。

3. 选择合适的绷带、夹板,根据身体不同部位选择合适的包扎方法,出血较多者可在伤口处适当加压。

4. 包扎部位必须清洁干燥,若有伤口,须先换药再包扎;若为骨突处,应垫以棉垫再包扎。

5. 出血部位若为肢体应先将肢体抬高后再包扎,且宜露出肢体末端,便于观察,一旦发现异常,应松开卷带,重新包扎。

6. 包扎方向一般自下向上、由远及近向心进行。

7. 包扎者应立于包扎部位前方或侧方,包扎时要求用力均匀,松紧适度,动作轻快,双手交错地使绷带转向,达到包扎牢固、舒适、整齐、美观。

8. 包扎起、止部位均需环绕 2 周,包扎过程中每一周应覆盖前 1 周部位的 1/2~2/3;需加绷带时,可将两端重叠 6 cm;包扎完毕用胶布粘贴固定,或撕开末端打结在肢体外侧,避开伤口或骨突处。

9. 包扎时每周的压力要均等,且不可太轻,以免脱落。亦不可太紧,以免发生循环障碍。

10. 戒指、金链镯及手表项链等于包扎前除去。

11. 在没有绷带而必须急救的情况下,可用毛巾、手帕、床单(撕成窄条),长筒尼龙袜子等代替绷带包扎。

[实训评价]

项目名称	操作流程	技术要求	分值	扣分及说明	备注
操作前5分	仪表(2分)	• 仪表端庄,服装整洁	2		
	准备用物(3分)	• 用物齐全	3		
操作过程66分	评估患者(18分)	• 判断意识,确认患者意识清楚能够配合护士工作 • 迅速评估患者伤情:受伤部位、有无肿胀、触痛、有无畸形等,报告结果 • 评估周围环境是否安全 • 向患者解释并取得合作	5 5 3 5		
	安置体位(7分)	• 协助患者取坐位、患肢抬高 • 六步法洗手	5 2		
	包扎固定(21分)	• 绷带自患肢足背至足弓缠绕 2 圈 • 经足背—足踝骨内侧、外侧—足背—足弓行 8 字形缠绕,如此再重复缠绕 2 次,每一圈覆盖前一圈的 1/2~2/3 • 于足踝骨上方、足腕部做环绕 2 圈(注意不要压住足踝骨) • 用绷带扣固定 • 检查确保包扎牢固且松紧适宜	3 5 5 3 5		

项目 名称	操作流程	技术要求	分值	扣分及 说明	备注
操作 过程 66分	选择合适的 包扎方法 （5分）	• 环形包扎法：环形缠绕，下周将上周绷带完全遮盖，用于绷扎开始与结束时固定带端，以及包扎额、颈、腕处	5		
	选择合适的 包扎方法 （10分）	• 蛇形包扎法（斜绷法）：斜形延伸，各周互不遮盖。用于需由一处迅速伸至另一处时，或做简单的固定	2		
		• 螺旋形包扎法：以稍微倾斜螺旋向上缠绕，每周遮盖上周的2/3到1/2；用于包扎身体直径基本相同的部位，如上臂、手指、躯干、大腿等	2		
		• 螺旋回返包扎法（折转法）：每周均向下翻折，遮盖其上周的1/2。用于直径大小不等的部位，如前臂、小腿等，使绷带更加贴合。但注意不可在伤口上或骨隆处回返，而且回返应成一直线	2		
		• "8"字形包扎法：是重复以"8"字形在关节上、下作斜倾形旋转，每周遮盖上周的1/3到1/2。用于肢体直径不一致的部位，或屈曲的关节如肩、髋、膝等部位，应用范围较广	2		
		• 回返绷扎法：大多用于包扎顶端的部位，如指端、头部或截肢残端	2		
	解除绷带 （5分）	• 解除绷带时，先解开固定结或取下胶布，然后以两手互传递松解，勿使绷带脱落在地上	3		
		• 紧急时或绷带已被伤口分泌物浸透干固时，可用剪刀剪开	2		
操作后 13分	安置整理 （13分）	• 撤除用物，安置好患者（患肢抬高）并交代注意事项 • 六步洗手 • 记录伤肢情况及包扎日期和时间	6 2 5		
综合 评价 16分	规范熟练 （10分）	• 注意遵循节力原则 • 注意保护患者安全 • 患者肢体放置合理 • 按时完成	2 3 3 2		
	护患沟通 （6分）	• 沟通有效、充分体现人文关怀	6		
操作时间		5 min			
总　　分			100		
得　　分					

（徐凤英）

实训项目 10-3　简易呼吸器的应用

[工作情景]

患者，男，56岁。护士巡视病房时，发现患者面色青紫，呼吸停止，颈动脉搏动微弱，护士给予人工呼吸器辅助呼吸。请问操作前应做好哪些准备？

[实训目的]

1. 维持和增加机体有效通气。

2. 纠正威胁生命的低氧血症。

［实训资源］

①治疗盘：简易呼吸器、氧气连接管，必要时备口烟通气管；②治疗碗、纱布、弯盘；③治疗车、免洗洗手液、医疗垃圾桶、生活垃圾桶；④氧气装置。

［建议学时］

2 学时。

［实训方法］

主要步骤	技术要求
准备用物	• 检查简易呼吸器各配件性能并连接（面罩完好无漏气，饱和度适当；单向阀工作正常；气囊及贮氧袋完好无漏气）
核对检查	• 推车至病房，巡视发现患者面色青紫，口唇紫绀 • 呼唤患者无意识，立即呼救，看抢救时间
开放气道	• 洗手，戴口罩 • 推车至床旁，拉上床帘，移开床旁桌，去枕平卧，掀开被子，暴露胸廓，松开裤腰带，头偏向一侧，清除口鼻腔分泌物，呕吐物，有义齿应取下 • 开放气道（仰头抬颏法），判断患者呼吸（10 s）。看：胸廓无起伏；听：无呼吸音；感觉无气流逸出，摸一侧颈动脉有搏动（5 s）
连接氧气	• 环视周围用氧环境安全；检查用氧装置性能完好 • 将简易呼吸器接上氧气，调节氧流量为 8～10 L/min，确定给氧管道通畅，放置患者床头处
辅助通气	• 护士站在患者床头 • 一手以"EC"手法固定面罩，另一手挤压简易呼吸囊，反复有规律地挤压与方松，并观察： ① 患者胸廓是否随着呼吸囊的挤压而起伏 ② 在呼气时观察面罩内部是否呈雾气状态 ③ 频率为成人 12～16 次/min，小儿 14～20 次/min，挤压与放松比为 1∶1～1∶1.5 ④ 每次送气量 400～600 mL
观察效果	• 在挤压过程中密切观察患者反应、效果 • 患者面色转红、口唇红润，移开面罩，保持气道开放。看：胸廓有起伏；听：有呼吸音；感觉有气流逸出，自主呼吸恢复 • 抢救成功，根据医嘱改鼻导管给氧，氧流量为 4～6 L/min
安置整理	• 根据病情取合适体位，询问需要 • 清理用物，分类放置
洗手纪录	• 六步洗手，取口罩 • 核对记录

［操作视频］

［注意事项］

1. 选择合适的面罩，以便得到最佳使用效果。

2. 如外接氧气,应调节氧流量至储氧袋充满氧气鼓起。氧流量 8~10 L/min。

3. 挤压呼吸囊时,压力不可过大,约挤压呼吸囊的 1/3~2/3 为宜;每次送气量 400~600 mL,挤压频率:成人 12~15 次/min,小孩 14~20 次/min。

4. 发现患者有自主呼吸时,应按患者的呼吸动作加以辅助,以免影响患者的自主呼吸。

5. 对清醒患者做好心理护理,解释应用呼吸器的目的和意义,缓解紧张情绪,使其主动配合,并边挤压呼吸囊边指导患者"吸……""呼……"。

6. 应用过程中要注意观察:胸廓起伏是否与送气节奏一致;口唇与面色是否由紫绀转为红润;呼气时面罩内是否呈雾状以判断有无自主呼吸;各安全阀的工作状态是否正常。

7. 若是气管插管或气管切开患者使用简易呼吸器时,应先将痰液吸净,不必连接面罩,待气囊充气后将单向压力安全阀处的接口直接与气管插管或气管套管连接,即可应用。

8. 呼吸器使用后,将呼吸活瓣、接头、面罩等拆开,酒精擦拭消毒,装配好备用;储气袋清水擦拭即可。

9. 简易呼吸器要定时检查、测试、维修和保养。

[实训评价]

项目名称	操作流程	技术要求	分值	扣分及说明	备注
操作前 12分	仪表(2分)	• 仪表端庄,服装整洁	2		
	准备用物 (10分)	• 用物齐全 • 检查简易呼吸器各配件性能并连接(面罩完好无漏气,饱和度适当;单向阀工作正常;气囊及贮氧袋完好无漏气)	2 8		
操作过程 64分	评估患者 (5分)	• 推车至病房,巡视发现患者面色青紫,口唇紫绀 • 呼唤患者无意识,立即呼救,看抢救时间(如为清醒患者应核对患者床号、姓名,向清醒患者或家属解释简易呼吸器辅助呼吸的目的、方法、配合要点,取得患者或家属的合作)	2 3		
	开放气道 (17分)	• 洗手,戴口罩 • 推车至床旁,拉上床帘,移开床旁桌,去枕平卧 • 掀开被子,暴露胸廓,松开裤腰带 • 头偏向一侧,清除口鼻腔分泌物,呕吐物 • 有义齿应取下 • 开放气道(仰头抬颏法),判断患者呼吸(10 s)。看:胸廓无起伏;听:无呼吸音;感觉无气流逸出,摸一侧颈动脉有搏动(10 s)	2 3 2 3 2 5		
	连接氧气 (12分)	• 环视周围用氧环境安全 • 检查用氧装置性能完好 • 将简易呼吸器接上氧气,调节氧流量为 8~10 L/min,确定给氧管道通畅 • 放置患者床头处	2 3 5 2		
	辅助通气 (20分)	• 护士站在患者床头 • 一手以"EC"手法固定面罩,另一手挤压简易呼吸囊,反复有规律地挤压与方松,并观察: 　a. 患者胸廓是否随着呼吸囊的挤压而起伏; 　b. 在呼气时观察面罩内部是否呈雾气状态; 　c. 频率为成人 12~16 次/min,小儿 14~20 次/min,挤压与放松比为 1:1~1:1.5; 　d. 每次送气量 400~600 mL(口述)	2 4 4 2 4 4		

（续表）

项目名称	操作流程	技术要求	分值	扣分及说明	备注
操作过程 64分	观察疗效（10分）	• 在挤压过程中密切观察患者反应、效果 • 患者面色转红、口唇红润，移开面罩，保持气道开放。看：胸廓有起伏；听：有呼吸音；感觉有气流逸出，自主呼吸恢复 • 抢救成功，根据医嘱改鼻导管给氧，氧流量为 4～6 L/min	3 3 4		
操作后 10分	安置整理（4分）	• 协助患者取舒适体位，询问需要 • 清理治疗用物，分类放置：将呼吸活瓣、接头、面罩等拆开，用2%戊二醛擦洗，清水冲净、晾干、装好备用；储气袋清水擦拭即可（口述）	2 2		
	洗手记录（6分）	• 六步洗手，取下口罩 • 完整正确记录抢救全过程，抢救成功后仍需密切观察患者的病情变化，如有异常，立即报告医生，及时处理 报告操作完毕（计时结束）	2 4		
综合评价 14分	关键环节（11分）	• 仪表端庄，认真严肃 • 关心患者，观察病情细致 • 动作敏捷，迅速准确 • 操作时间从检查用物开始计时，每超过 30 s，扣 1 分 • 注意保护患者安全和职业防护	2 2 2 2 3		
	护患沟通（3分）	• 沟通有效、充分体现人文关怀	3		
操作时间	___5___ min				
总　　分			100		
得　　分					

（徐凤英）

实训项目 10-4　备皮技术

[工作情景]

患者，女，35 岁，阑尾炎，拟定明日行阑尾炎手术，请你为患者做好术前准备。

[实训目的]

去除手术区毛发及污垢，清洁皮肤，为手术时皮肤消毒做准备，预防手术后切口感染。

[实训资源]

①治疗盘：一次性备皮包（剃刀、滑石粉、纱布、弯盘、手套）酒精、松节油、棉签、治疗巾、电筒、卫生纸、脸盆、温水、毛巾；②治疗车、免洗洗手液、锐器盒、医疗垃圾桶、生活垃圾桶；③必要时备屏风、肥皂液。

[建议学时]

2 学时。

[实训方法]

主要步骤	技术要求
评估解释	<ul><li>核对医嘱</li><li>核对患者信息,手术方式及手术部位</li><li>评估患者病情、治疗、意识和合作能力,对备皮的了解程度</li><li>向患者解释备皮目的,告知备皮范围和配合要求</li><li>评估患者手术部位皮肤</li><li>协助患者饮水、如厕等</li><li>环境光线、温度适宜</li></ul>
检查准备	<ul><li>洗手,戴口罩</li><li>备齐用物,携至床旁</li><li>再次核对患者信息,做好解释</li><li>关门窗,调节室温、拉床帘(必要时用屏风遮挡)</li></ul>
备皮	<ul><li>戴手套</li><li>协助患者取舒适卧位,需备皮部位下垫治疗巾,充分暴露备皮区的皮肤,注意保暖</li><li>用纱蘸肥皂水(或滑石粉)涂擦局部皮肤</li><li>打开备皮刀,检查备皮刀完整性</li><li>一手持纱布紧绷皮肤,另一手持备皮刀,刀架与皮肤呈45°,从上到下,从左往右依次剃净毛发,注意动作轻柔,不要划伤皮肤</li><li>用温水纱布擦净皮肤,用电筒检查皮肤的毛发是否清除干净</li><li>嘱患者进行沐浴或擦浴,必要时协助</li></ul>
清洁整理	<ul><li>撤去治疗巾,处理用物</li><li>脱手套</li><li>协助患者穿好衣物,取舒适卧位,整理床单位,询问需要</li><li>拉开窗帘,开窗通风</li></ul>
记录	<ul><li>洗手,取口罩</li><li>再次核对患者信息</li><li>记录</li></ul>

[操作视频]

[拓展知识]

手术备皮范围

原则是超出切口四周各 15 cm 以上。

1. 颅脑手术:术前一天剃净头发及项部毛发,包括全部头皮,前额,两鬓及颈后皮肤,保留眉毛。

2. 眼部手术:前额发际至鼻毛,保留眉毛,内眼手术应剪睫毛。

3. 颈部手术:自唇下至乳头水平线,两侧斜方肌前缘。

4. 乳癌根治术:自锁骨上至脐水平,患侧至腋后线,对侧至锁骨中线或腋前线,包括患侧上臂、肩和腋窝,剃腋毛。

5. 胸部手术:自锁骨上、肩上至脐水平,前至对侧锁骨中线或腋前线,后至对侧,肩胛下角,包括胸部、上腹、患侧腋下和上臂,前后胸范围均应超过中线 5 cm 以上。

6. 上腹手术:自乳头连线至耻骨联合,两侧至腋后线。

7. 下腹手术:自剑突至大腿上 1/3 前内侧及外阴部,两侧至腋后线。

8. 腹股沟及阴囊部手术:自脐水平线至大腿上 1/3,包括外阴部。

9. 肾区手术:乳头水平至耻骨联合,前后均过中线。包括外阴部并剔除阴毛。

10. 会阴及肛门部手术:自髂前上棘水平线至大腿上 1/3 的内、前、后侧,包括会阴区及臀部。

11. 四肢手术:以切口为中心,上下各 20 cm 以上,一般为整个肢体。

12. 骨科患者手术前皮肤备皮范围:

颈部手术(前路):上至颌下缘,下至乳头水平线,左右过腋中线。

颈部手术(后路):剃头,头顶至肩胛下缘,左右过腋中线。

胸椎手术(后路):第七颈椎至第 12 肋缘,左右过腋中线。

胸椎手术(侧后方):上至锁骨上及肩上,下至肋缘下,前后胸都超过正中线 20 cm, 420 cm。

腰椎手术(前路):乳头下方至大腿上 1/3,左右过腋中线,包括剃去阴毛。

腰椎手术(后路):肩胛下角至臀沟,左右过腋中线。

上肢前臂手术:上臂下 1/3 至手部,剪指甲,如果是臂丛麻醉则包括剃去腋毛。

上肢手术:肩关节至前臂中段,如果是臂丛麻醉则包括剃去腋毛。

手指手术:肘关节至手指,剪指甲,臂丛麻醉则包括剃去腋毛。

下肢髋关节手术:肋缘至膝关节,前后过正中线,剃阴毛。

膝部手术:患侧腹股沟至踝关节。

小腿手术:大腿中段至足部。

足部手术:膝关节至足趾。

◎隐静脉高位结扎抽剥术:腹股沟区＋术侧整个肢体;

◎介入治疗:腹股沟区。

[注意事项]

1. 尊重并保护患者隐私,要有第三方在场。

2. 不要过多暴露患者,注意保暖,避免着凉。

3. 使患者舒适,嘱患者备皮后全身沐浴或局部擦浴,更换衣物。

4. 切勿剃伤皮肤,遇有瘢痕、结痂或突起处应避开,或者变换角度再剃。

5. 皮肤污垢较多者,应先擦净再剃毛发。

6. 有伤口者要按换药原则,重新换药包扎伤口。

7. 有牵引或石膏者,要在清洁皮肤后进行备皮,然后重新包石膏或维持牵引。

8. 腹部手术应用棉签蘸松节油清除脐部污垢和油脂。

9. 病灶在四肢的患者应指导每日温水浸泡手脚 20 min,并用肥皂水刷洗,剪去指(趾)甲和已浸软的腠胝 7 骨、关节、肌腱手术需术前 3 天开始准备皮肤,前两天用肥皂水洗干净并用 70％酒精消毒,再用无菌巾、绷带包裹,第三天进行剃毛刷洗、70％酒精消毒后用无菌巾包扎手术野,术晨重新消毒后用无菌巾包扎。

[实训评价]

项目名称	操作流程	技术要求	分值	扣分及说明	备注
操作前 10 分	准备 (10 分)	• 仪表规范 • 用物准备齐全	2 3		

（续表）

项目 名称	操作流程	技术要求	分值	扣分及 说明	备注
操作前 10分	准备 （10分）	① 治疗盘：一次性备皮包（剃刀、滑石粉、纱布、弯盘、手套）、70%酒精、棉签、治疗巾、电筒 ② 治疗车、免洗洗手液、锐器盒、医疗垃圾桶、生活垃圾桶 ③ 必要时备屏风、肥皂液、毛巾、脸盆、温水、卫生纸 • 环境准备：光线、温度适宜 • 二人核对医嘱（患者信息、手术名称、备皮要求）	 2 3		
操作 过程 57分	评估解释 （13分）	• 核对患者信息，手术方式及手术部位 • 评估患者病情、治疗、意识和合作能力，对备皮的了解程度 • 向患者解释备皮目的 • 告知备皮范围和配合要求 • 评估患者手术部位皮肤 • 协助患者饮水、如厕等	2 2 2 3 2 2		
	核对检查 （9分）	• 洗手，戴口罩 • 备齐用物，携至床旁 • 再次核对患者信息，做好解释 • 关门窗，调节室温、拉床帘（必要时用屏风遮挡）	2 2 2 3		
	备皮 （25分）	• 戴手套 • 协助患者取舒适卧位，需备皮部位下垫治疗巾，充分暴露备皮区的皮肤，注意保暖 • 用纱蘸肥皂水（或滑石粉）涂擦局部皮肤 • 打开备皮刀，检查备皮刀完整性 • 一手持纱布紧绷皮肤，另一手持备皮刀，刀架与皮肤呈45°，从上到下，从左往右依次剃净毛发，注意动作轻柔，不要划伤皮肤（面部、颅脑手术应保留眉毛；腹部手术应用棉签蘸松节油清除脐部污垢和油脂；皮肤污垢较多者应先擦洗再剔除毛发）（口述） • 用温水纱布擦净皮肤，用电筒检查皮肤的毛发是否清除干净 • 嘱患者进行沐浴或擦浴，必要时协助	2 3 2 3 8 4 3		
	整理 （10分）	• 撤去治疗巾，处理用物 • 脱手套 • 协助患者穿好衣物，取舒适卧位 • 整理床单位，询问需要 • 拉开窗帘，开窗通风	2 2 2 2 2		
操作后 7分	核对记录 （7分）	• 放呼叫器于易取处，六步法洗手 • 再次核对患者信心及备皮要求 • 记录	2 3 2		
综合 评价 26分	关键环节 （21分）	• 操作熟练，有条不紊 • 备皮范围正确 • 患者无不适主诉 • 动作轻柔规范，皮肤无划伤 • 注意保护患者隐私和职业防护	3 5 3 5 5		
	护患沟通 （5分）	• 关心爱护患者、充分体现人文关怀	5		

（续表）

项目名称	操作流程	技术要求	分值	扣分及说明	备注
操作时间	_____ min				
总　　分			100		
得　　分					

（徐凤英）

实训项目 10-5　铺麻醉床

[工作情景]

患者,女,35岁。因"十二指肠溃疡"入院,住院期间突发穿孔,现急诊手术,需准备一麻醉床。

[实训目的]

1. 便于接收和护理麻醉手术后的患者。

2. 保护被服不被血液或呕吐物污染。

3. 使患者安全、舒适,预防并发症。

[实训资源]

①床及床上用品:床、床垫、床褥、大单、被套、棉胎或毛毯、枕套、枕芯、橡胶中单2条、中单2条;②麻醉护理盘无菌巾内置张口器、压舌板、舌钳、牙垫、治疗碗、镊子、输氧导管、吸痰导管和纱布数块;③无菌巾外放血压计、听诊器、护理记录单和笔、弯盘、棉签、胶布、手电筒、别针等;④其他:治疗车、免洗洗手液、输液架、吸痰器、中心供氧装置、胃肠减压器,天冷时按需准备热水袋加布套、毛毯。

[建议学时]

2学时。

[实训方法]

主要步骤	技术要求
评估解释	• 评估患者情况:病情、手术部位与麻醉种类 • 评估铺床用物:是否洁净、齐全、正确折叠及病床是否结实、脚轮能否固定、高度能否调节 • 评估床边设施:呼叫装置、中心供氧装置、吸引器的性能是否完好 • 评估病室环境:是否会影响周围患者的治疗或进餐
准备	• 六步洗手,戴口罩
拆床	• 移开床旁桌椅,拆除原有枕套、被套、大单,还原床旁桌椅 • 洗手,携用物至床旁
移床旁桌和椅	• 有脚轮的床,应先固定,调整床高度 • 移开床旁桌,离床约20 cm,移椅至床尾正中,距床约15 cm • 将用物按顺序放于椅上

（续表）

主要步骤	技术要求
翻转床垫	• 从床头至床尾或从床尾至床头翻转床垫,铺床褥于床垫上,上缘靠床头
铺大单	• 取大单放于床褥上,中线与床中线对齐,分别展开,正面向上,一手托起床垫,一手伸过床头中线,将大单包塞于床垫下 • 包折床角(先床头,后床尾):在距床头约 30 cm 处,向上提起大单边缘,使其同床边垂直,呈一等边三角形;以床沿为界,将三角形分为两半 • 以下两种方法任选其一即可: 　斜角法:上半三角暂时覆盖在床上,将下半三角平整地塞于床垫下,再将上半三角翻下,塞于床垫下 　直角法:将上半三角边直角部分拉出,拉出部分的边缘与地面垂直,将拉出部分塞于床垫下 • 至床尾拉紧大单,同法铺好床角 • 拉紧大单中部,双手掌心向上,将大单塞于床垫下
铺第一块橡胶单和中单	• 将一块橡胶单和中单与床中线对齐,铺于床头、床中部或床尾,边缘平整地塞于床垫下(头颈部手术可铺在床头;腹部手术可铺在床中部,若需要铺在床中部,则橡胶中单和中单上缘应距床头 45～50 cm;下肢手术可铺在床尾)
铺第二块橡胶单和中单	• 如果病情需要,将第二块橡胶中单和中单的上缘齐床头放置,若床中部有橡胶中单和中单,则下缘压在中橡胶中单和中单上中线对齐,下垂边缘部分一并塞入床垫下
铺对侧各单	• 转至对侧,同法逐层铺好大单、橡胶中单和中单
铺盖被	• 以下两种方法任选其一即可: 　被套式("S"式): 　① 取已折叠好的被套,齐床头放置,开口端向床尾,中线与床中线对齐,正面向外铺于床上 　② 拉开被套开口端上层,将折好的棉胎或毛毯置于被套内,底边同被套开口边平齐 　③ 拉棉胎上缘至被套封口,将竖折的棉胎向两边展开,与被套平齐,对好两上角,被头与床头平齐 　④ 至床尾逐层拉平被套和棉胎,系带 　⑤ 将盖被边缘向内折叠与床沿平齐,折成被筒 　被套式(卷筒式): 　① 被套正面向内,平铺于床上,开口端向床尾 　② 将棉胎平铺于被套上,上缘与被套封口平齐 　③ 将棉胎与被套一起自床头卷至床尾,自开口处翻转至床头,拉平各层,系带 　④ 将盖被扇形三折叠于一侧床边,开口向着门
套枕套	• 套枕套,拍松枕芯,将枕横立于床头,并固定,开口背门
物品整放	• 移回床旁桌,椅子放置盖被折叠侧床尾 • 输液架置于床尾 • 吸痰器及胃肠减压器放于床下 • 若天气寒冷,则患者返回病房前半小时将准备好的热水袋放于被子中部或添加毛毯
用物还原	• 还原治疗车于指定位置,并用消毒液抹布擦拭,六步洗手,取下口罩

［操作视频］

［注意事项］

1. 病室内有患者进餐或者治疗时应暂停铺床。

2. 用物准备要齐全,并按使用顺序放置,减少走动次数。

3. 操作中动作要轻稳,减少尘埃飞扬。

4. 操作中要注意节力原则:能升降的床,应将床升降至方便铺床的高度,避免腰部过度弯曲或伸展;铺床时身体尽量靠近床边,上身保持直立,两腿间距与肩同宽,两腿稍弯曲,两腿根据活动情况前后或左右分开,以扩大支撑面,降低重心,增加身体的稳定性;操作时使用肘部力量,动作平稳有节律,连续进行;避免无效动作的出现。

5. 铺麻醉床时应及时更换洁净的被服,保证术后患者舒适,减少感染的发生的概率。

6. 中单要遮盖橡胶单,避免橡胶单与患者皮肤直接接触而引起患者的不适。

7. 麻醉未醒的患者应去枕平卧,头偏向一侧。

[实训评价]

项目名称	操作流程	技术要求	分值	扣分及说明	备注
操作过程 85 分	评估（8 分）	• 评估患者情况:病情、手术部位与麻醉种类	2		
		• 评估铺床用物:是否洁净、齐全,正确折叠及病床是否结实、脚轮能否固定、高度能否调节	2		
		• 评估床边设施:呼叫装置、中心供氧装置、吸引器的性能是否完好	2		
		• 评估病室环境:是否会影响周围患者的治疗或进餐	2		
	准备（2 分）	• 六步洗手,戴口罩	2		
	拆床（4 分）	• 移开床旁桌椅,拆除原有枕套、被套、大单,还原床旁桌椅	2		
		• 洗手,携用物至床旁	2		
	移床旁桌和椅（6 分）	• 有脚轮的床,应先固定,调整床高度	2		
		• 移开床旁桌,离床约 20 cm,移椅至床尾正中,距床约 15 cm	2		
		• 将用物按顺序放于椅上	2		
	翻转床垫（2 分）	• 从床头至床尾或从床尾至床头翻转床垫,铺床褥于床垫上,上缘靠床头	2		
	铺大单（18 分）	• 取大单放于床褥上,中线与床中线对齐,分别展开,正面向上,一手托起床垫,一手伸过床头中线,将大单包塞于床垫下	4		
		• 包折床角（先床头,后床尾）:在距床头约 30 cm 处,向上提起大单边缘,使其同床边垂直,呈一等边三角形;以床沿为界,将三角形分为两半	4		
		• 以下两种方法任选其一即可: 斜角法:上半三角暂时覆盖在床上,将下半三角平整地塞于床垫下,再将上半三角翻下,塞于床垫下 直角法:将上半三角边直角部分拉出,拉出部分的边缘与地面垂直,将拉出部分塞于床垫下	6		
		• 至床尾拉紧大单,同法铺好床角	2		
		• 拉紧大单中部,双手掌心向上,将大单塞于床垫下	2		
	铺第一块橡胶单和中单（4 分）	• 将一块橡胶单和中单与床中线对齐,铺于床头、床中部或床尾,边缘平整地塞于床垫下(头颈部手术可铺在床头;腹部手术可铺在床中部,若需要铺在床中部,则橡胶中单和中单上缘应距床头 45～50 cm;下肢手术可铺在床尾)	4		

(续表)

项目名称	操作流程	技术要求	分值	扣分及说明	备注
操作过程85分	铺第二块橡胶单和中单（4分）	• 如果病情需要,将第二块橡胶中单和中单的上缘齐床头放置,若床中部有橡胶中单和中单,则下缘压在中部橡胶中单和中单上中线对齐,下垂边缘部分一并塞入床垫下	4		
	铺对侧各单（4分）	• 转至对侧,同法逐层铺好大单、橡胶中单和中单	4		
	铺盖被（18分）	• 以下两种方法任选其一即可: 被套式("S"式): ① 取已折叠好的被套,齐床头放置,开口端向床尾,中线与床中线对齐,正面向外铺于床上 ② 拉开被套开口端上层,将折好的棉胎或毛毯置于被套内,底边同被套开口边平齐 ③ 拉棉胎上缘至被套封口,将竖折的棉胎向两边展开,与被套平齐,对好两上角,被头与床头平齐 ④ 至床尾逐层拉平被套和棉胎,系带 被套式(卷筒式): ① 被套正面向内,平铺于床上,开口端向床尾 ② 将棉胎平铺于被套上,上缘与被套封口平齐 ③ 将棉胎与被套一起自床头卷至床尾,自开口处翻转至床头,拉平各层,系带 ④ 将盖被边缘向内折叠与床沿平齐 ⑤ 将盖被扇形三折叠于一侧床边,开口向着门	3 3 3 3 3 3 3 3 3		
	套枕套(4分)	• 套枕套,拍松枕芯,将枕横立于床头,并固定,开口背门	4		
	物品整放（8分）	• 移回床旁桌,椅子放盖被折叠侧床尾 • 输液架置于床尾 • 吸痰器及胃肠减压器放于床下 • 若天气寒冷,则患者返回病房前半小时将准备好的热水袋放于被子中部或添加毛毯	2 2 2 2		
	用物还原（3分）	• 用消毒液擦拭治疗车还原于指定位置,六步洗手,取下口罩	3		
综合评价15分	关键环节（12分）	• 病床符合实用、耐用、舒适、安全的原则 • 大单、橡胶中单、中单、中缝对齐,四角平整扎紧,无褶皱 • 被头充实,扇形三折于一侧床边,开口向着门 • 枕头横立于床头,开口背门 • 椅子放盖被折叠侧 • 护理术后患者的物品齐全,患者能及时得到抢救和护理	2 2 2 1 1 4		
	预防感染（3分）	• 患者的原有被服和新被服不能相互接触,拆换被服前后和铺床前后护理人员均应认真洗手	3		
操作时间		_____ min			
总　　分			100		
得　　分					

（陈　娟）

实训项目 10-6　外科手消毒

[工作情景]

患者,女,35 岁。因"乳癌"入院治疗,现即将手术。

[实训目的]

1. 清除手、指甲、前臂的污物和暂居菌。

2. 将常居菌减少到最低程度。

3. 抑制微生物的快速再生。

4. 预防交叉感染。

[实训资源]

①外科洗手设备:非接触式自来水龙头、齐腰高度水槽、自动出液器、计时装置;②洗手衣裤、隔离鞋、指甲剪(必要时用);③洗手液或肥皂、消毒肥皂液或消毒洗手液、无菌手刷、无菌手巾及毛巾收纳筐、外科高效手消毒液或免刷洗外科手消毒液。

[建议学时]

1 学时。

[实训方法]

主要步骤	技术要求
核对	• 核对手术通知单 • 核对手术部位
检查	• 检查手部皮肤有无破损,修剪指甲 • 检查未佩戴戒指、手镯等饰物 • 洗手、卷袖至上臂上 1/3 处 • 打开盛放无菌擦手巾的包装,检查灭菌是否合格
洗手	• 湿润双手及前臂,取适量洗手液涂抹双手、前臂及上臂下 1/3 处,按"六步洗手法"揉搓双手,旋转揉搓前臂及上臂下 1/3 处(揉搓时间至少 15 s) • 流水冲净
刷手	• 用无菌手刷蘸取适量消毒肥皂液或压取 3～5 mL 洗手液于洗手刷毛面上 • 双手交替刷手,顺序:指尖→指间→手掌→手背→腕部(环形)→前臂(螺旋形)→肘部→上臂下 1/3(肘上 10 cm)。时间 3 min
冲洗	• 指尖向上冲洗双手、腕部、前臂、肘部、上臂下 1/3 处,冲洗时应始终保持手朝上肘朝下的姿势,防止水倒流 • 换无菌手刷,同法进行第 2,3 遍刷洗。共约 10 min
擦手	• 抓取无菌巾中心部位,擦干双手 • 将无菌巾对折呈三角形,底边置于腕部,角部向下,以另手拉对角向上顺势移动至上臂下 1/3,擦去水迹,不得回擦 • 擦对侧手时,将毛巾翻转,方法相同
消毒	• 取适量外科手消毒液,同刷手顺序,揉搓双手至上臂下 1/3,待干 • 按上法重复一遍 • 再取适量外科手消毒液,同刷手顺序,按"六步洗手法"揉搓手部,待药液自行挥发至干燥。保持拱手姿势,进入手术间

[注意事项]

1. 先洗手、后消毒。洗手之前应先摘掉手部饰物,并修剪指甲,长度不应超过指尖。

2. 洗手和消毒时均应从指尖至肘上 10 cm 的顺序,同一遍刷洗中不可上下来回刷,特别注意洗净甲缘、甲沟和指蹼等皱褶处。

3. 冲洗时,保持肘关节于最低位,避免臂部的手流向手部,不能使水倒流,并且避免碰到洗手衣。

4. 用无菌干手巾依次擦干双手、前臂和上臂前 1/3,严禁来回擦手。使用后的手巾、刷子等,应放在指定容器中,一用一消毒。

5. 涂抹消毒剂时认真揉搓直至消毒剂干燥。消毒后双手朝上举在胸前。禁止双手下垂。

6. 使用免刷式外科手消毒时,双手涂抹消毒剂揉搓时间应为 4～6 min,用力恰当。

7. 消毒完毕,应保持拱手姿势,手臂不可下垂,不可接触未经消毒的物品,防止双手被污染。

[实训评价]

项目名称	操作流程	技术要求	分值	扣分及说明	备注
操作过程 85 分	评估（18 分）	患者准备: • 评估患者意识、心理状态,对手术的认知、合作程度 • 评估手术时间、手术部位、手术方式	2 2		
		环境准备: • 环境洁净、宽敞、安全,温湿度适宜 • 洗手设备、消毒液及水温适宜	2 3		
		护士准备: • 戴专用手术帽、口罩(口、鼻不可外露)。轻度上呼吸道感染者戴双层口罩,严重者不可参加手术。 • 剪短指甲(水平观指腹不露指甲为度),去除饰物,双手及前臂无感染及破损	3 2		
		用物准备: • 备物齐全 • 放置合理	2 2		
	洗手（6 分）	• 湿润双手及前臂,取适量洗手液涂抹双手、前臂及上臂下 1/3 处,按"六步洗手法"揉搓双手,旋转揉搓前臂及上臂下 1/3 处(揉搓时间至少 15 s) • 流水冲净	4 2		
	刷手（18 分）	• 用无菌手刷蘸取适量消毒肥皂液或压取 3～5 mL 洗手液于洗手刷毛面上 • 双手交替刷手,顺序:指尖→指间→手掌→手背→腕部(环形)→前臂(螺旋形)→肘部→上臂下 1/3(肘上 10 cm)。时间 3 min	3 15		
	冲洗（21 分）	• 指尖向上冲洗双手、腕部、前臂、肘部、上臂下 1/3 处,冲洗时应始终保持手朝上肘朝下的姿势,防止水倒流 • 换无菌手刷,同法进行第 2、3 遍刷洗。共约 10 min	5 16		

（续表）

项目 名称	操作流程	技术要求	分值	扣分及 说明	备注
操作 过程 85分	擦手 （12分）	• 抓取无菌巾中心部位，擦干双手 • 将无菌巾对折呈三角形，底边置于腕部，角部向下，以另手拉对角向上顺势移动至上臂下1/3，擦去水迹，不得回擦。 • 擦对侧手时，将毛巾翻转，方法相同	3 6 3		
	消毒 （6分）	• 取适量外科手消毒液，同刷手顺序，揉搓双手至上臂下1/3，待干 • 按上法重复一遍 • 再取适量外科手消毒液，同刷手顺序，按"六步洗手法"揉搓手部，待药液自行挥发至干燥	2 2 2		
	洗手后 （4分）	• 双手保持在前胸、腰以上部位，呈拱手姿势 • 保持手、臂无污染	2 2		
综合 评价 15分	关键环节 （10分）	• 动作轻巧、稳重、准确、安全、无污染、无菌观念强	10		
	操作时间 （5分）	时间15 min	5		
操作时间		＿＿＿＿＿ min			
总　分			100		
得　分					

（陈　娟）

实训项目 10-7　穿无菌手术衣、戴无菌手套

［工作情景］

患者，女，35岁。因"乳癌"入院治疗，现即将手术。参与手术人员已经刷手完毕，进入手术间。

［实训目的］

1. 防止身体脱落的尘埃及细菌污染手术野，保护患者，减少术中污染。

2. 防止手术人员直接接触污染伤口，保护工作人员不受感染。

［实训资源］

①无菌手术包、无菌手套、无菌持物钳；②巡回护士1名；③手术室洁净、安全、温湿度适宜。

［建议学时］

1学时。

［实训方法］

主要步骤	技术要求
准备	• 物品准备：准备好无菌手术衣包、无菌手套、无菌持物钳 • 环境准备：手术室洁净、安全、温湿度适宜 • 工作人员准备：着装符合要求，已完成外科手消毒，保持拱手姿势

（续表）

主要步骤	技术要求
取衣	• 从已打开的无菌衣包内取出无菌手术衣 • 看清衣服的上下和正面
抖开	• 双手提起衣领的两角,在较空旷处,充分抖开手术衣,露出衣袖,使手术衣的内面朝向操作者
穿袖	• 将手术衣向上轻轻抛起的同时,顺势将双手及前臂平行向前伸入衣袖内,两臂前伸,不可高举过肩,也不可向左右张开,以免污染,双手不出袖口
系带	• 巡回护士在穿衣者背后抓住衣领内面,协助将袖口后拉,并系好领口系带和背部内侧系带
戴无菌 手套	• 隔衣袖取无菌手套放于另一只手的袖口处,翻折边朝外,手套拇指对手的拇指 • 放有手套的手隔衣袖将手套的翻折边抓住,另一手隔衣袖将另一侧翻折边提起,将翻折面翻进袖口,手迅速伸入套内 • 同法戴另一侧
系腰带	• 将无菌衣侧前方的腰带松结、提起 • 由巡回护士用无菌持物钳接持腰带,将腰带由穿衣者身后绕到腰前 • 穿衣者系腰带于腰部前方

［操作视频］

［注意事项］

1. 取衣时认清衣服的上下和正反面,注意勿碰触其他物品。

2. 穿无菌手术衣必须在手术间内比较空旷的地方进行,避免两臂过度伸展或过高上举。穿遮盖式手术衣时,必须先戴好无菌手套,方可接取腰带。

3. 穿好手术衣后,肩以上、背部、腰以下均视为污染区不可接触。如手术不能立即开始,应将双手插入胸前特制的衣袋中,并选择手术间比较空旷处站立等待。若发现手术衣有破损、潮湿,必须更换。

4. 戴好手套后,无粉手套可不用生理盐水冲洗,若是有粉手套,应用生理盐水冲净手套上的滑石粉。

［实训评价］

项目 名称	操作流程	技术要求	分值	扣分及 说明	备注
操作 过程 85分	评估 （18分）	患者准备: • 评估患者意识、心理状态,对手术的认知、合作程度 • 评估手术时间、手术部位、手术方式	2 2		
		环境准备: • 环境洁净、宽敞、安全,温湿度适宜 • 符合无菌要求	2 3		

（续表）

项目名称	操作流程	技术要求	分值	扣分及说明	备注
操作过程 85分	评估（18分）	手术人员准备： • 穿洗手衣裤、鞋，戴专用手术帽、口罩，着装符合要求 • 按外科手消毒法洗消手臂 • 拱手于胸前	2 2 1		
		用物准备： • 备物齐全 • 放置合理	2 2		
	取衣（10分）	• 从已打开的无菌衣包内取出无菌手术衣 • 看清衣服的上下和正面	5 5		
	抖开（7分）	• 双手提起衣领的两角，在较空旷处，充分抖开手术衣，露出衣袖，使手术衣的内面朝向操作者	7		
	穿袖（6分）	• 将手术衣向上轻轻抛起的同时，顺势将双手及前臂平行向前伸入衣袖内，两臂前伸，不可高举过肩，也不可向左右张开，以免污染，双手不出袖口	6		
	系带（6分）	• 巡回护士在穿衣者背后抓住衣领内面，协助将袖口后拉，并系好领口系带和背部内侧系带	3 3		
	戴无菌手套（15分）	• 隔衣袖取无菌手套放于另一只手的袖口处，翻折边朝外，手套拇指对手的拇指 • 放有手套的手隔衣袖将手套的翻折边抓住，另一手隔衣袖将另一侧翻折边提起，将翻折面翻过袖口，手迅速伸入套内 • 同法戴另一侧	5 5 5		
	系腰带（12分）	• 将无菌衣侧前方的腰带松结、提起 • 由巡回护士用无菌持物钳接持腰带，将腰带由穿衣者身后绕到腰前 • 穿衣者系腰带于腰部前方	4 4 4		
	穿戴后（11分）	• 双手保持在前胸、腰以上部位 • 保持手臂无污染 • 巡回护士整理用物正确	3 5 3		
综合评价 15分	操作质量（10分）	• 动作轻巧、稳重、准确、安全、无污染 • 操作中始终遵守无菌原则，有较强的无菌观念	5 5		
	操作时间（3分）	• 时间 6 min	3		
	知识提问（2分）	• 回答正确、全面	2		
操作时间		_____ min			
总　　分			100		
得　　分					

（陈　娟）

实训项目 10-8　伤口换药

[工作情景]

患者,男,28 岁。小腿肚有一处刺伤,三日前已行清创缝合,今来外科门诊换药。为此患者伤口换药要注意什么?

[实训目的]

1. 清洁伤口换药:更换伤口敷料,保持伤口无菌。

2. 污染伤口换药:去除伤口污染物,预防与控制伤口可能继发的感染。

3. 感染伤口换药:清创、控制伤口感染,促进伤口愈合。

[实训资源]

①治疗盘:换药包(无菌治疗碗 2 个、弯盘 1 个、镊子 2 把),75％酒精棉球,碘伏、生理盐水棉球若干,纱布块及干棉球若干,胶布与剪刀(必要时备无菌剪刀),一次性治疗巾,(必要时备纱条)手套;②治疗车、免洗洗手液、锐器盒、医疗垃圾桶、生活垃圾桶。

[建议学时]

2 学时。

[实训方法]

主要步骤	技术要求
评估解释	• 二人核对医嘱(伤口部位、大小、性质、换药要求) • 核对患者床号、姓名、年龄、性别、换药部位;向患者讲解换药的目的,了解患者的需求,取得患者配合 • 洗手,戴口罩(必要时戴圆桶帽)
核对检查	• 携用物至床旁,再次核对解释,拉床帘 • 暴露创面,根据操作需要安置体位及肢体,暴露伤口所在的部位。遮挡其他部位 • 打开换药包,准备药液 • 戴手套,铺治疗巾
去除敷料	• 用手揭开外层敷料(胶布应由伤口外侧向伤口方向揭去)。再用镊子轻夹内层敷料,若粘连较紧,应先用盐水浸湿后再揭去。揭去内层敷料时应和伤口纵向保持一致,以免伤口裂开
伤口周围皮肤消毒	• 伤口周围皮肤消毒:用 75％酒精对伤口周围皮肤进行消毒。左手持一把无菌镊子将无菌治疗碗内的 75％酒精棉球传递给右手的另一把镊子操作,用以擦洗创周皮肤 • 清洁伤口先由创缘向外擦洗(污染伤口应由外至内的擦洗),勿使乙醇流入创口引起疼痛和损伤组织(口述)
伤口处理	• 伤口直接用左手的无菌镊子取无菌治疗碗内的盐水棉球,传递给右手的镊子,轻轻清洗创面,后用干棉球擦洗创面周围多余盐水。肉芽组织禁用干棉球擦洗创口,以防损伤肉芽组织(口述) • 若为手术伤口可用碘伏进行伤口及周围皮肤消毒(口述)
覆盖伤口包扎固定	• 无菌纱布覆盖伤口,胶布固定,必要时可用绷带固定 • 覆盖无菌干纱布,其面积、厚度视创面大小、渗液情况及不同部位而定。一般覆盖 8 层,面积要超过伤口四周 3~5 cm,以达隔离作用。胶布固定时,其方向应与肢体或躯干长轴垂直。胶布不宜固定时,可用绷带包扎(口述)

（续表）

主要步骤	技术要求
撤去用物	• 撤去换药用物,更换下来的敷料集中放于弯盘内,倒入污桶;冲洗换药碗、镊子后放入浸泡桶 • 脱手套
整理记录	• 安置患者于舒适体位,放呼叫器于易取处 • 整理床单位及用物 • 六步洗手 • 取口罩 • 再次核对并记录(换药时间,伤口情况,患者感受)

[操作视频]

[注意事项]

1. 在整个换药过程中,按清洁—污染—感染—隔离伤口依次进行,严格执行无菌技术操作和手卫生规范。

2. 给不同的患者之间换药要进行手卫生,给感染伤口换药后,应认真洗手,然后方可给另一患者换药。

3. 换药时应查看各种敷料、消毒液是否在有效期内,包装是否完整,污染的敷料应立即放在医疗废物筒内或有菌的弯盘,不得随便乱丢。

4. 体位:原则上应能充分显露创面,取坐位、仰卧位、侧卧位等舒适体位。

5. 清洁伤口皮肤周围消毒由内向外,污染伤口消毒由外向内。

[实训评价]

项目 名称	操作流程	技术要求	分值	扣分及 说明	备注
操作前 (7分)	准备 (7分)	• 操作人员着装规范 • 用物准备:换药包(无菌治疗碗2个、弯盘1个、镊子2把),75%酒精棉球,生理盐水棉球若干,纱布块及干棉球若干,胶布与剪刀,一次性治疗巾 • 环境准备:原则上在换药室进行。因病情也可在病房换药	2 3 2		
操作 过程 65分	核对检查 (9分)	• 二人核对医嘱(伤口部位、大小、性质、换药要求) • 核对患者床号、姓名、年龄、性别、换药部位;向患者讲解换药的目的,了解患者的需求,取得患者配合 • 洗手,戴口罩(必要时戴圆桶帽)	2 5 2		
	摆体位 (9分)	• 携用物至床旁,再次核对解释,拉床帘 • 暴露创面,根据操作需要安置体位及肢体,暴露伤口所在的部位。遮挡其他部位 • 打开换药包,准备药液 • 戴手套,铺治疗巾	2 3 2 2		

（续表）

项目名称	操作流程	技术要求	分值	扣分及说明	备注
操作过程65分	揭开敷料（8分）	• 用手揭开外层敷料,（胶布应由伤口外侧向伤口方向揭去）。再用镊子轻夹内层敷料,若粘连较紧,应先用盐水浸湿后再揭去。揭去内层敷料时应和伤口纵向保持一致,以免伤口裂开	8		
	伤口周围皮肤处理（14分）	• 伤口周围皮肤消毒:用75％酒精对伤口周围皮肤进行消毒。左手持一把无菌镊子将无菌治疗碗内的75％酒精棉球传递给右手的另一把镊子操作,用以擦洗创口周围皮肤	8		
		• 清洁伤口先由创缘向外擦洗(污染伤口应由外至内的擦洗),勿使乙醇流入创口引起疼痛和损伤组织(口述)	6		
	创面处理（11分）	• 伤口直接用左手的无菌镊子取无菌治疗碗内的盐水棉球,传递给右手的镊子,轻轻清洗创面,后用干棉球擦洗创面周围多余盐水。肉芽组织禁用干棉球擦洗创口,以防损伤肉芽组织(口述)	8		
		• 若为手术伤可用碘伏进行伤口及周围皮肤消毒(口述)	3		
	覆盖伤口包扎固定（8分）	• 无菌纱布覆盖伤口,胶布固定,必要时可用绷带固定	3		
		• 覆盖无菌干纱布,其面积、厚度视创面大小、渗液情况及不同部位而定。一般覆盖8层,面积要超过伤口四周3～5 cm,以达隔离作用。胶布固定时,其方向应与肢体或躯干长轴垂直。胶布不宜固定时,可用绷带包扎(口述)	5		
	撤去用物（6分）	• 撤出换药用物,更换下来的敷料集中放于弯盘内,倒入污桶;冲洗换药碗、镊子后放入浸泡桶	4		
		• 脱手套	2		
操作后10分	整理记录（10分）	• 安置患者于舒适体位,放呼叫器于易取处	2		
		• 整理床单位及用物	2		
		• 六步洗手	2		
		• 取口罩	2		
		• 再次核对并记录(换药时间,伤口情况,患者感受)报告操作完成(计时结束)	2		
综合评价18分	关键环节（15分）	• 操作遵循无菌原则	3		
		• 伤口周围皮肤消毒顺序正确	3		
		• 去掉胶布的方法正确	2		
		• 查对到位	2		
		• 注意保护患者安全、隐私和职业防护	3		
		• 按时完成	2		
	护患沟通（3分）	• 沟通有效、充分体现人文关怀	3		
操作时间		10 min			
总　分			100		
得　分					

（徐凤英）

实训项目 10-9　自动洗胃机洗胃

[工作情景]

患者,女,40岁。患者1 h前误食某药物,烦躁,肌肉抽搐,出现恶心、呕吐、腹痛、腹泻等症状。患者发生了什么情况? 应如何快速处理?

[实训目的]

1. 清除胃内毒物,减少毒物吸收。

2. 减轻胃黏膜水肿和炎症,利于吻合口的愈合。

[实训资源]

①自动洗胃机装置一套、电源、接线板;②治疗盘、手套、听诊器、电筒、一次性洗胃管、50 mL注射器、口含嘴、洗胃包(标本瓶、石蜡油棉签、纱布、弯盘、治疗碗)一次性治疗巾两块、胶布、别针、水温计、毛巾、漱口液、吸管、酌情备压舌板、开口器、舌钳;③橡胶围裙、洗胃液10 000~20 000 mL,温度25 ℃~38 ℃、清洁及污物桶;④治疗车、免洗洗手液、医疗垃圾桶、生活垃圾桶。

[建议学时]

2学时。

[实训方法]

主要步骤	技术要求
评估解释	• 洗手,戴口罩 • 评估:年龄、病情、意识状态、生命体征、口鼻黏膜有无损伤、有无活动性义齿 • 有无洗胃禁忌证 • 神志清楚者向患者解释洗胃的目的、方法、步骤及注意事项,以取得合作
置胃管	• 正确连接自动洗胃机各管路,检查洗胃机运转情况,测水温、携用物至床旁 • 再次核对解释 • 轻症患者取坐位或半坐卧位,头偏向一侧;中毒较重的患者取左侧卧位;昏迷者取去枕平卧位,头偏向一侧。必要时约束 • 插管:经口腔或鼻腔插入 45~55 cm • 初步固定 • 确认胃管在胃内:抽胃液(留标本送检)、有无气泡冒出、听气过水声
洗　胃	• 将胃管与机上对应的胃管软管相接,各管道放入相应的桶内 • 按下"手吸"键,吸出胃内容物,再按"自控"键进行反复冲洗,直至洗出液澄清无味为止。每次进液量约 300~500 mL,小儿 50~200 mL,不宜过多,注意进出平衡 • 洗胃完毕,断开胃管,根据病情或遵医嘱从胃管注入解毒剂、活性炭、导泻药等(50%硫酸镁或20%甘露醇 250 mL),然后翻折胃管,嘱患者深呼吸并迅速拔出胃管
停机整理	• 协助患者取舒适卧位 • 将洗胃机连接管(3根)同时放入清水桶,按"自控"键清洗洗胃机 • 断开电源,随后将连接管及储物瓶取下洗净泡在消毒液中,30 min后取出安装好,使机器处于备用状态
记录	• 洗手,脱口罩 • 记录灌洗液名称、量、洗出液的颜色、气味、性状、量,患者的全身反应 • 清醒患者要与其交代注意事项

[注意事项]

1. 宜选用粗口径胃管。

2. 机器工作时要水平放置;灌洗液与洗胃机同一水平并与患者在相近高度,排水管低于患者。

3. 严格遵医嘱配制洗胃液,灌洗液入量与出量要相等。

4. 毒物不明时洗胃液可暂时用温开水或等渗盐水。

5. 洗胃过程中出现腹痛、洗出液呈现血性或有神智不清、虚脱表现,应立即停止,并通知医生处理。

6. 吞服强酸强碱者禁忌洗胃,消化道溃疡、食管胃底静脉曲张、胃癌患者一般不予洗胃。

7. 清醒合作患者可取半坐卧位,操作时注意安全。

8. 灌洗液温度为 25 ℃～38 ℃。

9. 洗胃结束后及时清洗、消毒机器并登记。

[实训评价]

项目名称	操作流程	技术要求	分值	扣分及说明	备注
操作前 7分	仪表(2分)	• 着装规范	2		
	用物准备(5分)	• 用物齐全	5		
操作过程 65分	洗手核对(4分)	• 洗手,戴口罩 • 核对医嘱	2 2		
	评估病情(15分)	• 评估:年龄、病情、意识状态、生命体征、口鼻黏膜有无损伤、有无活动性义齿 • 有无洗胃禁忌证 • 神志清楚者向患者解释洗胃的目的、方法、步骤及注意事项,以取得合作	5 5 5		
	连接洗胃机(9分)	• 正确连接洗胃机各管路 • 接通电源,检查洗胃机运行是否正常 • 测洗胃液温度	4 3 2		
	置胃管(18分)	• 携用物至床旁 • 再次核对 • 协助患者取合适体位(轻症患者取坐位或半坐卧位,头偏向一侧;中毒较重的患者取左侧卧位;昏迷者取去枕平卧位,头偏向一侧。必要时约束) • 颌下垫治疗巾 • 检查洗鼻孔 • 检查胃管,测量胃管长度,并置管 • 检查胃管是否在胃内(做一种,口述另外两种) • 留取标本送检	1 2 3 1 2 5 2 2		
	洗胃(19分)	• 将胃管与洗胃机上对应的胃管软管相接,各管道放入相应的桶内 • 按下"手吸"键,吸出胃内容物,再按"自控"键进行反复冲洗,直至洗出液澄清无味为止。每次进液量约 300～500 mL,小儿 50～200 mL,不宜过多,注意进出平衡 • 洗胃完毕,断开胃管,根据病情或遵医嘱从胃管注入解毒剂、活性炭、导泻药等(50% 硫酸镁或 20% 甘露醇 250 mL),然后翻折胃管,嘱患者深呼吸并迅速拔出胃管	3 9 7		

（续表）

项目名称	操作流程	技术要求	分值	扣分及说明	备注
操作后 15分	整理、消毒（8分）	• 协助患者取舒适卧位 • 将洗胃机连接管（3根）同时放入清水桶，按"自控"键清洗洗胃机 • 断开电源，随后将连接管及储物瓶取下洗净泡在消毒液中，30 min后取出安装好，使机器处于备用状态	2 3 3		
	记录（7分）	• 洗手，脱口罩 • 记录灌洗液名称、量，洗出液的颜色、气味、性状、量，患者的全身反应 • 清醒患者要与其交代注意事项 报告操作完毕（计时结束）	2 3 2		
综合评价 13分	关键环节 13分	• 用物齐全，一项不齐扣0.5分 • 评估全面完整 • 沟通交流恰当，充分体现人文关怀 • 仪器连接、使用正确，遵循先吸后洗的原则 • 洗胃溶液选择正确 • 记录及时、完整 • 按时完成，超时30 s扣1分	1 2 3 2 2 2 1		
操作时间		_____ min			
总　　分			100		
得　　分					

（徐凤英）

实训项目 10-10　中心静脉置管的护理

［工作情景］

患者，男，56岁。护士巡视病房时，发现患者颈部中心静脉导管穿刺处有渗液，请问该如何处理？

［实训目的］

1. 保持穿刺部位清洁，减少导管相关性感染。

2. 保持导管通畅、防止血栓形成。

［实训资源］

①治疗盘：治疗车全套、治疗盘（内备换药碗、碘伏棉球7个、镊子2把、弯盘、敷贴、肝素帽、空针内备肝素封管液10 mL、手套）、消毒瓶、棉签、胶布、执行单、笔、手表、尺子；②治疗车、免洗洗手液、医疗垃圾桶、生活垃圾桶。

［建议学时］

2学时。

[实训方法]

主要步骤	技术要求
核对评估	• 核对医嘱,了解置管时间 • 洗手,戴口罩 • 评估患者:患者的病情、意识状态,置管的位置、时间,穿刺点局部情况,导管外露长度,导管通畅情况 • 向患者解释操作的目的,取得合作
再次核对	• 携用物至床旁,再次核对 • 协助患者取舒适体位,暴露穿刺部位 • 铺无菌治疗巾 • 戴手套
冲管	• 消毒肝素帽两遍 • 用封管液检查通畅情况,脉冲冲管及正压封管 • 上卡子
更换肝素帽	• 检查并打开新肝素帽外包装 • 取下原有肝素帽 • 碘伏消毒两遍 • 更换新肝素帽
更换敷贴	• 揭开敷贴(由外向内揭开敷贴,防止导管脱出) • 评估创口周围情况 • 消毒创口周围皮肤两遍 • 消毒导管上方 • 消毒导管下方 • 再次消毒创口(整个消毒范围直径大于 10 cm) • 待干 • 准备敷贴 • 书写日期姓名 • 贴敷贴(无张力性粘贴) • 二次固定
整理记录	• 处理用物,脱手套 • 协助患者取舒适体位 • 整理床单位 • 交代注意事项 • 洗手,取口罩 • 核对记录 报告操作结束(计时结束)

[注意事项]

1. 观察置管的长度、时间。

2. 观察局部皮肤有无红、肿、渗液、分泌物等感染征象。

3. 观察患者生命体征变化,注意有无寒战高热等全身感染征象。

4. 保持穿刺点皮肤的清洁、干燥,每日用碘伏消毒一次,疑有污染随时更换。

5. 妥善固定导管,导管各连接处用无菌纱布包裹,防止脱落。

6. 深静脉测压通道连接专用延长管和三通,禁止连接头皮针、肝素帽。输液通路连接处尽量少用头皮针和肝素帽,一个肝素帽最多插头皮针 2～3 根,肝素帽 3～5 天更换一次;每次输液完毕,不需维持通道者,用肝素液和生理盐水脉冲式正压封管。

7. 及时更换液体,测压后及时打开输液通道,以避免血液回流引起导管堵塞。

8. 血管活性药物应单通道泵入,连接专用微泵延长管在深静脉管近端;防止速度过快或过慢,影响药物疗效;如需快速输液、输血应直接连接三通,TPN、血液制品、普通液体不能在同一静脉通道输入。

9. 拔除导管后按压穿刺点 5 min,防止出现局部血肿,用消毒液消毒局部,并用无菌敷料覆盖 24 h 以上。

10. 若深静脉导管被血凝块堵塞不通或呈半通状态,立即用空针向外抽吸,切勿将血凝块冲入血管内,否则易导致血栓栓塞;若回抽不通,应拔除导管。

[实训评价]

项目名称	操作流程	技术要求	分值	扣分及说明	备注
操作前7分	仪表(2分)	• 着装规范	2		
	用物准备(3分)	• 用物准备:治疗车及相关用物,快速手消液,治疗盘,换药包(消毒棉球若干,消毒碗2个,镊子2把)75%酒精,0.5%碘伏,棉签,冲管盐水,无菌手套,治疗巾,无菌透明贴,弯盘,笔,挂表,必要时备缝线	3		
	环境准备(2分)	• 安静,清洁适宜操作	2		
操作过程76分	核对评估(12分)	• 核对医嘱,了解置管时间 • 洗手,戴口罩 • 评估患者:患者的病情,意识状态,置管的位置,时间,穿刺点局部情况、导管外露长度、导管通畅情况 • 向患者解释操作的目的,取得合作	2 2 5 3		
	再次核对(7分)	• 携用物至床旁,再次核对 • 协助患者取舒适体位,暴露穿刺部位 • 铺无菌治疗巾 • 戴手套	2 2 1 2		
	检查通畅情况(10分)	• 消毒肝素帽两遍 • 用封管液检查通畅情况,脉冲冲管及正压封管 • 上卡子	3 5 2		
	更换肝素帽(8分)	• 检查并打开新肝素帽外包装 • 取下原有肝素帽 • 碘伏消毒两遍 • 更换新肝素帽	2 1 3 2		
	更换敷贴(24分)	• 揭开敷贴(由外向内揭敷贴,防止导管脱出) • 评估创口周围情况 • 消毒创口周围皮肤两遍 • 消毒导管上方	3 3 3 2		

（续表）

项目名称	操作流程	技术要求	分值	扣分及说明	备注
操作过程 76 分	更换敷贴（24 分）	• 消毒导管下方 • 再次消毒创口（整个消毒范围直径大于 10 cm） • 待干 • 准备敷贴 • 书写日期姓名 • 贴敷贴（无张力性粘贴） • 二次固定	2 3 2 2 2 2		
	整理记录（15 分）	• 处理用物，脱手套 • 协助患者取舒适体位 • 整理床单位 • 交代注意事项 • 洗手，取口罩 • 核对，记录	2 2 2 3 2 2		
效果评价 17 分	关键环节（17 分）	• 评估全面 • 遵守无菌原则，操作规范 • 导管固定妥当，不影响活动 • 关爱患者，指导全面 • 注意保暖，保护患者隐私 • 按时完成	2 4 2 5 2 2		
操作时间		12 min			
总　　分			100		
得　　分					

（徐凤英）

实训项目 10-11　中心静脉压测量技术

[工作情景]

患者，男，42 岁。因车祸致"失血性休克"急诊入住，转入 ICU 抢救治疗，遵医嘱需定期测量中心静脉压（CVP）。请对该患者行中心静脉压测量技术。

[实训目的]

1. 评价右心功能。

2. 评价全身循环血量的多少。

3. 观察心功能不全或休克过程，决定治疗方案。

4. 输液或静脉全营养。

5. 插入漂浮导管及心脏起搏器。

[实训资源]

监测模块、传感导线、压力套装、加压袋、0.9%生理盐水（或肝素盐水）、治疗盘、弯盘、测压尺、三通、测压管、输液器。

［建议学时］

2 学时。

［实训方法］

主要步骤	技术要求
准备	• 环境:室温适宜,遮挡患者 • 护士:着装整洁,洗手,戴口罩 • 用物:齐全、有序摆放 • 查对:医嘱、患者、腕带
评估	• 评估患者病情,了解有无活动、频繁咳嗽、机械通气治疗,是否进行吸痰等治疗 • 了解中心静脉置管情况(部位、在位及通畅情况)
告知	• 向患者及家属解释目的和注意事项及相关知识
连接测压系统及测压读数	• 传感器法: 连接测压系统: ① 安装监测模块,标名为 CVP,设定最适标尺,连接传感导线 ② 将 0.9%生理盐水(或肝素盐水)与压力套装连接,各接头连接紧密 ③ 将 0.9%生理盐水(或肝素盐水)装入加压袋中,压力调 150～300 mmHg,排尽压力套装内管路空气 测压读数: ① 再次核对患者信息 ② 检查中心静脉导管位置并冲管 ③ 连接压力套装与中心静脉导管主腔,严格无菌操作 ④ 检查导管是否通畅,冲洗管腔,确认方可 ⑤ 将患者置于平卧位,将压力传感器放置于平腋中线第四肋间隙位置 ⑥ 压力传感器与大气相通后调零点(嘱清醒患者平静呼吸,机械通气患者病情允许可暂时断开呼吸机连接) ⑦ 将测压腔与压力传感器相通,观察波形并读数 • 标尺法: 连接测压系统: ① 0.9%生理盐水接输液管挂起排气,前端接三通接头及测压管并排气 ② 消毒中心静脉导管接头后与三通接头连接,再次检查导管通畅情况并冲管,将测压管固定在测量尺上 测压读数: ① 调零点:将测量尺的零点对准患者腋中线第 4 肋间,相当于右心房水平(患者平卧、平静呼吸) ② 转动三通,关闭输液通路、开放测压管通路,使测压管与中心静脉导管相通 ③ 待测压管内液面自然下降至有轻微波动而不再下降时,测压管上的数值即为中心静脉压(cmH$_2$O) ④ 测压结束,关闭并撤除测压装置,开放输液通路,若无输液予肝素盐水封管
健康指导	• 测压的目的及注意事项 • 整理:患者体位舒适,用物分类放置
记录	• 协助患者取舒适体位 • 整理床单位,用物分类处置 • 洗手,记录

［注意事项］

1. 根据患者的病情定时监测,动态掌握趋势。掌握影响 CVP 测量的相关因素。

2. 每次测量前均重新测定零点,保持测压管零点始终与右心房同一水平,即腋中线第4肋间。

3. 患者若躁动、咳嗽、呕吐、抽搐,或用力时,均影响CVP值,故应在患者安静10～15 min后再行测压。

4. 应用监护仪连续测定CVP时,要采用持续冲洗装置,以保持测压管的通畅,如利用测压管路输液可通过三通管与输液装置连接,但禁止输注血管活性药物等,以免测压时药物输入中断或输入过快引起病情变化。

5. 严格无菌操作,穿刺部位定时更换敷料,有渗血渗液及时更换;熟悉三通管使用方法,确保连接管牢固可靠,防止管道脱开造成出血。

[实训评价]

项目名称	操作流程	技术要求	分值	扣分及说明	备注
操作过程75分	准备(10分)	• 环境:室温适宜,遮挡患者 • 护士:着装整洁,洗手,戴口罩 • 用物:齐全、有序摆放 • 查对:医嘱、患者、腕带	2 2 3 3		
	评估(10分)	• 评估患者病情,了解有无活动、频繁咳嗽、机械通气治疗,是否进行吸痰等治疗 • 了解中心静脉置管情况(部位、在位及通畅情况)	5 5		
	告知(10分)	• 向患者及家属解释目的和注意事项及相关知识	10		
	连接测压系统及测压读数(45分)	**传感器法:** 连接测压系统: • 安装监测模块,标名为CVP,设定最适标尺,连接传感导线 • 将0.9%生理盐水(或肝素盐水)与压力套装连接,各接头连接紧密 • 将0.9%生理盐水(或肝素盐水)装入加压袋中,压力调150～300 mmHg,排尽压力套装内管路空气 测压读数: • 再次核对患者信息 • 检查中心静脉导管位置并冲管 • 连接压力套装与中心静脉导管主腔,严格无菌操作 • 检查导管是否通畅,冲洗管腔,确认方可 • 将患者置于平卧位,将压力传感器放置于平腋中线第四肋间隙位置 • 压力传感器与大气相通后调零点(嘱清醒患者平静呼吸,机械通气患者病情允许可暂时断开呼吸机连接) • 将测压腔与压力传感器相通,观察波形并读数 **标尺法:** 连接测压系统: • 0.9%生理盐水接输液管挂起排气,前端接三通接头及测压管并排气 • 消毒中心静脉导管接头后与三通接头连接,再次检查导管通畅情况并冲管,将测压管固定在测量尺上	5 10 10 2 2 3 3 4 4 2 10 15		

（续表）

项目 名称	操作流程	技术要求	分值	扣分及 说明	备注

操作
过程
75分
	连接测压
	系统及
	测压读数
	（45分）
		测压读数：
		• 调零点：将测量尺的零点对准患者腋中线第四肋间，相当
		  于右心房水平（患者平卧、平静呼吸）
		• 转动三通，关闭输液通路、开放测压管通路，使测压管与中
		  心静脉导管相通
		• 待测压管内液面自然下降至有轻微波动而不再下降时，测
		  压管上的数值即为中心静脉压（cmH_2O）
		• 测压结束，关闭并撤除测压装置，开放输液通路，若无输液
		  予肝素盐水封管
			6
			
			4
			
			6
			
			4		

操作后 10分	健康指导 记录 （10分）	• 测压的目的及注意事项 • 整理：患者体位舒适，用物分类放置 • 协助患者取舒适体位 • 整理床单位，用物分类处置 • 洗手，记录	2 2 2 2 2		
综合 评价 15分	关键环节 （12分）	• 动作轻柔，注意保暖 • 查对到位 • 防止过度暴露患者，注意保护患者隐私	4 4 4		
	护患沟通 （3分）	• 沟通有效、充分体现人文关怀	3		
操作时间		_____ min			
总　　分			100		
得　　分					

（祝　睿）

模块十一 肌肉骨骼系统和结缔组织疾病患者的护理

实训项目 11-1 关节功能锻炼（被动性 ROM 练习）

[工作情景]

患者，女，40 岁。双肘、腕、手指近端指间关节肿痛 3 年，加重 2 个月，以类风湿关节炎收入院。经休息、药物治疗后，现在病情缓解，医生嘱患者循序渐进地进行关节功能锻炼。你该如何指导患者进行关节功能锻炼？

[实训目的]

1. 维持关节活动度，预防关节僵硬、粘连和挛缩。

2. 恢复关节功能，维持肌张力。

3. 促进血液循环，有利于关节营养的供给。

[实训资源]

①治疗盘：体温计、血压计、听诊器、秒表、弯盘、纱布；②治疗车、免洗洗手液、医疗垃圾桶、生活垃圾桶；③记录本、笔。

[建议学时]

1 学时。

[实训方法]

主要步骤	技术要求
评估	• 评估年龄、病情、自理能力 • 评估患者心理反应和合作程度
核对、解释	• 核对医嘱执行单、床号、姓名、腕带 • 解释关节功能锻炼的目的、方法和注意事项，取得患者配合
操作准备	• 协助患者穿上宽松衣服 • 调节床至合适高度，移开床旁椅，盖被折向床尾
卧位	• 协助患者取仰卧位，肢体充分放松 • 协助患者尽量靠近护士，并面向护士
关节活动锻炼	• 活动关节前，护士的手做环状或支架支撑关节远端的肢体 • 依次对上肢单关节(指、腕、肘、肩关节)进行外展、内收、伸展、屈曲、内旋、外旋等关节活动范围练习 • 依次对下肢单关节(跖、踝、膝、髋关节)进行外展、内收、伸展、屈曲、内旋、外旋等关节活动范围练习 • 每组动作 5～10 次(2～3 组/日)。患者出现疼痛、疲劳、痉挛或抵抗反应时，应停止活动
安置患者	• 活动结束后，询问患者有无不适，为患者测量生命体征 • 协助患者取舒适卧位，整理床单位
整理、记录	• 整理，洗手 • 记录活动项目、次数、时间及关节活动度的变化

［操作视频］

［注意事项］

1. 活动前,全面评估患者疾病情况、心肺功能、活动能力及关节现存功能,根据具体情况制定康复目标和运动计划。

2. 活动前,保持病室安静整洁、温湿度适宜,协助患者更换舒适、宽松衣服,以便活动,保护患者隐私。

3. 活动中,观察患者对活动的反应及耐受性,有无关节僵硬、疼痛和肌肉痉挛等不良反应,如有异常及时报告医师给予处理。

4. 对骨折、关节脱位、肌腱断裂、急性关节炎患者进行关节功能锻炼应在临床医师和康复医师指导下完成。若为心脏病患者,注意观察有无胸痛,心率、血压变化,避免诱发心脏病。

5. 活动后,及时、准确记录运动时间、内容、次数、关节活动变化及患者反应。

6. 操作中要正确运用人体力学的原理,以减少疲劳。

［实训评价］

项目名称	操作流程	技术要求	分值	扣分及说明	备注
评估 12分	患者准备 (8分)	• 核对患者床号、姓名腕带,向患者解释 • 评估患者病情、意识、心理 • 评估患者关节情况 • 评估患者知识水平、合作程度	2 2 2 2		
	环境准备 (4分)	• 整洁、安静、安全 • 温湿度适宜	2 2		
计划 6分	护士准备 (4分)	• 着装规范 • 洗手、戴口罩	2 2		
	用物准备 (2分)	• 准备洗手液	2		
实施 57分	活动前 (12分)	• 协助患者穿上宽松衣服 • 调整床到适宜高度 • 移开床旁椅 • 盖被折向床尾 • 协助患者取舒适卧位 • 协助患者靠近护士	2 2 2 2 2 2		
	关节活动 (30分)	• 护士手做环状或支架支撑关节远端 • 上肢关节活动范围适宜 • 关节活动方法正确 • 下肢关节活动范围适宜 • 关节活动方法正确 • 患者未出现疼痛、疲劳	5 5 5 5 5 5		

（续表）

项目名称	操作流程	技术要求	分值	扣分及说明	备注
实施 57分	活动后（5分）	• 询问患者有无不适 • 为患者测量生命体征	2 3		
	整理（10分）	• 整理床单位符合要求 • 清理用物,污物处理正确(符合医疗废物处理原则) • 洗手和记录	3 3 4		
评价 25分	操作质量（10分）	• 操作熟练、正确、轻稳 • 关爱患者,患者无不舒适感 • 沟通技巧运用适当	3 4 3		
	操作时间（5分）	• 15 min	5		
	知识提问（10分）	• 回答正确、全面	10		
总　　分			100		
得　　分					

（祝　睿）

实训项目 11-2　轴线翻身

［工作情景］

患者,男,45 岁。显微内镜下行椎间盘切除术后 6 h,目前患者伤口敷料包扎完好,无渗血,无引流管,正在静脉输液。现在需协助患者轴线翻身。作为责任护士如何指导和帮助患者轴线翻身?

［实训目的］

1. 协助颅骨牵引、脊椎损伤、脊椎手术、髋关节术后的患者在床上翻身。

2. 预防脊椎再损伤及关节脱位。

3. 预防压疮,增加患者舒适感。

［实训资源］

护理车上备软枕 2 个、床刷、笔、表,必要时备大单、中单、50％乙醇、滑石粉。

［建议学时］

1 学时。

［实训方法］

主要步骤	技术要求
评估	• 评估患者病情、意识状态、四肢活动情况及配合能力 • 观察患者损伤部位、伤口情况和管路情况
核对、解释	• 核对床号、姓名、腕带 • 帮助患者移去枕头,松开被尾,拉起对侧床栏 • 解释轴线翻身的目的、方法和注意事项,取得患者配合

（续表）

主要步骤	技术要求
操作准备	• 三名操作者站于患者同侧 • 一人托住患者头颈部、一人托住患者肩部和腰部、一人平托患者臀部和腘窝,三人同时用力将患者平移至操作者同侧床旁
轴线翻身	• 疑有颈椎损伤时,第一操作者固定患者的头部,沿纵轴向上略加牵引,使头、颈随躯干一起缓慢移动;第二操作者将双手分别置于肩部、腰部;第三操作者将双手分别置于腰部、臀部,使头、颈、肩、腰、髋保持在同一水平线上,翻转至侧卧位。翻身时注意观察患者病情变化 • 无颈椎损伤时,可由两名操作者完成轴线翻身 • 观察枕后、肩胛、骶尾部、足跟受压皮肤情况 • 将一软枕放于患者背部支持身体,另一软枕放于两膝之间并使双膝呈自然弯曲状
安置患者	• 整理床单位,询问患者需要 • 拉起同侧床栏
整理、记录	• 整理,洗手 • 记录翻身的时间、卧位、皮肤受压情况

［操作视频］

［注意事项］

1. 翻转患者时,应注意保持脊椎平直,以维持脊柱的正确生理弯度,避免由于躯干扭曲,加重脊柱骨折、脊髓损伤和关节脱位。翻身角度不可超过 60°,避免由于脊柱负重增大而引起关节突骨折。

2. 患者有颈椎损伤时,勿扭曲或旋转患者的头部,以免加重神经损伤引起呼吸机麻痹而死亡。

3. 翻身时注意为患者保暖并防止坠床。

4. 准确记录翻身时间、卧位、皮肤受压情况。

［实训评价］

项目名称	操作流程	技术要求	分值	扣分及说明	备注
评估12分	患者准备（8分）	• 核对患者床号、姓名腕带 • 评估患者病情、意识状态、四肢活动情况及配合能力 • 观察患者损伤部位、伤口情况和管路情况 • 告知患者轴线翻身目的和方法,取得患者配合	2 2 2 2		
	环境准备（4分）	• 整洁、安静、安全 • 温湿度适宜	2 2		

（续表）

项目名称	操作流程	技术要求	分值	扣分及说明	备注
计划6分	护士准备（4分）	• 着装规范 • 洗手、戴口罩	2 2		
	用物准备（2分）	• 准备翻身软枕2个	2		
实施57分	翻身前（12分）	• 核对床号、姓名、腕带 • 帮助患者移去枕头，松开被尾，拉起对侧床栏 • 解释轴线翻身的目的、方法和注意事项，取得患者配合 • 三名操作者站于患者同侧 • 一人托住患者头颈部，一人托住患者肩部和腰部，一人平托患者臀部和腘窝，三人同时用力将患者平移至操作者同侧床旁	2 2 2 2 4		
	轴线翻身（30分）	• 疑有颈椎损伤时，第一操作者固定患者的头部，沿纵轴向上略加牵引，使头、颈随躯干一起缓慢移动；第二操作者将双手分别置于肩部、腰部；第三操作者将双手分别置于腰部、臀部，使头、颈、肩、腰、髋保持在同一水平线上，翻转至侧卧位。翻身时注意观察患者病情变化 • 无颈椎损伤时，可由两名操作者完成轴线翻身 • 观察枕后、肩胛、骶尾部、足跟受压皮肤情况 • 将一软枕放于患者背部支持身体，另一软枕放于两膝之间并使双膝呈自然弯曲状	18 5 2 5		
	翻身后（5分）	• 整理床单位，询问患者需要 • 拉起同侧床栏	2 3		
	整理（10分）	• 整理，洗手 • 记录翻身的时间、卧位、皮肤受压情况	2 8		
评价25分	操作质量（10分）	• 操作熟练、正确、轻稳 • 关爱患者，患者无不舒适感 • 沟通技巧运用适当	3 4 3		
	操作时间（5分）	• 8 min	5		
	知识提问（10分）	• 回答正确、全面	10		
总　　分			100		
得　　分					

（祝　睿）

实训项目 11-3　负压封闭引流技术（VSD）护理

[工作情景]

患者，男，54岁。因车祸致"开放性骨折合并感染"，收住骨科治疗。遵医嘱行负压封闭引流技术(VSD),促进充分的引流,使毒素吸收减少。请对该患者实施负压封闭引流技术(VSD)护理。

[实训目的]

保持负压封闭引流敷料与创面之间形成密闭空间,引流管连接负压源,通过可控制的负压,促进创面愈合。

[实训资源]

无菌负压装置一套(引流管2根,负压引流袋、负压引流瓶、负压流量表),碘伏、无菌棉签、弯盘、止血钳、无菌巾、治疗盘各一。

[建议学时]

2学时。

[实训方法]

主要步骤	技术要求
准备	• 环境:室温适宜,遮挡患者,环境安静 • 护士:着装规范、洗手、戴口罩 • 用物:齐全、有序摆放 • 查对:医嘱、患者、腕带
评估	• 了解患者病情,评估患者的引流情况及配合程度况
告知	• 向患者家属解释目的和注意事项及相关知识
体位	• 患者取平卧位,暴露肢体
安装	• 携用物到床旁,核对患者并解释配合要点,协助患者取合适卧位 • 安装流量表,将引流袋放置于负压引流瓶内并密封,将一根引流管一端连接流量表,一端连接引流袋吸出口
连接	• 用无菌棉签蘸取碘伏消毒三通接头,以三通头为中心环形消毒2~3 cm,并连接另一根引流管一端 • 打开流量表,待引流袋充分膨胀,将另一端吸引管连接引流袋吸入口
调节	• 调节负压为300~400 mmHg • 打开开关夹,观察引流是否通畅,妥善固定,并密切观察患者反应 • 将引流瓶置于安全位置,并低于创面位置30~40 cm
健康指导	• 注意防止管道压迫或折叠,保持引流管通畅 • 告知患者如有局部明显肿胀,敷料凸起,可能为引流不畅,应及时呼叫护士 • 注意翻身或活动时,先妥善固定,避免管道滑脱
整理记录	• 协助患者取舒适体位,妥善固定导管 • 整理床单位,用物分类处置 • 做好各项记录

[注意事项]

1. 保持患肢功能位,用软枕将患肢垫高30°。

2. 创面的观察:创面敷料塌陷、收缩变硬,管型存在,薄膜下无液体积聚,有引流液体流出,说明负压引流通畅有效。严密观察引流液的量、性质,并正确记录,如有大量新鲜血液被吸出,应考虑创面是否有活动性出血,及时报告医生,做好相应处理。

3. 提醒患者及陪护人员不要牵拉、压迫、折叠引流管,不可随意调节负压。

4. 观察患者末梢血液循环,如皮色、皮温、感觉、活动。

5. 严格无菌操作。

[实训评价]

项目名称	操作流程	技术要求	分值	扣分及说明	备注
操作过程 70分	准备 (10分)	• 环境:室温适宜,遮挡患者,环境安静 • 护士:着装规范、洗手、戴口罩 • 用物:齐全、有序摆放 • 查对:医嘱、患者、腕带	2 2 3 3		
	评估 (5分)	• 了解患者病情,评估患者的引流情况及配合程度况	5		
	告知 (5分)	• 向患者家属解释目的和注意事项及相关知识	5		
	体位 (5分)	• 患者取平卧位,暴露肢体	5		
	安装 (15分)	• 携用物到床旁,核对患者并解释配合要点,协助患者取合适卧位 • 安装流量表,将引流袋放置于负压引流瓶内并密封,将一根引流管一端连接流量表,一端连接引流袋吸出口	5 10		
	连接 (20分)	• 用无菌棉签蘸取碘伏消毒三通接头,以三通头为中心环形消毒 2～3 cm,并连接另一根引流管一端 • 打开流量表,待引流袋充分膨胀,将另一端吸引管连接引流袋吸入口	10 10		
	调节 (10分)	• 调节负压为 300～400 mmHg • 打开开关夹,观察引流是否通畅,妥善固定,并密切观察患者反应 • 将引流瓶置于安全位置,并低于创面位置 30～40 cm	3 3 4		
操作后 15分	健康指导、整理记录 (15分)	• 注意防止管道压迫或折叠,保持引流管通畅 • 告知患者如有局部明显肿胀,敷料凸起,可能为引流不畅,应及时呼叫护士 • 注意翻身或活动时,先妥善固定,避免管道滑脱 • 协助患者取舒适体位,妥善固定导管 • 整理床单位,用物分类处置 • 做好各项记录	2 4 4 2 2 1		
综合评价 15分	关键环节 (12分)	• 动作轻柔,注意保暖 • 查对到位 • 防止过度暴露患者,注意保护患者隐私	4 4 4		
	护患沟通 (3分)	• 沟通有效、充分体现人文关怀	3		

（续表）

项目 名称	操作流程	技术要求	分值	扣分及 说明	备注
操作时间	_____ min				
总　　分			100		
得　　分					

（祝　睿）

模块十二　肿瘤疾病患者的护理

实训项目 12-1　造口护理

[工作情景]

患者,男,45 岁。3 个月前无明显诱因出现大便次数增多,每天 4～5 次,便中带黏液,有时腹泻与便秘交替出现,体重下降 3 kg。入院检查,结肠镜示:直肠中分化腺癌。已在全麻下行"经腹会阴联合直肠癌根治术(Miles 术)"。作为护士,术后做好造口护理。

[实训目的]

1. 评估造口情况,及时发现及处理造口早期并发症。

2. 保持造口及周围皮肤清洁,避免造口周围皮炎的发生。

3. 指导患者及家属学习造口护理知识,帮助患者达到自我照顾造口的目的。

4. 评估患者对造口的心理接受程度,帮助患者及家属克服对造口的心理障碍。

[实训资源]

①治疗盘:治疗碗、0.9%氯化钠、棉球、镊子、棉签、一次性中单、量尺、笔、剪刀、造口袋、方便夹、卫生纸、手套,根据需要准备造口辅助用品;②治疗车、免洗洗手液、医疗垃圾桶、生活垃圾桶。

[建议学时]

1 学时。

[实训方法]

主要步骤	技术要求
评估	• 评估患者对造口护理知识了解程度及对造口心理接受程度 • 评估患者自理程度,决定给予护理的方式 • 评估患者病情、造口类型、造口周围皮肤及造口处血运情况
核对、解释	• 核对医嘱执行单、床号、姓名、腕带 • 向患者及家属解释操作目的和注意事项及相关知识
体位	• 协助患者取舒适卧位 • 必要时使用屏风遮挡
铺单、取袋	• 铺一次性中单 • 戴手套,由上至下取下原有的造口袋,防止袋内容物污染造口或周围皮肤
清洁皮肤	• 用 0.9%氯化钠溶液棉球清洁造口及周围皮肤 • 观察造口周围皮肤及造口情况
测量、裁剪	• 用造口尺度表量造口直径大小、形状 • 在造口袋底板保护纸上做好记号并裁剪

（续表）

主要步骤	技术要求
粘贴造口袋	• 造口周围涂氧化锌软膏,保持造口周围皮肤干燥 • 揭去造口袋底板保护纸,按照造口的位置将造口袋粘贴 • 确定粘贴好造口袋,将袋内空气排出
整理	• 协助患者采取舒适卧位,整理床单位 • 用物分类处置
记录	• 洗手,记录

［操作视频］

［注意事项］

1. 护理过程中耐心向患者解释进行造口管理的重要性,并鼓励患者学会自我操作的必要性。

2. 更换造口袋时应当防止袋内容物排出污染伤口。

3. 撕离造口袋时注意保护皮肤,防止皮肤损伤。

4. 注意造口与伤口距离,保护伤口,防止污染伤口。

5. 贴造口袋前要保证造口周围皮肤干燥。

6. 造口袋底盘与造口黏膜之间保持适当空隙(1～2 mm),缝隙过大粪便刺激皮肤易引起皮炎,过小底盘边缘与黏膜摩擦将会导致不适甚至出血。

7. 如使用造口辅助用品应当在使用前认真阅读产品说明书,如使用防漏膏应当按压底盘15～20 min。

8. 指导患者学会观察造口周围皮肤的血运情况,并定期手扩造口,防止造口狭窄。

［实训评价］

项目名称	操作流程	技术要求	分值	扣分及说明	备注
评估 14分	患者准备 (10分)	• 评估患者病情、意识及合作程度 • 向患者解释 • 评估患者对造口护理知识了解程度及对造口心理接受程度 • 评估患者自理程度 • 评估造口类型、造口周围皮肤及造口处血运情况	2 2 2 2 2		
	环境准备 (4分)	• 整洁、安静 • 安全、温湿度适宜	2 2		
计划 18分	护士准备 (8分)	• 着装规范 • 洗手、戴口罩	4 4		
	用物准备 (10分)	• 备物齐全 • 放置合理 • 检查装置性能	5 2 3		

（续表）

项目 名称	操作流程	技术要求	分值	扣分及 说明	备注
实施 43分	操作前 （10分）	• 核对医嘱执行单、腕带、床头卡上的床号、姓名，并解释 • 协助患者取舒适卧位，必要时屏风遮挡 • 铺一次性中单，戴无菌手套	3 3 4		
	操作中 （18分）	• 从上至下取下原有的造口袋，防止内容物污染造口或周围皮肤 • 用无菌生理盐水棉球清洁造口及周围皮肤 • 测量造口直径 • 裁剪造口底板保护纸 • 粘贴造口袋，将袋内空气排出	5 3 3 4 3		
	操作后 （10分）	• 再次核对患者 • 协助患者取舒适卧位 • 观察患者反应 • 洗手、记录方法正确	2 2 2 4		
	整理 （5分）	• 整理床单位符合要求 • 清理用物，污物处理正确（符合医疗废物处理原则）	2 3		
评价 25分	操作质量 （10分）	• 操作熟练、正确、轻稳 • 关爱患者，患者无不舒适感 • 沟通技巧运用适当	3 4 3		
	操作时间 （5分）	• 20 min	5		
	知识提问 （10分）	• 回答正确、全面	10		
总 分			100		
得 分					

（祝　睿）

实训项目 12-2　经外周静脉穿刺中心静脉置管（PICC）

［工作情景］

患者，女，30 岁。因"无明显诱因出现乏力伴胸闷、气急，活动后症状加重 3 周"就诊。入院后被确诊为急性单核细胞白血病，医嘱：DAH 方案化疗（D-柔红霉素、A-阿糖胞苷、H-三尖杉酯碱），PICC 置管。护士应怎么进行 PICC 置管？

［实训目的］

1. 为患者提供中长期的静脉输液治疗。

2. 静脉输注高渗性、有刺激性的药物，如静脉营养液、化疗药物等。

3. 为周围循环衰竭的危重患者测量中心静脉压。

4. 避免因反复穿刺而造成的血管损伤。

［实训资源］

①治疗盘内无菌剪刀、安尔碘、10 mL 注射器 1 支、10 cm×12 cm 透明敷料贴膜、无菌手套手套 2 副、弯盘、止血钳或镊子 2 把、0.9%氯化钠溶液、肝素 1 支；②PICC 穿刺包：治疗巾

2块、洞巾1块、大棉球6个、纱布、PICC专用导管、穿刺针、导管鞘、肝素帽;③治疗车、免洗洗手液、锐器盒、医疗垃圾桶、生活垃圾桶。

［建议学时］

2学时。

［实训方法］

主要步骤	技术要求
核对解释	• 核对患者床号、姓名、腕带,解释操作目的,以取得患者理解和合作
知情同意	• 告知患者或家属置管穿刺时可能发生的情况,并签署知情同意书
摆体位	• 患者取平卧位,穿刺侧上肢外展与躯干呈45°～90°
选择血管	• 首选右上肢贵要静脉,其次肘正中静脉、头静脉 • 确定穿刺点(肘窝下2横指处) • 避免穿刺部位有感染、瘢痕或损伤;避免在乳腺癌术后患侧上肢进行置管
测量定位	• 测量长度: 　① 上腔静脉测量法:从穿刺点沿静脉走向至右胸锁关节再向下至第3肋间隙 　② 锁骨下静脉测量法:从穿刺点沿静脉走向至锁骨切迹,再减去2 cm,此方法肿瘤化疗者不适宜 • 测量臂围:于肘上9 cm处测量臂围,用于监测可能发生的并发症,如渗出、栓塞等;新生儿及小儿应测量双臂臂围
消毒、备包	• 患者手臂下垫治疗巾、止血带,戴无菌手套 • 以穿刺点为中心消毒,消毒皮肤直径为≥20 cm,共消毒3次,待干 • 更换第二副无菌手套,并用无菌生理盐水冲洗 • 打开PICC穿刺包,穿刺部位上方铺无菌巾和洞巾,形成无菌区域
预冲导管	• 取出注射器抽取0.9%氯化钠溶液20 mL,预冲导管
穿刺	• 助手在距离穿刺点上方12 cm处扎止血带,使静脉充盈 • 穿刺者一手固定皮肤,另一手以15°～30°进针,行静脉穿刺术 • 见回血后,即减低角度再进针0.5 cm,一手保持针芯的位置,另一手推进导管鞘
撤针	• 松开止血带 • 左手食指固定导管鞘,中指轻压导管末端处上方的血管,减少血液流出,另一手从导管鞘中退出穿刺针
置管	• 用镊子夹住导管尖端,将导管缓慢、均匀地置于静脉 • 插管过程中以中指轻压导管鞘,避免移位
撤鞘	• 插管至预计长度后,在导管鞘末端用纱布压迫止血并固定导管,撤出导管鞘
撤导丝	• 分离导管与导丝金属柄,缓慢撤出导丝
封管	• 用生理盐水注射器抽吸回血,确定是否通畅 • 连接肝素帽或正压接头,注入0.9%生理盐水20 mL脉冲加压封管
擦拭皮肤	• 移去洞巾,用无菌生理盐水纱布擦拭穿刺点周围皮肤,必要时涂皮肤保护剂
固定导管	• 将体外导管呈S形弯曲放置,用透明薄膜固定导管及穿刺部位 • 外固定器固定
整理记录	• 整理用物,协助患者取舒适卧位 • 注明穿刺日期、时间、操作者姓名 • 洗手,记录

(续表)

主要步骤	技术要求
X线确认	• 通过 X 线拍片确定导管尖端位置
输液	• 同密闭式静脉输液

[操作视频]

[注意事项]

1. 操作过程中应严格执行无菌操作原则,预防感染。

2. 穿刺前评估患者的静脉情况,避免在瘢痕、炎症、感染及静脉瓣处穿刺。

3. 置管前应向患者或家属详细说明 PICC 导管的特点、置管中和留置过程可能发生的导管相关性并发症,让患者或家属在知情同意书上签字。

4. 避免穿刺过深而损伤神经,避免穿刺进入动脉,避免损伤静脉内膜或外膜。

5. 保持进针部位皮肤的清洁、干燥,穿刺后 24 h 更换一次敷料,以后每周常规更换敷料1~2次。发现透明贴膜被污染、潮湿、脱落等应及时更换。

6. 输入血制品、脂肪乳等高黏性的液体后,应立即用 0.9% 氯化钠溶液冲管,防止管腔堵塞。

7. 输液结束后,用 10 mL 以上注射器抽吸生理盐水或肝素液 10~20 mL,以脉冲方式进行冲管,正压封管。

8. 避免在置管侧肢体进行血压测量和静脉穿刺。

9. 置管后指导患者进行适当的功能锻炼,如置管侧肢体可做屈伸、握拳等动作;置管手臂尽量少做下垂的姿势,不可用力过度或提重物。

10. 密切观察穿刺局部的皮肤有无异常,如穿刺点局部有渗血或穿刺侧肢体肿胀及患者感觉到心慌不适,应及时处理。

11. 每周进行 PICC 置管维护一次。

12. 对有出血倾向的患者拔管时,要进行加压止血。

[实训评价]

项目名称	操作流程	技术要求	分值	扣分及说明	备注
评估12分	患者准备（8分）	• 评估患者病情、意识及合作程度 • 向患者解释 • 评估穿刺静脉皮肤的情况,避免在感染、瘢痕或损伤处进针	2 2 4		
	环境准备（4分）	• 整洁、安静 • 安全、温湿度适宜	2 2		
计划4分	护士准备（4分）	• 着装规范 • 洗手、戴口罩	2 2		

（续表）

项目名称	操作流程	技术要求	分值	扣分及说明	备注
实施 59 分	用物准备（9 分）	• 备物齐全 • 放置合理 • 检查装置性能	5 2 2		
	置管前（15 分）	• 核对患者床号、姓名、腕带,解释操作目的,以取得理解和合作 • 请患者及家属签署知情同意书 • 安置患者体位正确:平卧位,穿刺侧上肢外展与躯干呈 90° • 选择穿刺部位正确,首选右上肢贵要静脉,确定穿刺点(肘窝下 2 横指) • 测量长度及测量臂围方法正确 • 消毒穿刺部位皮肤方法正确,直径为 10 cm,共消毒 3 次,待干 • 用无菌生理盐水冲洗无菌手套方法正确,建立无菌区域 • 用无菌生理盐水预冲导管	2 1 2 2 2 2 2 2		
	置管（15 分）	• 穿刺点上方 12 cm 处扎止血带方法正确 • 以 15°～30°进针,行静脉穿刺术正确 • 见回血后,即减低角度再进针 0.5 cm,一手保持针芯的位置,另一手推进导管鞘手法正确 • 松开止血带 • 从导管鞘中撤出穿刺针方法正确 • 将导管缓慢、均匀地置入静脉 • 插管至预计长度后,固定导管,撤出导管鞘方法正确 • 撤出导丝方法正确 • 用生理盐水注射器抽吸回血,确定是否通畅,连接肝素帽或正压接头,正压封管	1 2 2 1 2 2 2 1 2		
	置管后（15 分）	• 移去孔巾,用无菌生理盐水纱布擦拭穿刺点周围皮肤,必要时涂皮肤保护剂 • 将体外导管呈 S 形弯曲放置,用透明薄膜固定导管及穿刺部位 • 通过 X 线拍片确定导管尖端位置 • 洗手、记录方法正确	4 4 3 4		
	整理（5 分）	• 整理床单位符合要求 • 清理用物,污物处理正确(符合医疗废物处理原则)	2 3		
评价 25 分	操作质量（10 分）	• 操作熟练、正确、轻稳 • 关爱患者,患者无不舒适感 • 沟通技巧运用适当	3 4 3		
	操作时间（5 分）	• 20 min	5		
	知识提问（10 分）	• 回答正确、全面	10		
总　　分			100		
得　　分					

（祝　睿）

实训项目 12-3　植入式静脉输液港护理技术

[工作情景]

患者,男,68 岁。因"急性淋巴细胞白血病"入院,遵医嘱采取 VDLP 方案治疗,需行长期化疗药物,请对该患者行植入式静脉输液港护理。

[实训目的]

1. 观察输液港注射座及周围皮肤状况。

2. 防止导管堵塞、感染。

3. 持续输液治疗。

[实训资源]

①治疗车:根据医嘱准备好输液药物;手消毒液、医嘱单、医用垃圾桶、锐器盒;②基础盘:75%乙醇、1%碘伏、棉签、生理盐水 100 mL、10×12 cm 贴膜、20 mL 注射器 1 支、无损伤针、肝素帽 1 个、无菌手套 2 双、胶带、治疗巾 1 块、弯盘;③维护包:弯盘、治疗碗 2 个(各盛 4 个棉球)、纱布 1 块、孔巾 1 块、镊子 2 把、剪刀 1 把。

[建议学时]

2 学时。

[实训方法]

主要步骤	技术要求
准备	• 环境:室温适宜,遮挡患者 • 护士:着装整洁,洗手,戴口罩 • 用物:齐全、有序摆放 • 查对:医嘱、患者、腕带
评估	• 输液港注射座及周围皮肤状况,有无压痛、肿胀、浆液脓肿、感染等 • 输液港植入侧肢体活动是否正常,皮下脂肪的厚度
告知	• 向患者及家属解释操作目的、注意事项及相关知识
无菌用物准备	• 手消毒液七步法洗手 • 打开无菌包,操作者自行投入 10 cm×12 cm 贴膜、20 mL 注射器、无损伤针、肝素帽在无菌区内 • 戴无菌手套 • 助手协助完成消毒液倾倒和生理盐水配置 • 剪纱布,用抽取 20 mL 生理盐水的注射器连接无损伤针,排气,夹闭延长管
消毒皮肤	• 右手用镊子夹住 75%乙醇棉球以穿刺点为中心消毒,先三遍 75%乙醇(顺时针-逆时针-顺时针交替),消毒范围 10～12 cm • 再用 1%碘伏消毒三遍,方法同 75%乙醇,等待完全干燥
穿刺	• 更换无菌手套,铺孔巾,将已连接无损伤针的注射器放置于孔巾上,用非主力拇指、食指和中指将输液港注射座拱起,主力手持无损伤针自三指中心(输液港注射座中心)垂直刺入,穿透隔膜,直达储液槽底部

（续表）

主要步骤	技术要求
确认导管通畅	• 穿刺后抽回血,确认针头在输液港内及导管通畅,用 20 mL 生理盐水脉冲方式冲管,正压封管,然后连接肝素帽
固定	• 在无损伤针下方垫适宜厚度的纱布,覆盖透明贴膜,撤孔巾,固定无损伤针及延长管,注明输液港植入时间、维护时间及责任人
用药	• 用药前要求双人核对医嘱及药物,先用抽取生理盐水的 10 mL 注射器连接头皮针,排气,消毒肝素帽,将头皮针刺入肝素帽,抽回血,见回血后脉冲方式冲入 10 mL 生理盐水,以冲洗干净血液,然后连接输液器;按要求调节输液滴数,并讲解相关注意事项
整理	• 整理床单位,用物分类处理
健康指导	• 告知患者保持局部清洁干燥,不要擅自撕下贴膜,贴膜有卷曲、松动、贴膜下有汗液等异常情况及时反馈,及时更换,避免感染 • 指导患者置管侧肢体避免重体力活动
记录	• 洗手、取手套,记录

[注意事项]

1. 必须使用无损伤针穿刺输液港,连续用药时每 7 天更换无损伤针一次。
2. 无损伤针从中心垂直插入,插入时动作应轻柔,以防针头形成倒钩。
3. 每次输液前必须抽回血,以证实注射针在输液港内方可给药。
4. 治疗间歇期每 4 周用生理盐水或肝素盐水以脉冲方式冲洗整个系统。

[实训评价]

项目名称	操作流程	技术要求	分值	扣分及说明	备注
操作过程75分	准备 (5分)	• 环境:室温适宜,遮挡患者 • 护士:着装整洁,洗手,戴口罩 • 用物:齐全、有序摆放 • 查对:医嘱、患者、腕带	1 1 2 1		
	评估 (10分)	• 输液港注射座及周围皮肤状况,有无压痛、肿胀、浆液脓肿、感染等 • 输液港植入侧肢体活动是否正常,皮下脂肪的厚度	5 5		
	告知 (5分)	• 向患者及家属解释操作目的、注意事项及相关知识	5		
	无菌用物准备 (10分)	• 手消毒液七步法洗手 • 打开无菌包,操作者自行投入 10 cm×12 cm 贴膜、20 mL 注射器、无损伤针、肝素帽在无菌区内 • 戴无菌手套 • 助手协助完成消毒液倾倒和生理盐水配置 • 剪纱布,用抽取 20 mL 生理盐水的注射器连接无损伤针,排气,夹闭延长管	2 3 1 2 2		

（续表）

项目名称	操作流程	技术要求	分值	扣分及说明	备注
操作过程 75分	消毒皮肤（10分）	• 右手用镊子夹住75%乙醇棉球以穿刺点为中心消毒,先三遍75%乙醇(顺时针-逆时针-顺时针交替),消毒范围10~12 cm	5		
		• 再用1%碘伏消毒三遍,方法同75%乙醇,等待完全干燥	5		
	穿刺（10分）	• 更换无菌手套,铺孔巾,将已连接无损伤针的注射器放置于孔巾上,用非主力拇指、食指和中指将输液港注射座拱起,主力手持无损伤针自三指中心(输液港注射座中心)垂直刺入,穿透隔膜,直达储液槽底部	10		
	确认导管通畅（10分）	• 穿刺后抽回血,确认针头在输液港内及导管通畅,用20 mL生理盐水脉冲方式冲管,正压封管,然后连接肝素帽	10		
	固定（5分）	• 在无损伤针下方垫适宜厚度的纱布,覆盖透明贴膜,撤孔巾,固定无损伤针及延长管,注明输液港植入时间、维护时间及责任人	5		
	用药（10分）	• 用药前要求双人核对医嘱及药物,先用抽取生理盐水的10 mL注射器连接头皮针,排气,消毒肝素帽,将头皮针刺入肝素帽,抽回血,见回血后脉冲方式冲入10 mL生理盐水,以冲洗干净血液,然后连接输液器;按要求调节输液滴数,并讲解相关注意事项	10		
操作后 10分	整理指导记录（10分）	• 整理床单位,用物分类处理 • 告知患者保持局部清洁干燥,不要擅自撕下贴膜,贴膜有卷曲、松动、贴膜下有汗液等异常情况及时反馈,及时更换,避免感染 • 指导患者置管侧肢体避免重体力活动 • 洗手、取手套,记录	2 4 2 2		
综合评价 15分	关键环节（12分）	• 动作轻柔,注意保暖 • 查对到位 • 防止过度暴露患者,注意保护患者隐私	4 4 4		
	护患沟通（3分）	• 沟通有效、充分体现人文关怀	3		
操作时间		_____ min			
总　　分			100		
得　　分					

（祝　睿）

模块十三　血液系统疾病患者的护理

实训项目 13-1　口服铁剂

[工作情景]

患者，女，27 岁。6 个月前不完全流产，以后月经不正常，每隔 20～25 天 1 次周期，每次持续 10 天左右，月经量多。1 个月来头晕、乏力、食欲下降伴便秘。血常规：WBC $4.5×10^9$/L，RBC $2.8×10^{12}$/L，Hb 61 g/L，PLT $359×10^9$/L，网织红细胞 2.0%。请问该患者存在哪些主要护理问题，该如何对患者进行用药指导？

[实训目的]

减轻缺铁性贫血的症状，治疗疾病。

[实训资源]

服药卡、给药盘、治疗碗（内放纱布）、吸管、弯盘、装有温开水的水壶、水杯、乳酸亚铁口服液。

[建议学时]

1 学时。

[实训方法]

主要步骤	技术要求
评估	• 评估患者病情、意识状态、自理能力、合作程度 • 评估患者用药史、过敏史、不良反应史 • 评估患者是否空腹
核对、解释	• 核对服药卡与医嘱是否一致，查对患者的床号、姓名及腕带 • 解释口服铁剂的目的、方法和注意事项，以取得患者配合
准备	• 护士洗手、戴口罩 • 备齐用物，查对药品的名称、剂量、浓度、有效期、质量、时间及用法 • 携用物至患者床旁
卧位	• 核对患者的床号、姓名以及腕带 • 协助患者取合适体位
取药	• 遵医嘱取准确剂量的乳酸亚铁口服液
核对、服药	• 倒温开水 • 开盖插好吸管 • 再次核对患者的床号、姓名及药品的名称、剂量、浓度、用法、时间 • 协助患者服药（可与维生素 C、果汁等同服），嘱患者服药时勿使用药物接触牙齿 • 协助患者漱口
再次核对	• 再次核对患者的床号、姓名及药品的名称、剂量、浓度、用法、时间 • 观察患者服药后反应

（续表）

主要步骤	技术要求
安置患者	• 协助患者取舒适卧位 • 整理床单位
整理记录	• 整理和处置用物 • 洗手记录

［注意事项］

1. 严格执行三查七对，发药时应让患者说出自己的姓名，保证发药的准确性。

2. 铁剂会对胃肠道造成刺激，宜在餐后或餐中服用，一般从小剂量开始，逐渐增量。

3. 铁剂可造成牙齿染色，口服液体铁剂时需使用吸管，将药液送至舌根部咽下，并漱口。

4. 因故暂不能服药的患者，如检查或手术等应暂停发药，并做好交接班。

5. 可与维生素 C、果汁同服，以促进铁吸收。

6. 避免与牛奶、咖啡、茶、钙类同时服用，还应避免同时服用四环素类药物、抗酸药和 H_2 受体拮抗剂等，以免影响铁的吸收。

7. 向患者解释服用铁剂期间粪便会变成黑色，以消除患者的顾虑。

［实训评价］

项目名称	操作流程	技术要求	分值	扣分及说明	备注
评估 16分	患者准备 （12分）	• 核对服药卡与医嘱 • 评估患者病情、意识、自理能力 • 向患者解释 • 评估用药史、过敏史、不良反应史 • 评估患者有无口腔、食管疾病、吞咽困难等 • 评估患者是否空腹	2 2 2 2 2 2		
	环境准备 （4分）	• 整洁、安静 • 安全、温湿度适宜	2 2		
计划 16分	护士准备 （6分）	• 着装规范 • 洗手、戴口罩	3 3		
	用物准备 （10分）	• 备物齐全 • 放置合理 • 检查药品	5 2 3		
实施 48分	备药 （11分）	• 正确方法取药 • 药液剂量准确 • 双人核对	5 3 3		
	发药 （32分）	• 核对患者 • 患者体位舒适 • 倒温开水 • 开盖、插吸管 • 核对患者及药品	3 3 2 2 3		

（续表）

项目 名称	操作流程	技术要求	分值	扣分及 说明	备注
实施 48分	发药 （32分）	• 指导患者正确方法服药 • 协助患者服药 • 协助患者漱口 • 擦拭嘴角 • 再次核对 • 观察及询问患者反应 • 协助舒适卧位	3 3 2 2 3 3 3		
	整理 （5分）	• 整理床单位符合要求 • 清理用物,污物处理正确(符合医疗废物处理原则) 报告操作完毕(计时结束)	2 3		
评价 20分	关键环节 （11分）	• 患者能准时正确口服用药 • 患者无用药反应及差错发生 • 正确掌握患者病情,能根据患者病情采取针对性措施 • 注意保护患者安全和职业防护	3 3 3 2		
	操作时间 （4分）	• 6 min	4		
	护患沟通 （5分）	• 沟通有效、充分体现人文关怀	5		
操作时间		_____ min			
总　　分			100		
得　　分					

（镇晓莲）

实训项目 13-2　Z 形肌内注射

[工作情景]

患者,女,27 岁。经检查初步诊断为缺铁性贫血,给予口服铁剂后,患者出现胃肠道反应严重而无法耐受。请问针对这种情况,护士该采取哪种治疗方法呢?

[实训目的]

1. 纠正需要在一段时间内产生药效,但不能或不宜口服铁剂患者的贫血情况。

2. 注射刺激性较强的药物或有色药剂,防止药液漏入皮下组织。也可用于肌肉组织萎缩的老年人。

[实训资源]

基础注射盘(治疗盘内放无菌容器、安尔碘、无菌棉签、砂轮、弯盘)、一次性注射器、6～7 号针头、注射卡、右旋糖酐铁注射液。

[建议学时]

1 学时。

[实训方法]

主要步骤	技术要求
评估	• 评估患者病情、注射部位组织状况 • 评估患者的合作程度
核对、解释	• 核对注射卡与医嘱是否一致，查对患者的床号、姓名及腕带 • 解释肌内注射的目的、方法和注意事项，以取得患者配合
查对药物	• 查对药品的名称、剂量、浓度、有效期及质量
抽药	• 消毒玻璃安瓿、折断 • 正确手法抽取准确药液量 • 更换注射器针头，排空气至注射器乳头部位，放入无菌容器内
核对	• 携用物至患者床旁 • 核对患者的床号、姓名及腕带
摆体位	• 协助患者取正确舒适卧位（侧卧位或俯卧位） • 暴露臀部
定位消毒	• 选取合适的注射部位（十字法：从臀裂顶点向左/右划一水平线，然后从同侧髂棘最高点向下作一垂直线，将一侧臀部分成四个象限，取外上象限并避开内角作为注射区；连线法：取髂前上棘和尾骨连线的外上 1/3 处为注射部位） • 常规消毒皮肤并待干
核对排气	• 核对患者的姓名及药品的名称、浓度、剂量、用法 • 排尽注射器内空气，避免药液浪费
绷皮进针	• 以左手中指、无名指向同一方向绷紧注射部位皮肤（将皮肤、皮下组织稍用力由下向上或由内向外牵拉约 1~2 cm） • 右手持注射器与皮肤呈 90°刺入针梗的 2/3 处
固定、推药	• 固定注射器 • 轻拉活塞观察有无回血，如无回血缓慢注入药物
拔针	• 注射完毕停留 5~10 s 后拔针，针头拔出后迅速松开左手
再次核对	• 再次核对患者及药物 • 询问患者注射后的反应
整理	• 协助患者整理衣裤，为患者摆舒适体位，整理床单位 • 按规定清理用物、医疗垃圾分类处理
洗手、记录	• 洗手 • 记录注射时间、药名、用法及用量

[注意事项]

1. 严格执行三查七对制度、无菌操作原则及消毒隔离原则。

2. 铁剂为刺激性较强的药物，为了避免抽吸过药液的针头穿过皮下组织产生刺激，需更换针头进行注射。

3. 拔针前不可松开左手，因放松后皮肤的自然回缩力与针头的阻力作用可引起组织损伤。注射完毕拔针后不可按摩注射部位，也勿让患者穿紧身的衣服，以免药液扩散到皮下引起疼痛。局部或全身水肿的患者不宜采用。

4. 患者如需长期注射,宜选用细长针头,注射部位应交替更换,以避免产生硬结。如出现硬结,可行热敷或理疗。

5. 切勿将针梗全部刺入,防止针梗从根部连接处断落,若发生针头折断,应先稳定患者情绪,保持原体位不动,迅速用止血钳夹住断端取出。如断端埋入肌肉,应当速请外科医师处理。

[实训评价]

项目名称	操作流程	技术要求	分值	扣分及说明	备注
评估10分	患者准备(8分)	• 核对医嘱 • 评估患者病情、意识、自理能力 • 向患者解释 • 评估患者注射部位皮肤情况、合作程度	2 2 2 2		
	环境准备(2分)	• 整洁、安静 • 安全、温湿度适宜	1 1		
计划10分	护士准备(4分)	• 着装规范 • 洗手、戴口罩	2 2		
	用物准备(6分)	• 备物齐全 • 放置合理 • 符合无菌技术原则	3 1 2		
实施60分	抽液(20分)	• 核对注射卡 • 检查药品名称、剂色、浓度、有效期及质量 • 正确消毒安瓿、折断 • 检查注射器,正确方法取出注射器并衔接紧密 • 正确手法抽吸药液 • 更换针头 • 排气 • 放入无菌容器中	2 2 2 2 5 2 3 2		
	注射(35分)	• 核对患者 • 患者取正确体位 • 选择正确的注射部位 • 消毒、待干 • 核对患者及药品 • 再次排气 • 绷皮手法正确 • 进针角度、深度正确 • 固定手法正确,抽拉活塞,确定无回血 • 推药手法正确、剂量准确 • 拔针、松皮方法正确 • 观察及询问患者反应方法正确 • 拔针后核对 • 协助取舒适卧位	2 2 4 2 2 2 3 4 3 3 2 2 2 2		
	整理(5分)	• 整理床单位符合要求 • 清理用物,污物处理正确(符合医疗废物处理原则) 报告操作完毕(计时结束)	2 3		

（续表）

项目名称	操作流程	技术要求	分值	扣分及说明	备注
评价20分	关键环节（11分）	• 注射顺利，无不良反应发生 • 无菌观念清楚，并能严格按照其进行操作 • 正确掌握患者病情，能根据患者病情采取针对性措施 • 注意保护患者安全和职业防护	3 3 3 2		
	操作时间（4分）	• 8 min	4		
	护患沟通（5分）	• 沟通有效、充分体现人文关怀	5		
操作时间		_____ min			
总　分			100		
得　分					

（镇晓莲）

实训项目 13-3　造血干细胞移植的护理

［工作情景］

患者，男，30 岁。慢性粒细胞白血病 5 年，近一周出现低热、乏力、多汗、食欲下降、体重减轻。经检查医生建议行造血干细胞移植。请问针对这种情况，护士应如何对患者进行护理？

［实训目的］

配合治疗恶性血液病、造血干细胞疾病、对化疗敏感的实体瘤、免疫缺陷病和重度急性放射病。

［实训资源］

①环境：病室无菌（层流室）、安全，温湿度适宜；②物品：输血器一套，常规消毒治疗盘，必要时备无菌骨髓穿刺包；③护士：患者入室后护士需穿无菌衣裤，戴帽子、口罩，消毒双手，穿无菌袜套、换无菌拖鞋、穿无菌隔离衣、戴无菌手套。

［建议学时］

1 学时。

［实训方法］

主要步骤	技术要求
供者的选择、准备	• 以健康供者与受者（患者）的白细胞抗原配型相合为前提，首选具有血缘关系的同胞或兄弟姐妹，无血缘关系的供体为候选（优先选择年轻、男性、ABO 血型相合和巨细胞病毒阴性者） • 骨髓采集者于移植前 2～3 周对供者进行循环采血；外周血采集者于采血前 5～7 天开始。给予供者皮下注射造血生长因子

（续表）

主要步骤	技术要求
层流室准备	• 患者安置于100级空气层流洁净室内,保护性隔离 • 室内一切物品及其他空间严格的清洁、消毒和灭菌处理 • 在室内不同空间位置,采样进行空气细菌学检测,完全达标后方可允许患者进入
患者准备	• 核对患者,解释造血干细胞移植的目的、过程、要求、可能出现的不良反应以及预防并发症的措施,鼓励患者树立信心 • 全面体检和必要的辅助检查,注意检查有无感染灶,发现感染或者带菌情况应积极治疗,彻底清除慢性和潜在的感染病灶 • 进行饮食消毒 • 入室前3天开始口服不吸收抗生素,每天用0.05%氯己定液擦浴,便后清洗或坐浴;每天两次0.05%碘伏擦拭外耳道、鼻腔,0.5%卡那霉素眼药水滴眼 • 入室前1天,剪指(趾)甲、剃毛发、洁脐 • 入室当天,清洁灌肠,沐浴后用0.05%氯己定药浴30～40 min,更换无菌衣、裤、拖鞋后进人层流室 • 对患者皮肤进行多个部位(尤其是皱褶处)的细菌培养
预处理	• 锁骨下静脉置管,为各项输注性治疗做准备 • 造血干细胞移植前,受者需要常规接受大剂量的化疗和(或)全身放射线照射。预处理时要保证输液量充分,鼓励患者多饮水
造血干细胞采集	• 异体移植者,需供、受者做人白细胞抗原配型,自体移植者,无须配型,但身体情况能够承受大剂量放、化疗 • 骨髓采集:在无菌条件下,依据所需骨髓量于供者髂前和髂后上棘多个部位抽取骨髓 • 外周血采集:通过血细胞分离机经多次采集而获得 • 脐带血采集:在手术室进行,健康产妇分娩时待胎儿娩出后,迅速剪断结扎脐带,以采血针穿刺脐静脉收集残留于脐带和胎盘内的血液
输注	• 应在无菌层流室进行 • 输注前受者遵医嘱应用抗过敏药物 • 异体造血干细胞在采集当日使用无滤网输液器由锁骨下静脉导管输入,注意输入速度 • 在深低温下保存的自体造血干细胞或脐血干细胞,需置38.5 ℃～40 ℃恒温水浴中迅速解冻静脉回输;在4 ℃保存的干细胞,一般于72 h内待预处理结束后回输给患者 • 另建一条静脉通路,输入适量鱼精蛋白,以中和肝素 • 输注过程中,床旁监护,密切观察患者的生命体征和各种反应,异体造血干细胞回输时还应注意有无过敏、溶血反应
一般护理	• 协助患者做好生活护理,提供无菌的高热量、高蛋白、高维生素、无渣、易消化的饮食 • 做好心理护理
预防感染	• 严格按照无菌层流洁净室的消毒制度,根据物品的性状和耐受性,采用不同的方法进行消毒灭菌 • 加强无菌层流洁净室使用管理,严格执行医护人员的自身净化制度,控制入室人员,保持环境、物品的无菌化,严格执行各项操作无菌规程 • 严格保持患者无菌。口腔护理,每天3～4次,进食前后用3%碳酸氢钠漱口;用0.05%碘伏擦拭外耳道、鼻腔,0.5%庆大霉素或卡那霉素、0.1%利福平、无环鸟苷眼药水交替滴眼,每天2～3次;便后用1%氯己定擦洗肛周或坐盆;每晚用0.05%氯己定全身擦浴1次;女患者每天冲洗会阴1次,以保持皮肤清洁
移植物抗宿主病护理	• 急性移植物抗宿主病:发生在移植后100天内,尤其是移植后1～2周,护理时应遵医嘱按时按量用药;给予患者清淡、少渣的半流质饮食,做好皮肤护理;注意观察大便次数和量的改变;定期监测肝功能,注意有无黄疸及严重程度 • 慢性移植物抗宿主病:发生在移植后100天后,护理时应遵医嘱按时按量坚持应用免疫抑制剂,注意观察药物的不良反应;密切观察皮肤、口腔、肝、肌肉、食道的病变情况,发现异常及时通知医师,做好各种救治工作

[注意事项]

1. 操作过程中严格执行消毒、隔离制度,遵守无菌操作原则,防止感染。

2. 骨髓造血干细胞回输时,先缓慢滴入观察 15～20 min,无反应后再调整滴速,约 100 滴/min 左右,在 30 min 内将 300 mL 骨髓液输完,但需余少量(约 5 mL)骨髓弃去,以防发生脂肪栓塞。

3. 外周造血干细胞回输时,在患者耐受的情况下,应在 15 min 内回输一袋外周造血干细胞,回输两袋之间要用生理盐水进行冲管,以清洗输血管道。

4. 锁骨下静脉导管每次应用前均应常规检查局部伤口情况,严格执行无菌操作和导管的使用原则,防止导管滑脱与堵塞。导管局部换药每周 2～3 次。

5. 层流洁净室内的桌面、墙壁、所有物品表面及地面每天用消毒液擦拭 2 次。患者的被套、大单、枕套、衣裤隔天高压消毒。生活用品每天高压消毒。凡需递入层流室的物品、器材、药品等要根据物品的性状及耐受性,采用不同的方法进行消毒灭菌,无菌包均用双层包布,需要时打开外层,按无菌方法递入。

6. 医务人员入室应依患者病情和感染情况,先进入极期无感染患者房间,最后进入感染较重房间,每进一间室必须更换无菌手套、隔离衣、袜套、拖鞋,以免引起交叉感染。

[实训评价]

项目名称	操作流程	技术要求	分值	扣分及说明	备注
评估 10分	患者准备 (6分)	• 评估患者病情、心理 • 向患者解释 • 评估患者的配合能力	2 2 2		
	环境准备 (4分)	• 无菌、无尘 • 室温不低于 20 ℃	2 2		
计划 10分	护士准备 (6分)	• 穿无菌衣裤、戴帽子 • 消毒手、戴口罩 • 换无菌拖鞋、穿无菌隔离衣、戴无菌手套	2 2 2		
	用物准备 (4分)	• 备物齐全,放置合理 • 符合无菌技术原则	2 2		
实施 60分	术前护理 (20分)	• 供者选择符合原则 • 供者采血方法正确 • 无菌层流室达到空气细菌学监测标准 • 核对患者,向患者解释操作的目的、过程、要求等 • 完善相关检查 • 给予消毒饮食 • 入室前给患者口服抗生素,消毒液消毒皮肤、外耳道和鼻腔,卡那霉素眼药水滴眼 • 入室当天清洁灌肠,更换无菌衣裤和拖鞋 • 对患者皮肤进行细菌培养 • 预处理方法正确	2 2 2 2 2 2 2 2 2 2		

（续表）

项目名称	操作流程	技术要求	分值	扣分及说明	备注
实施 60分	术中护理（20分）	• 异体移植者,双方做人白细胞抗原配型正确 • 正确采集骨髓(或外周血、脐带血) • 应用抗过敏药正确 • 输注干细胞方法正确 • 另建静脉通路输入鱼精蛋白正确 • 床旁监护,观察生命体征	3 6 2 4 2 3		
	术后护理（12分）	• 预防感染 • 观察患者不良反应 • 移植物抗宿主病护理恰当	3 3 6		
	整理（8分）	• 协助患者取仰卧位,整理床单位 • 清理用物,污物处理正确(符合医疗废物处理原则) • 洗手,记录 　报告操作完毕(计时结束)	3 3 2		
评价 20分	关键环节（11分）	• 无菌观念清楚,并能严格按照其进行操作 • 正确掌握患者病情,能根据患者病情采取针对性措施 • 注意保护患者安全和职业防护	5 3 3		
	操作时间（4分）	• 15 min	4		
	护患沟通（5分）	• 沟通有效、充分体现人文关怀	5		
操作时间		_____ min			
总　分			100		
得　分					

（镇晓莲）

模块十四 内分泌、营养及代谢疾病患者的护理

实训项目 14-1 胰岛素笔的使用

[工作情景]

患者,男,43 岁。因口干、多饮、多尿、多食,体重下降,伴视物模糊 2 个月而入院。查 FPG 9.8 mmol/L,尿糖(++),尿酮体(−),完善相关检查后确诊为 1 型糖尿病。遵医嘱注射胰岛素。护士该如何进行胰岛素的注射?

[实训目的]

1. 控制代谢紊乱,降低血糖。

2. 阻止、延缓糖尿病并发症的发生及发展。

[实训资源]

①治疗盘、弯盘、75%乙醇、胰岛素注射笔、注射针头、棉签、记录单、笔、表;②治疗车、免洗洗手液、锐器盒、医疗垃圾桶、生活垃圾桶。

[建议学时]

1 学时。

[实训方法]

主要步骤	技术要求
评估患者	• 评估患者病情、用药情况、血糖水平、注射部位皮肤情况 • 评估患者心理反应和对胰岛素笔注射的认知和合作程度 • 询问患者饮食准备情况
核对、解释	• 备齐用药,携至患者床边 • 核对医嘱执行单、腕带、床头(尾)卡上的床号、姓名、胰岛素剂型、剂量 • 解释胰岛素笔注射的目的、方法和注意事项,取得患者配合
安置卧位	• 协助患者采取平卧位或半坐卧位 • 选择合适注射部位,暴露注射部位,注意保暖
检查胰岛素注射笔及药物	• 检查胰岛素注射笔的性能是否完好 • 检查胰岛素剂量、种类、有效期及是否变质 • 摇匀胰岛素,安装注射针头,排气,按医嘱调整剂量
消毒	• 根据患者的皮肤情况、胰岛素的种类选择合适的注射部位 • 用 75%乙醇消毒皮肤,待干
注射	• 左手捏紧皮肤,右手握笔快速进针,避免误入肌层,拇指按压注射键缓慢匀推注药液,注射完毕后针头在皮下停留 10 s 以上后快速拔针,用干棉签按压针眼 30 s 以上。注射结束后,盖上针头外套帽,卸下胰岛素针头,放入利器盒。再次核对

（续表）

主要步骤	技术要求
安置患者	• 协助患者取舒适卧位,询问患者感受,给予健康指导 • 整理床单位
整理、记录	• 分类处理用物 • 洗手,取口罩,记录

［操作视频］

［注意事项］

1. 选择注射部位时应当避开炎症、破溃或者有脂肪增生、硬结的部位。

2. 注射时,要注意有计划地进行注射部位的轮换。

3. 从冰箱内取出的胰岛素笔每次注射前均要在室温下放置 60 min 复温后再注射。

4. 注射前要检查笔内是否有足够的胰岛素,使用中效胰岛素、预混胰岛素时,对于正在使用中的胰岛素笔,要将笔握在手中轻轻地上下颠倒至少 10 次,直至将胰岛素摇匀。新开封的胰岛素先水平滚动 10 次,然后上下颠倒 10 次,直至将胰岛素摇匀。

5. 胰岛素注射时,只能用 75% 乙醇消毒。

6. 胰岛素注射针头一用一换。

［实训评价］

项目名称	操作流程	技术要求	分值	扣分及说明	备注
评估 14 分	患者准备 （10 分）	• 核对患者,向患者解释操作目的、方法和注意事项 • 评估患者病情、用药情况、血糖水平、注射部位皮肤情况 • 评估患者心理、知识水平、合作程度	4 4 2		
	环境准备 （4 分）	• 整洁、安静、安全 • 温湿度适宜,光线适中	2 2		
计划 16 分	护士准备 （4 分）	• 着装规范 • 洗手、戴口罩	2 2		
	用物准备 （7 分）	• 备物齐全、准确 • 放置合理	5 2		
	注射前 （5 分）	• 检查胰岛素笔功能 • 准备笔芯	2 3		
实施 45 分	注射中 （25 分）	• 查对内容和方法正确 • 患者体位舒适,注射部位选择正确 • 安装胰岛素笔、混匀胰岛素方法正确 • 安装胰岛素笔针头方法正确	2 2 3 2		

（续表）

项目名称	操作流程	技术要求	分值	扣分及说明	备注
实施 45分	注射中（25分）	• 排气方法正确，达到标准 • 调取剂量准确 • 消毒规范 • 注射方法正确、深度适宜、剂量准确 • 拔针方法正确 • 按压手法准确	2 2 2 6 2 2		
	注射后（10分）	• 观察患者反应方法正确 • 协助患者取舒适卧位 • 告知患者注意事项	4 3 3		
	整理、记录（10分）	• 整理床单位符合要求 • 整理用物，污物处理正确（符合医疗废物处理原则） • 洗手、记录方法正确	3 3 4		
评价 25分	操作质量（10分）	• 操作熟练、正确，指导耐心 • 关爱患者，患者无不舒适感 • 沟通技巧运用适当	3 4 3		
	操作时间（5分）	• 10 min	5		
	知识提问（10分）	• 回答正确、全面	10		
总　　分			100		
得　　分					

（祝　睿）

实训项目 14-2　血糖监测技术

［工作情景］

患者，男，75 岁。因口干、多饮、多尿、多食，体重下降，伴视物模糊 2 个月而入院。医嘱：监测患者空腹及餐后 2 h 血糖。护士该如何监测血糖呢？

［实训目的］

1. 监测患者的血糖变化。

2. 了解血糖控制效果。

3. 为治疗和护理提供依据。

［实训资源］

①治疗盘、弯盘、皮肤消毒液、棉签、记录单、笔、表；②血糖监测仪：血糖仪、采血笔、采血针头、试纸；③治疗车、免洗洗手液、锐器盒、医疗垃圾桶、生活垃圾桶。

[建议学时]

1学时。

[实训方法]

主要步骤	技术要求
评估患者	• 评估患者病情、降糖药用药史、采血部位皮肤情况、进餐情况 • 评估患者心理反应和合作程度
核对、解释	• 备齐用药,携至患者床边 • 核对医嘱执行单、腕带、床头(尾)卡上的床号、姓名 • 解释血糖监测的目的、方法和注意事项,取得患者配合
安置卧位	• 协助患者采取平卧位 • 暴露并揉搓采血部位(无名指指尖两侧)
开机、调校	• 打开血糖仪,查看试纸代码,将血糖试纸插入血糖仪 • 调校血糖仪中的试纸代码,使之与血糖试纸一致
消毒、采血	• 选择采血部位并消毒皮肤,再次查对患者,待干 • 安装采血针头于采血笔上,采血笔端放置于手指指腹侧面,按下开关,轻轻挤压手指,将血滴轻触试纸顶端
读取结果	• 5 s后读取结果 • 将结果告知患者并按压采血点
安置患者	• 协助患者取舒适卧位,询问患者感受,给予健康指导 • 整理床单位
整理、记录	• 将用过的采血针丢弃于锐器盒内,试纸及棉签置于医疗废物桶 • 洗手,记录血糖测量值

[操作视频]

[注意事项]

1. 严格执行查对制度,严格遵守无菌技术与消毒隔离原则。

2. 操作前检查试纸代码和血糖仪的一致性和血糖试纸的有效期。为了保证测定结果的准确性,注意不可触摸试纸的测试区与滴血区。

3. 应将瓶盖盖紧,置于阴凉干燥处。

4. 采血量不能少于 0.05 mL;动作轻柔,不可过度用力挤压手指;挤压时需由手指根部挤向指尖,不可出现涂血动作,消毒液待干后方可采血。

5. 遵医嘱严格掌握采血时间,如空腹、餐后1 h、餐后2 h、随机血糖等;采血后立即进行测定。

6. 血糖仪须放置平稳,避免由于倾斜影响读数。

7. 如测定的结果出现异常或有疑问,应报告医师并重复检测一次。

[实训评价]

项目名称	操作流程	技术要求	分值	扣分及说明	备注
评估 10分	患者准备 （6分）	• 核对患者,向患者解释 • 评估患者病情、降糖药用药史、采血部位皮肤情况、进餐情况 • 评估患者心理、知识水平、合作程度	2 2 2		
	环境准备 （4分）	• 整洁、安静、安全 • 温湿度适宜,光线适中	2 2		
计划 10分	护士准备 （4分）	• 着装规范 • 洗手、戴口罩	2 2		
	用物准备 （6分）	• 备物齐全、准确 • 放置合理	4 2		
实施 55分	测量中 （41分）	• 查对内容和方法正确 • 患者体位舒适,采血部位选择正确 • 打开血糖仪,插入试纸方法正确 • 血糖仪中的试纸代码与试纸一致 • 消毒规范 • 采血针安装方法正确 • 采血方法正确、深度适宜、血量准确 • 读取示数方法正确 • 按压手法准确	5 3 5 5 5 5 6 5 2		
	测量后 （8分）	• 观察患者反应 • 协助患者取舒适卧位 • 告知患者注意事项	2 3 3		
	整理、记录 （6分）	• 整理床单位符合要求 • 整理用物,污物处理正确(符合医疗废物处理原则) • 洗手、记录方法正确	2 2 2		
评价 25分	操作质量 （10分）	• 操作熟练、正确、轻稳,动作连贯 • 关爱患者,患者无不舒适感 • 沟通技巧运用适当	3 4 3		
	操作时间 （5分）	• 7 min	5		
	知识提问 （10分）	• 回答正确、全面	10		
总　　分			100		
得　　分					

（祝　睿）

模块十五　神经系统疾病患者的护理

实训项目 15-1　脑室引流的护理

[工作情景]

患者,男,68岁。以"突发意识丧失2 h"代诉入院。入院前2 h患者外出上厕所时突发意识丧失,趴伏在地,呼之不应、四肢强直抖动,右侧口角流涎。症状呈持续性,急入院就诊。入院后急行"右侧脑室微创穿刺引流术",手术顺利,首次引流出暗红色不凝血约20 mL。请你为该患者更换脑室引流瓶。

[实训目的]

1. 排放脑脊液,暂时缓解各种病变导致的脑室系统扩大而引起的脑积水、脑疝形成,是一种紧急抢救措施。

2. 开颅手术时或术后引流血性脑脊液。

3. 脑室内注入药物以治疗颅内感染。

4. 进行脑室系统检查。

[实训资源]

①治疗盘:碘伏、无菌干棉签(一次性)、皮尺、电筒、弯盘、胶布、一次性无菌脑室引流装置(或无菌引流袋)、治疗巾;②治疗盘:无菌换药碗内盛无菌纱布4块及无菌镊、卵圆钳或血管钳、一次性手套、无菌手套、绷带;③治疗车、手消毒液、医疗垃圾桶、生活垃圾桶;④剪刀。

[建议学时]

2学时。

[实训方法]

主要步骤	技术要求
评估解释	• 询问患者有无头痛、呕吐症状,检查神志、瞳孔、生命体征、肢体活动情况 • 观察切口渗出情况及脑室引流管是否通畅 • 测量脑室引流管悬挂的高度 • 告诉患者更换脑室引流袋的目的,取得患者配合
核对检查	• 二人核对医嘱 • 检查用物有效期
核对告知	• 备齐用物携至患者床旁,核对患者信息(床号、姓名、住院号) • 向患者及家属解释目的和注意事项及相关知识
铺治疗巾	• 取合适体位,戴手套,垫治疗巾于脑室引流管与引流袋连接口下适宜处 • 取卵圆钳(血管钳)夹闭引流管连接口适当处
测量高度	• 用皮尺从眼外眦作水平线至输液架 • 再向上于15 cm处(一般应高于脑平面10～20 cm),并用胶布做好标记

(续表)

主要步骤	技术要求
固定脑室引流装置	• 检查一次性脑室引流装置、有效期、包装是否完好 • 用绷带将引流瓶(袋)固定在输液架上 • 引流瓶(袋)滴管处平胶布 • 将引流袋固定在床边 • 固定妥善后向医生确定高度是否恰当
分离消毒	• 取无菌纱布包裹无菌引流袋与脑室外引流管的连接处并分离 • 将引流袋连接管前端向上提起,使引流液全部流入引流袋内 • 将换下的引流袋放入医用垃圾桶内 • 用碘伏消毒脑室引流管接口周围2遍 • 取无菌纱布包裹
连接引流装置	• 取一次性脑室引流装置,去除连接端保护帽 • 将引流装置与引流管连接牢固
调节引流速度	• 松卵圆钳,打开三通总开关及调速开关,确定引流通畅后调节引流速度 • 观察引流液的性状、颜色及引流液量
更换治疗巾	• 撤治疗巾,更换头部无菌治疗巾 • 脱手套
健康指导	• 引流管不可受压、扭曲、成角、折叠 • 适当限制患者头部活动范围,活动及翻身时避免牵拉引流管 • 不可随意调节引流瓶高度 • 外出检查前关闭开关,返回后及时打开
整理	• 协助患者取舒适体位,整理床单位 • 按要求分类处理用物
洗手记录	• 六步洗手,取下口罩 • 做好记录

[注意事项]

1. 液面最高点高于侧脑室平面以上 15～20 cm,不可随意移动引流瓶的高度。

2. 注意控制引流速度,每日引流量不超过 500 mL。

3. 保持引流通畅,引流管不可受压、扭曲、成角、折叠,适当限制患者头部活动范围,活动及翻身时避免牵拉引流管。

4. 观察并记录脑脊液的颜色、量及性状。

5. 严格遵守无菌操作原则。

[实训评价]

项目名称	操作流程	技术要求	分值	扣分及说明	备注
操作过程70分	评估解释(8分)	• 询问患者有无头痛、呕吐症状、检查神志、瞳孔、生命体征、肢体活动情况	2		
		• 观察切口渗出情况及脑室引流管是否通畅	2		
		• 测量脑室引流管悬挂的高度	2		
		• 告诉患者更换脑室引流袋的目的,取得患者配合	2		

（续表）

项目 名称	操作流程	技术要求	分值	扣分及 说明	备注
操作 过程 70分	核对检查 （4分）	• 二人核对医嘱 • 检查用物有效期	2 2		
	核对告知 （4分）	• 备齐用物携至患者床旁,核对患者信息(床号、姓名、住院号) • 向患者及家属解释目的和注意事项及相关知识	2 2		
	铺治疗巾 （6分）	• 取合适体位,戴手套,垫治疗巾于脑室引流管与引流袋连接口下适宜处 • 取卵圆钳(血管钳)夹闭引流管连接口适当处	3 3		
	测量高度 （6分）	• 用皮尺从眼外眦作水平线至输液架 • 再向上于15 cm处(一般应高于脑平面10～20 cm),并用胶布做好标记	3 3		
	固定脑室 引流装置 （15分）	• 检查一次性脑室引流装置、有效期、包装是否完好 • 用绷带将引流瓶(袋)固定在输液架上 • 引流瓶(袋)滴管处平胶布 • 将引流袋固定在床边 • 固定妥善后向医生确定高度是否恰当	3 3 3 3 3		
	分离消毒 （12分）	• 取无菌纱布包裹无菌引流袋与脑室外引流管的连接处并分离 • 将引流袋连接管前端向上提起,使引流液全部流入引流袋内 • 将换下的引流袋放入医用垃圾桶内 • 用碘伏消毒脑室引流管接口周围2遍 • 取无菌纱布包裹	3 3 2 2 2		
	连接引流 装置(4分)	• 取一次性脑室引流装置,去除连接端保护帽 • 将引流装置与引流管连接牢固	2 2		
	调节引流 速度(6分)	• 松卵圆钳,打开三通总开关及调速开关,确定引流通畅后调节引流速度 • 观察引流液的性状、颜色及引流液量	3 3		
	更换治疗巾 （5分）	• 撤治疗巾,更换头部无菌治疗巾 • 脱手套	3 2		
操作后 15分	健康指导 （8分）	• 引流管不可受压、扭曲、成角、折叠 • 适当限制患者头部活动范围,活动及翻身时避免牵拉引流管 • 不可随意调节引流瓶高度 • 外出检查前关闭个开关,返回后及时打开开关	2 2 2 2		
	整理 （4分）	• 协助患者取舒适体位,整理床单位 • 按要求分类处理用物	2 2		
	洗手记录 （3分）	• 六步洗手,取下口罩 • 做好记录 　报告操作完毕(计时结束)	1 2		

（续表）

项目名称	操作流程	技术要求	分值	扣分及说明	备注
综合评价15分	关键环节（12分）	• 取卵圆钳(血管钳)夹闭引流管连接口适当处 • 测量高度方法准确 • 无菌观念强 • 查对到位 • 注意保护患者安全和职业防护	3 3 3 3		
	护患沟通（3分）	• 沟通有效、充分体现人文关怀	3		
操作时间		__10__ min			
总　　分			100		
得　　分					

（张晓旭）

实训项目 15-2　良肢位的摆放

[工作情景]

患者,女,60岁。因脑出血致右侧肢体活动障碍伴言语欠流利入院就诊,给予对症处理后病情稳定,患者目前仍右侧肢体活动障碍,日常生活不能自理。请问患者卧床休息时应如何安置体位? 患者坐轮椅外出检查时又该如何安置体位?

[实训目的]

1. 预防关节挛缩、畸形。

2. 预防压疮。

3. 使患者感觉舒适。

4. 为进一步康复训练创造条件。

[实训资源]

①治疗车、手消毒液、医疗垃圾桶、生活垃圾桶;②良肢位枕头。

[建议学时]

2学时。

[实训方法]

主要步骤	技术要求
评估解释	• 环境安静、整洁、有安全感 • 向患者解释,说明目的,取得配合
核对检查	• 二人核对医嘱 • 备齐用物携至患者床旁,核对患者信息(床号、姓名、住院号)

（续表）

主要步骤	技术要求
仰卧位良肢位	• 患者头下垫枕,不宜过高 • 肩胛骨下放一枕头,使肩上抬前挺,上臂外旋稍外展,肘、腕均伸直,掌心向上,手指伸直并分开,整个上肢放在枕头上 • 患侧下肢,在臀部和大腿外侧垫枕头,髋关节稍向内旋 • 膝关节呈轻度屈曲位 • 脚底不要接触任何东西
健侧卧位良肢位	• 健侧肢体在下方 • 患侧上肢,肩向前伸,肘和腕关节保持自然伸展,手心向下自然伸展,腋下垫个软枕,使肩和上肢保持前伸 • 患侧下肢,骨盆旋前,髋关节呈自然半屈曲位,置于枕上 • 健侧下肢可放在自觉舒适的位置,轻度伸髋,稍屈膝
患侧卧位良肢位	• 患侧肢体在下方 • 患侧上肢:肩和肩胛骨向前伸,前臂往后旋,使肘和腕伸展,手掌向上,手指伸开 • 健侧上肢可放在躯干上 • 患侧下肢:健肢在前,患肢在后,患侧膝、髋关节屈膝,稍稍被动背屈踝关节 • 健侧下肢髋、膝关节屈曲,由膝至脚部用软枕支持,避免压迫患侧下肢肢体
轮椅良肢位	上肢良肢位: • 患者上身直立 • 偏瘫侧要避免肘关节的过渡屈曲 • 偏瘫侧前臂和手用软枕支撑,以免偏瘫侧肩关节受到上肢重量向下牵拉的力量 • 手指自然伸展,避免过度屈曲 下肢良肢位: • 双腿自然下垂,在偏瘫侧下肢外侧置软垫,纠正偏瘫腿的外旋,达到两侧足尖对称,避免偏瘫足尖外旋
床上坐位良肢位	• 在患者背后使用枕头或被子支撑,使上身直立; • 偏瘫侧肘关节的角度如下图,要避免肘关节的过度屈曲; • 偏瘫侧前臂和手用被子支撑,以免偏瘫侧肩关节受到上肢重量向下牵拉的力量; • 手指自然伸展,避免过度屈曲, • 双腿自然伸直,在偏瘫侧下肢外侧置软垫,纠正偏瘫腿的外旋,达到两侧足尖对称,避免偏瘫侧足尖外旋

［操作视频］

［注意事项］

1. 仰卧位良肢位:①避免被子太重而压迫偏瘫足造成足尖的外旋,足底此时不垫物是为了协助患者活动踝关节以防止足下垂;②避免使用过高的枕头,头部不要有明显的左右偏斜（可以稍偏向患侧）;③骶尾部、足跟和外踝等处发生褥疮的危险性增加。

2. 健侧卧位良肢位:①手腕呈背伸位,防止手屈曲在枕头边缘;②足不能内翻悬在枕头边缘;③两腿之间用枕头隔开。

3. 患侧卧位良肢位:①此侧卧位躯干应稍稍后仰,偏瘫侧肩部略向前伸,避免偏瘫侧肩部过多承受身体压力而引起疼痛;②保持偏瘫侧肩胛骨前伸位时,不能直接牵拉患侧上肢,以避免对患侧肩关节的损伤。

4. 床上坐位良肢位:①健康侧上肢可以自然放置;②避免患侧上肢长时间处于手心向下的位置,这样容易造成肌肉痉挛;③大多数时间应保持手心向上或朝向身体对侧;④如在轮椅或平时坐位时,偏瘫侧前臂和手也要给予良好的支持。

[实训评价]

项目名称	操作流程	技术要求	分值	扣分及说明	备注
操作过程80分	评估解释(4分)	• 环境安静、整洁、有安全感 • 向患者解释,说明目的,取得配合	2 2		
	核对检查(4分)	• 二人核对医嘱 • 备齐用物携至患者床旁,核对患者信息(床号、姓名、住院号)	2 2		
	仰卧位良肢位(16分)	• 患者头下垫枕,不宜过高 • 肩胛骨下放一枕头,使肩上抬前挺,上臂外旋稍外展,肘、腕均伸直,掌心向上,手指伸直并分开,整个上肢放在枕头上 • 患侧下肢,在臀部和大腿外侧垫枕头,髋关节稍向内旋 • 膝关节呈轻度屈曲位 • 脚底不要接触任何东西 注意事项: • 避免被子太重而压迫偏瘫足造成足尖的外旋,足底此时垫物是为了协助患者活动踝关节以防止足下垂 • 避免使用过高的枕头,头部不要有明显的左右偏斜(可以稍偏向患侧) • 骶尾部、足跟和外踝等处发生褥疮的危险性增加	1 3 2 2 2 2 2 2		
	健侧卧位良肢位(14分)	• 健侧肢体在下方 • 患侧上肢:肩向前伸,肘和腕关节保持自然伸展,手心向下自然伸展,腋下垫个软枕,使肩和上肢保持前伸 • 患侧下肢:骨盆旋前,髋关节呈自然半屈曲位,置于枕上 • 健侧下肢可放在自觉舒适的位置,轻度伸髋,稍屈膝 注意事项: • 手腕呈背伸位,防止手屈曲在枕头边缘 • 足不能内翻悬在枕头边缘 • 两腿之间用枕头隔开	1 3 2 2 2 2 2		
	患侧卧位良肢位(14分)	• 患侧肢体在下方 • 患侧上肢:肩和肩胛骨向前伸,前臂往后旋,使肘和腕伸展,手掌向上,手指伸开 • 健侧上肢可放在躯干上 • 患侧下肢:健肢在前,患肢在后,患侧膝、髋关节屈膝,稍稍被动背屈踝关节	1 3 2 2		

（续表）

项目名称	操作流程	技术要求	分值	扣分及说明	备注
操作过程80分	患侧卧位良肢位（14分）	• 健侧下肢髋、膝关节屈曲,由膝至脚部用软枕支持,避免压迫患侧下肢肢体 注意事项: • 此侧卧位躯干应稍稍后仰,偏瘫侧肩部略向前伸,避免偏瘫侧肩部过多承受身体压力而引起疼痛 • 保持偏瘫侧肩胛骨前伸位时,不能直接牵拉患侧上肢,以避免对患侧肩关节的损伤	2 2 2		
	轮椅良肢位（10分）	上肢良肢位: • 患者上身直立 • 偏瘫侧要避免肘关节的过渡屈曲 • 偏瘫侧前臂和手用软枕支撑,以免偏瘫侧肩关节受到上肢重量向下牵拉的力量 • 手指自然伸展,避免过度屈曲 下肢良肢位: • 双腿自然下垂,在偏瘫侧下肢外侧置软垫,纠正偏瘫腿的外旋,达到两侧足尖对称,避免偏瘫足尖外旋	2 2 2 2 2		
	床上坐位良肢位（18分）	• 在患者背后使用枕头或被子支撑,使上身直立 • 偏瘫侧肘关节的角度如下图,要避免肘关节的过度屈曲 • 偏瘫侧前臂和手用被子支撑,以免偏瘫侧肩关节受到上肢重量向下牵拉的力量 • 手指自然伸展,避免过度屈曲 • 双腿自然伸直,在偏瘫侧下肢外侧置软垫,纠正偏瘫腿的外旋,达到两侧足尖对称,避免偏瘫侧足尖外旋 注意事项: • 健侧上肢可以自然放置 • 避免患侧上肢长时间处于手心向下的位置,这样容易造成肌肉痉挛 • 大多数时间应保持手心向上或朝向身体对侧 • 如在轮椅或平时坐位时,偏瘫侧前臂和手也要给予良好的支持	2 2 2 2 2 2 2 2 2		
操作后6分	整理（2分）	• 整理床单位	2		
	洗手记录（4分）	• 六步洗手,取下口罩 • 做好记录 报告操作完毕(计时结束)	2 2		
综合评价14分	关键环节（11分）	• 注意保持患者功能位 • 注意保护容易压疮的部位 • 查对到位 • 注意保护患者安全和职业防护	3 3 2 3		
	护患沟通（3分）	• 沟通有效、充分体现人文关怀	3		
操作时间		_____ min			
总　　分			100		
得　　分					

（张晓旭）

实训项目 15-3　神经损伤治疗仪的使用

[工作情景]

患者,男,78 岁。因"脑出血"致偏瘫,收住神经内科治疗与康复。遵医嘱行神经损伤治疗仪治疗与康复。请对该患者配合神经损伤治疗仪的使用。

[实训目的]

通过刺激局部神经肌肉,兴奋或抑制神经系统,促进血液循环和多种分泌,改善神经的恢复功能和再生功能。增强肌肉的训练和营养补给,加速病变肌体的康复。

[实训资源]

神经损伤治疗仪、弹性绷带、温湿纱布数块。

[建议学时]

2 学时。

[实训方法]

主要步骤	技术要求
准备	• 环境:室温适宜,遮挡患者,环境安静 • 护士:着装规范、洗手、戴口罩 • 用物:齐全、有序摆放 • 查对:医嘱、患者、腕带
评估	• 身体状况、意识状况、肢体活动能力、局部皮肤情况
告知	• 向患者及家属解释目的和注意事项及相关知识
体位	• 患者取平卧位,暴露肢体
仪器准备	• 将电源线接 220 V 交流电源 • 将电极线与电极片连接好,可靠地插入仪器的输出端口
电极片安装	• 将温水湿纱布拧干,以不滴水为宜,套在电极片上 • 电极片分别放在患肢肌肉两端 • 弹力绷带固定电极片
仪器数值设定	• 按动电源开关,指示灯亮 • 根据病情选择处方:偏瘫患者采用处方 2 结合处方 5(或处方 9) • 定时:一般治疗时间为 15～20 min,10 天为一个疗程 • 将频率选择在病情需要的适当频率 • 按上下键缓慢增加电流,引起肌肉收缩,电流强度以患者的耐受量为限
健康指导	• 告知治疗目的、巡视观察 • 告知患者注意事项 • 协助患者取舒适体位
整理记录	• 整理床单位 • 洗手,记录

[注意事项]

1. 治疗前应告知患者治疗期间的感觉,消除患者的顾虑,求得配合。

2. 治疗前询问或检查治疗部位皮肤有无感觉减退、大疤痕或破损。除去治疗部位的金属物品,如手表、发夹、首饰等。

3. 两电极不可同时置于心脏前后,靠近胸部使用电极会增加心脏纤颤的危险。

4. 严重扭挫伤 24 h 内禁止用中频仪治疗。

5. 电极放置在人体上以后,不要开关仪器电源,可能会产生瞬间电击感。故应在打开电源开关后固定电极,在关闭电源开关之前取下电极。

6. 在输出治疗时,不得任意挪动治疗仪和体位以及拉动、拽摇电极线,以免造成接触不良及输出不稳定。

7. 治疗中停电,请及时关闭电源并摘除患者身上电极,以确保不会瞬间来电产生输出给患者带来不适。

8. 不使用时请关闭电源。

[实训评价]

项目名称	操作流程	技术要求	分值	扣分及说明	备注
操作过程 75 分	准备 (5分)	• 环境:室温适宜,遮挡患者,环境安静 • 护士:着装规范、洗手、戴口罩 • 用物:齐全、有序摆放 • 查对:医嘱、患者、腕带	1 1 1 2		
	评估 (5分)	• 身体状况、意识状况、肢体活动能力、局部皮肤情况	5		
	告知 (5分)	• 向患者及家属解释目的和注意事项及相关知识	5		
	体位 (5分)	• 患者取平卧位,暴露肢体	5		
	仪器准备 (5分)	• 将电源线接 220 V 交流电源 • 将电极线与电极片连接好,可靠地插入仪器的输出端口	2 3		
	电极片安装 (20分)	• 将温水湿纱布拧干,以不滴水为宜,套在电极片上 • 电极片分别放在患肢肌肉两端 • 弹力绷带固定电极片	5 10 5		
	仪器数值设定 (30分)	• 按动电源开关,指示灯亮 • 根据病情选择处方:偏瘫患者采用处方 2 结合处方 5(或处方 9) • 定时:一般治疗时间为 15~20 min,10 天为一个疗程 • 将频率选择在病情需要的适当频率 • 按上下键缓慢增加电流,引起肌肉收缩,电流强度以患者的耐受量为限	5 10 5 5 5		

（续表）

项目 名称	操作流程	技术要求	分值	扣分及 说明	备注
操作后 10分	健康指导、 整理记录 （10分）	• 告知治疗目的、巡视观察 • 告知患者注意事项 • 协助患者取舒适体位 • 整理床单位 • 洗手，记录	2 2 2 2 2		
综合 评价 15分	关键环节 （12分）	• 动作轻柔，注意保暖 • 查对到位 • 防止过度暴露患者，注意保护患者隐私	4 4 4		
	护患沟通 （3分）	• 沟通有效、充分体现人文关怀	3		
操作时间		_____ min			
总　　分			100		
得　　分					

（祝　睿）

模块十六　中医护理技术

实训项目 16-1　艾灸法

[工作情景]

患者,男,39 岁,自述腰痛,怕冷,整天乏力泛困,尿频尿急,前列腺增生,中医属肾阳不足,现遵医嘱为患者艾灸肾俞、太溪、中极、三阴交、气海、足三里。请问该怎样为患者进行艾灸?

[实训目的]

1. 解除或缓解各种虚寒性病症的临床症状。

2. 通过运用温通经络、调和气、消肿散结、祛湿散寒、回阳救逆等功效,以达到防病保健、治病强身的目的。

[实训资源]

治疗盘、艾条、火柴(打火机)、酒精灯、弯盘、棉签、洗手液、凡士林、镊子、间接灸时加姜片、蒜片、食盐、附子饼等,必要时备浴巾、屏风等。

[建议学时]

2 学时。

[实训方法]

主要步骤	技术要求
评估解释	• 评估环境　光线充足温湿度适宜 • 核对患者信息,向患者解释并取得合作 • 评估皮肤情况
准备用物	• 备齐用物 • 洗手戴口罩
核对解释	• 携用物至患者床旁,核对患者信息(床号、姓名、住院号)
安置体位	• 协助患者取舒适体位,暴露施灸部位,注意保暖
取穴	• 根据医嘱选取相应腧穴及施灸方法(直接灸、间接灸)
施灸	• 在腧穴上涂凡士林,点燃艾条,必要时隔姜、附子饼等 • 手持艾条,将点燃的一端对准施灸腧穴,距皮肤 2~5 cm 外熏灸,以患者感温热但无灼痛为度。随时弹去艾灰,灸至局部皮肤发红为度,每处 5~15 min • 观察局部皮肤及病情变化,询问患者有无不适,防止艾灰脱落,造成烧伤或毁坏衣物 • 灸毕,使艾条彻底熄灭,清洁局部皮肤
处理用物	• 安置舒适卧位,整理床单位 • 分类处理用物,洗手
记录	• 记录患者艾灸情况,并签名

[注意事项]

1. 施灸前要与患者解释清楚灸治的方法及疗程,尤其是瘢痕灸,一定要取得患者的同意与合作。

2. 除瘢痕灸外,在灸治过程中,要注意防止艾火灼伤皮肤,尤其是对幼儿患者。如有起泡时,可用酒精消毒后,用毫针将水泡挑破,再涂上龙胆紫即可。

3. 偶有灸后身体不适者,如身热感、头昏、烦躁等,可令患者适当活动身体,饮少量温开水,或针刺合谷、后溪等穴位,可使症状迅速缓解。

4. 施灸时注意安全使用火种,防止烧坏衣服、被褥等物。

5. 施灸的顺序一般是先上部、后下部;先腰背部、后胸腹部;先头身、后四肢。

6. 根据患者的病情、体质、年龄及施灸部位决定艾炷的大小、壮数及熏灸时间。

[实训评价]

项目名称	操作流程	技术要求	分值	扣分及说明	备注
操作过程 60分	评估解释 (10分)	• 评估环境:光线充足、温湿度适宜 • 核对患者信息,向患者解释并取得合作 • 评估皮肤情况	3 5 2		
	准备用物 (6分)	• 备齐用物 • 洗手戴口罩	3 3		
	核对解释 (5分)	• 携至用物患者床旁,核对患者信息(床号、姓名、住院号)	5		
	安置体位 (5分)	• 协助患者取舒适体位,暴露施灸部位,注意保暖	5		
	取穴(6分)	• 根据医嘱选取相应腧穴	6		
	施灸 (28分)	• 在腧穴上涂凡士林,点燃艾条,必要时隔姜、附子饼等 • 施灸方法正确 • 观察局部皮肤及病情变化 • 灸毕,使艾条彻底熄灭,投入小口玻璃瓶,清洁局部皮肤	5 10 8 5		
操作后 15分	整理记录 (15分)	• 安置舒适卧位,整理床单位 • 分类处理用物 • 六步洗手 • 记录患者艾灸情况,并签名	4 4 3 4		
综合评价 25分	关键环节 (12分)	• 体位安排合理 • 动作熟练 • 查对到位 • 注意保护患者安全和职业防护	3 3 3 3		
	护患沟通 (3分)	• 沟通有效、充分体现人文关怀	3		
	素质要求 (10分)	• 仪表大方,举止端庄,态度和蔼 • 服装、鞋帽整齐	5 5		
操作时间		__10__ min			
总　　分			100		
得　　分					

（田国美）

实训项目 16-2　拔罐法

[工作情景]

患者,女,30岁,因腰背部疼痛,按医嘱予拔火罐治疗。请问该怎样为患者进行拔火罐?

[实训目的]

1. 缓解风寒湿痹而致的腰背酸痛、虚寒性咳喘等症状。

2. 通过运用温通经络、祛风散寒、消肿止痛、吸毒排脓等功效,以达到防病保健、治病强身的目的。

[实训资源]

治疗盘、火罐(玻璃罐、竹罐或负压吸引罐)、止血钳、95％酒精棉球、火柴(打火机)、弯盘、凡士林或按摩乳、纱布、洗手液,必要时备浴巾、屏风等。

[建议学时]

2学时。

[实训方法]

主要步骤	技术要求
评估解释	• 评估环境:光线充足,温湿度适宜 • 核对患者信息,向患者解释并取得合作 • 评估皮肤情况
准备用物	• 备齐用物 • 洗手戴口罩
核对解释	• 携用物至患者床旁,核对患者信息(床号、姓名、住院号)
安置体位	• 协助患者取舒适体位,暴露拔罐部位,注意保暖
选取部位	• 根据医嘱选择拔罐部位、穴位及方法
实施拔罐	• 清洁局部皮肤,选用合适火罐,并再次检查罐口边缘是否光滑 • 留罐:一手持火罐,另一手持止血钳夹95％酒精棉点燃,深入罐内中下端,绕1～2周后迅速抽出,使罐内形成负压后并迅速扣至选定的部位(穴位)上,待火罐稳定后方可离开,防止火罐脱落,留置10～15 min • 闪罐:将罐拔住后立即起下,反复多次地拔住、起下,直至皮肤潮红、充血或瘀血即可 • 走罐:在施术部位和罐口涂上一层凡士林或按摩乳,将罐拔好后,用手握住,向上下或左右往返推移,直至皮肤充血为止 • 针罐:将针刺和拔罐相结合的一种方法。在针刺得气留针时,将拔罐在以针为中心的部位上,留罐与针5～10 min • 时间到起罐,一手夹持罐体,另一手拇指按压罐口皮肤,使空气进入罐内,即可顺利起罐
处理用物	• 协助患者取舒适卧位,整理床单位 • 分类处理用物,洗手
记录	• 记录患者拔罐的情况,并签名

[注意事项]

1. 注意保暖,必要时用屏风遮挡患者。

2. 拔罐时应采取合适体位,选择肌肉较厚的部位;骨骼凹凸不平和毛发较多处不宜拔罐。

3. 操作前一定要检查灌口是否光滑,有无裂痕;根据部位选择大小合适罐体。

4. 防止烫伤。拔罐时动作要稳、准、快,起罐时切勿强拉。

5. 使用过的火罐,均应清洁消毒处理,擦干后备用。

6. 起罐后,如局部出现小水泡,不必处理,可自行吸收;如水泡较大,消毒局部皮肤后,再用注射器吸出液体,保持干燥,必要时覆盖消毒敷料。

[实训评价]

项目名称	操作流程	技术要求	分值	扣分及说明	备注
操作过程 60分	评估解释 (10分)	• 评估环境:光线充足,温湿度适宜 • 核对患者信息,向患者解释并取得合作 • 评估皮肤情况	3 5 2		
	准备用物 (6分)	• 备齐用物 • 洗手戴口罩	3 3		
	核对解释 (5分)	• 携至用物患者床旁,核对患者信息(床号、姓名、住院号)	5		
	安置体位 (5分)	• 协助患者取舒适体位,暴露拔罐部位,注意保暖	5		
	选取部位 (6分)	• 根据医嘱正确选择拔罐部位、穴位	6		
	拔罐 (28分)	• 清洁皮肤,火罐合适,罐口边缘光滑 • 根据患者病情拔罐方法正确 • 随时询问患者情况 • 起罐	5 10 8 5		
操作后 15分	整理记录 (15分)	• 安置舒适卧位,整理床单位 • 分类处理用物 • 六步洗手 • 记录患者拔罐情况,并签名	4 4 3 4		
综合评价 25分	关键环节 (12分)	• 体位安排合理 • 动作熟练 • 查对到位 • 注意保护患者安全和职业防护	3 3 3 3		
	护患沟通 (3分)	• 沟通有效、充分体现人文关怀	3		
	素质要求 (10分)	• 仪表大方,举止端庄,态度和蔼 • 服装、鞋帽整齐	5 5		
操作时间		___10___ min			
总　　分			100		
得　　分					

（田国美）

实训项目 16-3　刮痧法

[工作情景]

患者,男,54 岁,外感暑湿身热,恶寒,头痛如裹,舌苔薄黄而腻,脉濡数。遵医嘱给予刮痧,选背部两侧膀胱经俞穴。请问该怎样为患者进行刮痧?

[实训目的]

1. 缓解或解除外感时邪所致高热头痛、恶心呕吐、腹痛腹泻等症状。

2. 使脏腑秽浊之气通达于外,促使周身气血流畅,达到治疗疾病的目的。

[实训资源]

治疗盘、刮具、治疗碗、刮痧油或温开水、纱布、弯盘、洗手液。必要时备浴巾、屏风等物。

[建议学时]

2 学时。

[实训方法]

主要步骤	技术要求
评估解释	• 评估环境:光线充足,温湿度适宜 • 核对患者信息,向患者解释并取得合作 • 评估患者皮肤情况、对疼痛的耐受程度、心理状况等
准备用物	• 备齐用物 • 洗手、戴口罩
核对解释	• 携用物至患者床旁,核对患者信息(床号、姓名、住院号)
安置体位	• 协助患者取舒适体位,暴露刮痧部位,注意保暖
选取经络穴位	• 根据医嘱选取相应经络穴位及刮痧方法
实施刮痧	• 清洁皮肤,选取边缘光滑而无缺损的刮具,以免划破皮肤 • 右手持刮具蘸植物油(或水),在需刮部位以 45°斜面角从上至下、由内向外,朝单一方向抓刮拭(不能来回地刮),一般刮 10～20 次,以皮肤呈现出红、紫色瘀点为宜。如皮肤干涩,随时蘸湿再刮,直至皮肤红紫 • 刮毕,清洁局部皮肤,协助患者穿衣
处理用物	• 协助患者取舒适卧位,整理床单位 • 分类处理用物,洗手
记录	• 记录患者刮痧的反应和时间,并签名

[注意事项]

1. 患者体形过于消瘦,有皮肤病变、出血倾向者均不宜用刮痧疗法。

2. 治疗刮痧时应避免直接吹风和注意保暖,不宜立即洗澡以免风邪侵袭,致病情加重。

3. 刮痧时用力均匀,力度适中,对不出痧或出痧少的部位不可强求出痧,禁用暴力。

4. 刮痧工具必须边缘光滑,没有破损。不能干刮,不宜来回刮动,以免损伤皮肤。

5. 刮痧后嘱患者可适当喝些热饮,保持情绪安定,饮食宜清淡,忌食生冷油腻之品。

6. 使用过的刮具,应清洁消毒后备用。

7. 刮痧过程中要随时观病情变化,如患者出现面色苍白、出冷汗等,应立即停刮,并报告医师,配合处理。

[实训评价]

项目名称	操作流程	技术要求	分值	扣分及说明	备注
操作过程 60分	评估解释(10分)	• 评估环境:光线充足,温湿度适宜 • 核对患者信息,向患者解释并取得合作 • 评估皮肤情况、对疼痛的耐受程度、心理状况等	3 5 2		
	准备用物(6分)	• 备齐用物 • 洗手、戴口罩	3 3		
	核对解释(5分)	• 携至用物患者床旁,核对患者信息(床号、姓名、住院号)	5		
	安置体位(5分)	• 协助患者取舒适体位,暴露刮痧部位,注意保暖	5		
	选取经络穴位(6分)	• 根据医嘱选取相应经络穴位及刮痧方法	6		
	实施刮痧(28分)	• 清洁皮肤,刮具边缘光滑而无缺损 • 在所需部位刮痧 • 观察局部皮肤及病情变化 • 刮毕,清洁局部皮肤,协助患者穿衣	5 10 8 5		
操作后 15分	整理记录(15分)	• 安置舒适卧位,整理床单位 • 分类处理用物 • 六步洗手 • 记录刮痧的客观情况,并签名	4 4 3 4		
综合评价 25分	关键环节(12分)	• 体位安排合理 • 动作熟练 • 查对到位 • 注意保护患者安全和职业防护	3 3 3 3		
	护患沟通(3分)	• 沟通有效、充分体现人文关怀	3		
	素质要求(10分)	• 仪表大方,举止端庄,态度和蔼 • 服装、鞋帽整齐	5 5		
操作时间		_____ min			
总 分			100		
得 分					

(田国美)